森林医学

●

森本 兼曩
宮崎 良文
平野 秀樹
……［編集］……

朝倉書店

編集者

森本 兼曩　　大阪大学大学院医学系研究科教授

宮崎 良文　　（独）森林総合研究所生理活性チーム長

平野 秀樹　　環境省総合環境政策局環境影響評価課長

執筆者

前田 直登	前 林野庁長官	直井 明	Harvard School of Public Health Department of Society, Human development and Health, research fellow
森本 兼曩	大阪大学大学院医学系研究科教授	畠山 英子	東北福祉大学子ども科学部教授・感性福祉研究所
瀬上 清貴	国立循環器病センター運営局長　前 厚生労働省大臣官房参事官（健康担当）	宮崎 良文	（独）森林総合研究所生理活性チーム長
林 美枝子	札幌国際大学人文学部教授	上原 巌	兵庫県立大学自然・環境科学研究所助教授
西條 泰明	旭川医科大学助教授	藤井 英二郎	千葉大学園芸学部教授
岸 玲子	北海道大学大学院医学研究科教授	有澤 宗久	国際医療福祉大学薬学部教授
本橋 豊	秋田大学医学部教授	加藤 輝隆	富山大学大学院医学薬学研究部助手
樋口 重和	秋田大学医学部助手	星 旦二	首都大学東京大学院都市システム科学研究科教授
青山 公治	鹿児島大学大学院医歯学総合研究科講師	恒次 祐子	（独）森林総合研究所木質構造居住環境研究室
竹内 亨	鹿児島大学大学院医歯学総合研究科教授	香川 隆英	（独）森林総合研究所環境計画研究室長
古野 純典	九州大学大学院医学研究院教授	大石 康彦	（独）森林総合研究所多摩森林科学園環境教育機能評価チーム長
新貝 憲利	成増厚生病院長	秋山 智英	（社）国土緑化推進機構副理事長
鏡森 定信	富山大学医学部教授　同部長	平野 秀樹	環境省総合環境政策局環境影響評価課長

（執筆順）

は じ め に

「ストレスで精神的な疾患に悩む企業人の比率は8%」

そんな企業内データがある．金融・証券分野に高い傾向があり，昼夜が逆転する外資系ではなおさらだ．自律神経失調症や軽いうつまで加えると，この比率はさらに高まってしまう．

ところが，精神科医が「1か月の療養を要す」と診断しても，自宅療養のケースがほとんどだ．どこか転地療養できるところがあればいいけれど，そういったニーズに即応できる受け皿は整っていない．療法メニュー，処方箋もしかりで，セラピーを実践したくともなかなか現実のものにはならない．

一方，児童のコミュニケーション能力は低下し，不登校は教育上の課題として顕在化するばかりだ．生活習慣病も，成人の6人に1人の割合になるなど，健康維持や回復は，ますます重要なテーマとなってきている．

こうした現代社会にあって，森林や木材がもたらしてくれる生理的かつ心理的なリラックス効果——森林セラピーへの期待が高まっている．

林野庁では，平成16年度から「森林系環境要素が人の生理的効果に及ぼす影響の解明」についての研究を進めており，厚生労働省の協力も得ながら，森林セラピーについての積極的な取り組みを産・学連携によって続けている．現在，北は北海道から南は沖縄まで，31か所に及ぶ森林セラピー基地がノミネートされ，(独)森林総合研究所が中心になって生理実験を進めている．これらの取り組みによって，膨大な関連データの蓄積が期待されるなど，研究活動は新しい局面に入っているといってよい．

もちろん，医学的な解明への試みは時間とエネルギーを要することから，まずは現状を正確に把握し，エビデンスのレベルを見極めていかなければならないが，このような挑戦が順調に進みゆけば，将来，EBM(evidence-based medicine)を基本理念とするわが国の近代医療においても，新たな展開がはじまると期待される．また，森林セラピーが代替医療の一角をなす可能性も秘めており，森林の

はじめに

新しい活用のあり方として，この分野の発展が大いに望まれるところである．

　本書は，森林浴を医学のステージに引き出し，その効能を知らしめ，より広汎な人たちが健康になっていくことをねらいとするもので，とりわけ科学的な分析に基づく森林の快適性増進効果や森林のセラピー効果について，その根拠（エビデンス）となる論文成果を体系化し，集大成しようとするものである．

　幸い，医学，薬学，森林学，環境学など，各分野の第一線の専門家たちが「森林医学」という新分野を切り拓いていくため，共通の課題意識を持ち，取り組んでいただくことになった．これらの活動は，産学官連携によってはじまった「森林セラピー研究会」での議論がベースとなっている．『森林医学』の完成に向け，支えていただいた企業・大学など，全ての関係機関の方々のご尽力に心から感謝申し上げたい．

　おそらく，本書は森林セラピーのキックオフ宣言を意味する書物になるであろう．そして，本書は今後，森林学と医学の両分野にかかわっていかれる方々にとっての，貴重なテキストになるものと大いに期待している．

前 林野庁長官　前 田 直 登

目　　次

序　章 ——————————————————————————— 1

総論 1　いまなぜ森林医学か …………………………………［森本兼曩］…… 2
　1. 疾病指向から健康志向へ …………………………………………………… 3
　2. 医学医療保健学の潮流 ……………………………………………………… 4
　3. 自然共生的なライフスタイル ……………………………………………… 5
　4. 自然共生と健康の質 ………………………………………………………… 7
　5. 森林医学における実証性―EBM と NBM ……………………………… 9

総論 2　森林医学総論 ……………………………………………［瀬上清貴］…… 14
　1. 森林医学の可能性 …………………………………………………………… 14
　2. 森林とストレスマネージメント …………………………………………… 17
　3. 生活習慣改善に必要な行動医学的視点から見た森林の活用 …………… 21
　4. 森林医学への提言 …………………………………………………………… 23

第 I 部　森林セラピーと健康 ————————————————— 25

第 1 章　森林と補完・代替療法 ………［林美枝子, 西條泰明, 岸　玲子］… 26
　1.1 補完・代替療法とは何か ………………………………………………… 26
　1.2 先行研究による補完・代替療法の状況 ………………………………… 32
　1.3 補完・代替療法をめぐる課題 …………………………………………… 40
　1.4 森林セラピーと補完・代替療法 ………………………………………… 43

第 2 章　自然・森林セラピー ……………………………………………………… 52
　2.1 自然・森林セラピーとは ………………………………………［本橋　豊］… 52

2.2　自然・森林セラピーの EBM ……………………………[樋口重和]……63

第3章　森林と運動療法 ………………………………………………………75
　3.1　運動の生理的影響 ………………………………[青山公治, 竹内　亨]……75
　3.2　運動と精神的効果 ………………………………[青山公治, 竹内　亨]……80
　3.3　運動の量について ………………………………[青山公治, 竹内　亨]……85
　3.4　森林の中での運動 ………………………………[青山公治, 竹内　亨]……86
　3.5　森林で運動を行う上での留意点 ………………[青山公治, 竹内　亨]……86
　3.6　運動と健康―冠動脈疾患とがんの予防に関する疫学的知見
　　　　……………………………………………………………[古野純典]……91

　コラム1　森林セラピーと精神療法 ……………………………[新貝憲利]……100
　　1.　はじめに …………………………………………………………………100
　　2.　ストレスと免疫機能 ……………………………………………………101
　　3.　ストレスとホメオスタシス（恒常性）…………………………………104
　　4.　感覚刺激と免疫機能およびストレス反応に及ぼす影響 ……………105
　　5.　森林セラピーと精神療法 ………………………………………………108
　　6.　まとめ ……………………………………………………………………114

第4章　アロマセラピー ………………………………[鏡森定信, 直井　明]……117
　4.1　定　　義 …………………………………………………………………117
　4.2　歴　　史 …………………………………………………………………117
　4.3　方　　法 …………………………………………………………………120
　4.4　適　　応 …………………………………………………………………125
　4.5　治療への適応 ……………………………………………………………130
　4.6　アロマセラピーの森林セラピーへの導入 ……………………………138

　コラム2　森林の音セラピー …………………………[畠山英子, 宮崎良文]……146
　　1.　音楽療法の効果 …………………………………………………………146
　　2.　音楽療法の評価 …………………………………………………………147

3. 自然環境由来の音に関する研究の現状 ……………………… 148
　4. 森林の音がもたらす生理応答計測法 …………………………… 149
　5. 森林の音がもたらす生理応答と癒し効果 ……………………… 151
　6. 自然の癒しの力 …………………………………………………… 155

第5章　森林セラピーの実際 …………………………… [上原　巖] …… 157
5.1　はじめに―森林セラピーの実際・事例研究について― ……………… 157
5.2　「森林療法」の概念について ………………………………………… 158
5.3　実践的研究 …………………………………………………………… 159
5.4　実験・調査研究―生理および心理検査を主とした調査研究結果 …… 169
5.5　森林の癒し効果 ……………………………………………………… 172
5.6　今後の展望と課題 …………………………………………………… 172
5.7　森林セラピーの実施計画について …………………………………… 173
5.8　森林環境を再利用するセラピーによって新たな地域福祉の
　　　パラダイムへ ………………………………………………………… 174
5.9　ま　と　め …………………………………………………………… 175

コラム3　園芸療法 ……………………………………… [藤井英二郎] …… 180
　1. 園芸療法と園芸福祉 ……………………………………………… 180
　2. 園芸と心身の健康の関係と緑地福祉 …………………………… 180
　3. 植物を見ることによる効果 ……………………………………… 181
　4. 植物を栽培することによる効果 ………………………………… 185
　5. 植物を基盤とする福祉社会 ……………………………………… 187

第6章　森林薬学 ……………………………… [有澤宗久, 加藤輝隆] …… 189
6.1　はじめに ……………………………………………………………… 189
6.2　悪性新生物の治療薬としての植物 …………………………………… 193
6.3　心疾患の治療薬としての植物 ………………………………………… 200
6.4　脳血管疾患などの治療薬としての植物 ……………………………… 201
6.5　糖尿病の治療薬としての植物 ………………………………………… 203

6.6 神経痛,リウマチの治療薬としての植物 ……………………………… 207
6.7 胃・十二指腸潰瘍の治療薬としての植物 …………………………… 209
6.8 外傷治療薬・殺菌剤としての植物 …………………………………… 213
6.9 抗原虫剤としての植物 ………………………………………………… 216
6.10 その他,日本の山野に自生する薬草や薬木 ………………………… 219
6.11 医薬原料の供給源としての森林の役割 ……………………………… 222
付:学名索引 …………………………………………………………………… 232
　　　生薬,漢方方剤名索引 …………………………………………………… 236

総括コラム　代替・統合医療と新しい健康づくり ………… [星　旦二] …… 239
　1.　代替・統合医療と新しい健康 …………………………………………… 239
　2.　健康づくりにおける森林セラピーの位置づけ ………………………… 243

第II部　森林・人間系の評価 ──────────────── 253

第7章　森林・自然と感性医学 ……………………………………………… 254
　7.1　自然と人間の関係 ……………………… [宮崎良文,恒次祐子] …… 254
　7.2　快適性の考え方 ………………………… [宮崎良文,恒次祐子] …… 256
　7.3　森林浴実験 ……………………………… [宮崎良文,恒次祐子] …… 259
　7.4　実験室内実験 …………………………… [宮崎良文,恒次祐子] …… 265
　7.5　生理応答と主観評価の対応 …………… [宮崎良文,恒次祐子] …… 277
　7.6　森林セラピー効果評価指標 …………… [恒次祐子,宮崎良文] …… 280

第8章　森林環境の設計 ……………………………………………………… 298
　8.1　総　　論 ………………………………………………… [香川隆英] …… 298
　8.2　森林のアメニティ機能 …………………… [香川隆英,大石康彦] …… 303
　8.3　森林のランドスケープデザイン ………… [香川隆英,大石康彦] …… 313
　8.4　森林環境要素 …………………………………………… [香川隆英] …… 333

終　章　—————————————————— 341

終章　森林の特性と健康………………………………［秋山智英］…… 342
1. 森林浴発想の原点………………………………………………………… 342
2. 地球史のなかの森林……………………………………………………… 347
3. 人類と森林とのかかわり………………………………………………… 348
4. 森　林　と　は…………………………………………………………… 350
5. 森林の生態系……………………………………………………………… 351
6. 日本の森林の特徴………………………………………………………… 353
7. 森林の多面的機能の評価………………………………………………… 354
8. 森林セラピーの確立への期待…………………………………………… 356

お わ り に………………………………………………［平野秀樹］…… 361

索　　引……………………………………………………………………… 367

序章

総説 1
いまなぜ森林医学か

　がん，脳卒中，心臓病，糖尿病などの生活習慣病に加え，過労死，登校拒否，アルコール依存症の増加に代表される現代日本のストレス社会において，森林環境や木の成分がもたらす疾病予防，健康増進，あるいは心身のリラックス作用に関心が高まっている．いまなぜこのように，森林をはじめとする自然の持つ疾病予防や全人的な癒しの効果に，社会的な期待が寄せられているのだろうか．

　明治以来の一世紀余，日本人はとみに社会をあげて，まるで信仰であるかのごとく西洋化（欧米化）を推進してきた．この流れは，長い歴史の中で培ってきた東洋的な文化特性に根ざした日本の伝統的価値意識を大きく変えようとしてきた歴史でもある．個々人の人格や感性を構成している深層心理構造の中に伝統的な価値意識が厳然と存在し，社会環境から個々人へのさまざまな精神心理的な侵襲に対して，いわば心の依り所としてそれらの環境ストレスに対する適応能力＝ストレス耐性を高めていたのだが，たとえば，社会的存在のあかしとしての労働の様態に注目すると，年功序列制や終身雇用制に代表される，日本的な集団責任意識に依拠する労働雇用制度は急速に崩壊し，個人主義的な自己責任体制による成果主義や年俸制へと変容している．

　特に，失われた90年代と称されるように長期化する経済不況不安を背景に，リストラ，転職などに苦悩する親の世代に加え，戦後の膨大な経済遺産を維持するために，子供たちは幼少期から塾，学校学習により高度かつ大量の知識・技術を蓄積する必要に迫られ，一生涯にわたりきわめて時間効率の高い緊張感に溢れた労働様態を余儀なくされている．このような危機的なストレス社会状況は，一個人が努力しても解決できない質のものであり，のっぴきならない社会病理現象として社会医学的な対応が緊急に必要である．

　このようなストレス危機下にある個人への有効な援助の仕方の1つは，親しい

家族，友人などによる温かく，深い情緒に溢れたヒューマンサポートである．いかんともしがたい状況下にあっても，ともに気持ちを分かち合いなぐさめてくれる人の存在によって，精神心理的な切迫感・ストレス反応は大きく低減される事実は多くの人が経験するところである．

しかし，先に述べたように急速に個人主義化する社会の中で，ヒューマンサポートが得にくい状況にあっても，大きな社会環境ストレスから個人を支えてくれるものとして，"神"の手に代わる自然の癒しが必要とされている．その"自然"の手が，里山であり故郷の森である．それが奥深い山であれ近隣の野山や公園であれ，森に入ると森林の持つ全人的な鎮静効果で心身の緊張がやわらぎ，人間も太古から続いてきた大自然の一部であることをしみじみと感じさせてくれる．

そしていま，このような大きな社会的関心の高まりに誠実に答えるべく，森林の持つさまざまな心身の癒し効果，つまり，精神心理的な快適性増進効果や疾病予防，リハビリテーション効果に関し厳密な医学的解明が求められている．

1. 疾病指向から健康指向へ

生活習慣病は，その主要な原因が一人一人の生き様であることから，真の意味で完治することが困難である．このような生活習慣病が疾病死亡構造の大部分を占めるようになった国々では，これまでのDNA，細胞や臓器に注目した要素還元論的な医学医療体系から，より全人的包括的な統合医学医療体系へと急速な変容を開始している．実証主義的医学のリーダーであった米国においても，complementary and alternative medicine（CAM，相補代替医療）がNIH（National Institute of Health）の医学医療関連予算でも急速な伸びを見せている．また，伝統的に森林セラピーを含む自然療法が健康保険制度にも大幅に取り入れられてきたドイツなど欧州圏においてもこの傾向は顕著である．

アジアでは，中国，インドがそれぞれ漢方医学，アーユルベーダ医学の伝統を持ち，さらに近年の中国では中医学として中国伝統医療と西洋医学との統合を図った医学医療分野が急速に展開されている．わが国においても相補代替医療学から統合医療（integrative medicine）への動きがここ数年，急速に高まっている．もちろんその背景には，環境サミットから全地球レベルで経済成長の限界が明ら

かとなり，限られた医療・健康資源を最も効果ある形で医療費，社会保障費に割り当てなければならないという時代的な背景もその流れを強く押し進めているという現状がある．

もちろんこのような変化は戦後先進諸国において突然に生じた変化ではない．ここ四半世紀，わが国の疾病死亡構造は，結核に代表される感染症から，がんや脳卒中・心臓病に代表される循環器疾患へと，その内容が大きく変化した．これらの慢性疾患の場合，数十年にわたる日常の生活習慣が，遺伝素因との複雑な交絡の下に，その発症に大きな影響を及ぼしている．すなわち，従来のような特定の病因により特定の疾病が発症し，死に至るという単純な病因−疾病構図では，今日の疾病−健康構造に対応できず，日常の生活習慣（ライフスタイル）に関わる多様な要因と遺伝素因が複雑に交絡して生じる健康破綻を対象にし，予防医学・健康増進・リハビリ介護を主体とした 21 世紀型の医学医療を構築するための理論と実践体系を創造・確立する必要がある．

2. 医学医療保健学の潮流

アーノルド・トインビーは，20 世紀後半の社会思潮を要約して「健康の世紀である」と看破した．実際，世界保健機関（World Health Organization：WHO）がこの半世紀に行ってきた主要な活動の変遷をみると，いかに 20 世紀後半が健康を視点として大きな変貌を遂げてきたかを明らかにすることができる．

第 2 次大戦後，WHO がその全力を注いできた活動は，まず医師の養成と医療機関の配置による medical cure の充実だった．これを第 1 期の活動とすれば，1978 年，ソビエト連邦カザフ共和国の首都であるアルマ・アタで採択されたアルマ・アタ宣言に代表される health care 活動を重視した方向性は，その活動を一気に包括的・社会的事業へと変貌させた．このプライマリ・ヘルス・ケア（PHC）活動に象徴される全世界的な第 2 期活動は，開発途上国においてはいまも最も重要な医療・保健活動の実質だが，その一方で，経済的発展を基盤とした先進諸国では，さらに，健康破綻・疾病罹患の危険性の高い，いわゆるハイリスクグループを対象とした risk reduction の活動が 1980 年前後から効果的な医療・予防活動とみなされた．いわば，WHO 活動の第 3 期の risk approach とすることがで

きる.

　さらに，1986年，疾病予防・健康増進活動に国をあげて取り組んできたカナダの首都オタワで，WHO主催による第1回国際健康増進会議（First International Conference on Health Promotion）が開催され第4期の活動が開始された．このオタワ会議では，とくに先進国における健康問題を大きく取り上げ，地域社会を構成する全ての個々人あるいはそのグループが現在の健康状態をより高めることが，医学・医療および保健活動にとって最も重要であることを，オタワ憲章を発して高らかに宣言し，いわゆるpopulation approachの重要性を強調した．そしてそこでは，生活様式（ライフスタイル）の変容を促すような，いわば広い意味の健康教育・学習の方法や制度ならびにそれを支える社会環境の整備が熱っぽく議論されるとともに，それによって疾病予防ならびに健康の増進が実際に可能であることを明確にした．

　筆者自身，このオタワ会議にWHOのキックブッシュ博士から，郡司，園田，両東京大学医学部教授とともに招請され，position paperを作成し，ライフスタイルとQOLの視点から討議を主導した想い出深い国際会議だった．これを受け，世界の先進国では，疾病志向から健康志向へと大きく医学医療体制の変容を開始した．わが国も，トータルヘルスプロモーションプラン（THP），続いて，「健康日本21」を発表し，あらゆるコミュニティーにおいて予防健康増進の具体的な政策の策定を指導するとともに，その理論的な根拠背景を提示してきた．筆者も，「健康日本21」作成検討委員の1人として参画し，日本においても疾病志向から健康志向へと大きな医学医療体制の変容が必須の課題である点を強調し，国レベルでの指針作りと，先年施行された健康増進法制定への流れを推進した．なお，「健康日本21」を厚生労働省で主導された藤崎清道参事官（当時）が本書編集の礎となった森林医学研究構想を行政側から大きく支援され，その流れは，瀬上清貴参事官（当時），梅田勝参事官へと受け継がれている．

3. 自然共生的なライフスタイル

　ライフスタイルすなわち人間の生き様と社会環境要因が，健康に大きな影響を与えることを述べてきたが，ここで1つエピソードを紹介しておく．

動物園で飼育されている野生の動物の平均寿命は，野生状態で生きている場合に比べて，2倍近く長い．しかし，動物園の動物は24時間管理され，狭い檻の中を行ったり来たりする日々を送っている．一定の時間に，栄養が行き届いた食べ物を与えられ，ただ檻の中で時を過ごし，やがて動物園のスタッフに看取られながら，死を迎える．一方，野生で過ごす動物たちは，野生の本能そのままに生き抜くために，きわめて緊張した日々を送っている．たとえば，ライオンは死の直前まですさまじい勢いで獲物を追い，大きな外傷・疾病にかかるやわずか数日で死に至る．

　さて，われわれ人間はというと，前世紀後半，先進国では著しく寿命が延びた．延びた要因が，医学，医療の発展によるものか，あるいは経済的な豊かさによりもたらされるライフスタイルの健全化によるものか，との議論が真剣に行われてきた．

　その結果，死亡率減少の大部分は医療の進展というよりは，むしろ栄養状態や衛生状態などライフスタイルと社会経済環境の改善によるところが大きいことが明らかとなってきた．抗生物質などの発見，普及よりもずっと以前から，平均寿命を大きく決定する小児の感染症死亡率は減少していたからである．

　高い乳幼児死亡が制御された先進国では，次に，がん，循環器疾患などの生活習慣病の診断治療を充実させる，さらには，その発症を制御，予防する必要が生じている．多くの先進国では，生誕から，日常生活に支障をきたすような疾病罹患までの年月（健康寿命）はさほど延長せず，なんらかの疾患を持ちながらも生きながらえる，いわば一病息災での長寿が現実になっており，大きな医療費負担の要因となっている．日本を含め，このような先進国では，疾患の発症を制御，予防して健康寿命を延伸することが最も重要な医学医療の目的である．このような目的を達成するために，先に述べたライフスタイルの健全化が，発症後の診断治療を武器とした臨床医学に変わる，21世紀型の予防健康増進医学の主流となるだろうし，森林医学医療の役割もより重要になってくる．

　それでは，なぜ，ライフスタイルの改善によって死亡率が減少し，寿命が延びるのだろうか．

　私たちは寝不足や疲労が蓄積しているときに，しばしば風邪をひく．また，会社の倒産など，大きなストレスの後に，肺がんや胃がんなどが見つかる例もよく

経験する．私たちの血液中にあるリンパ球の約20%は，ナチュラルキラー（NK）細胞と呼ばれ，がん細胞など異常な細胞を見つけては殺すことによって，私たちの体の健康を維持している．また，インフルエンザウイルスなどに感染した細胞を排除する性質もある．この働きが「自然免疫力」である．そして，この自然免疫力によって，人間はかなりの病気を予防している．

ノーベル賞を受けたオーストラリアの免疫学者のバーネット博士は，30歳を過ぎた人間の体内では，1日に数千，数万個もの細胞が「がん化」していると計算した．このデータからすると，NK細胞が初期の小さながん細胞を死滅させてくれない限り，ずっと多くの人々ががんにかかっていることになる．このようなNK細胞の活性が高く維持されておれば，私たちは風邪もひかないし，がんも発生しないように考えられるが，実際はそうではない．私たちは日常で風邪をひくし，人によってはがんにもなる．

そこで筆者は，この個体差の決定要因を明らかにするために，健康な人，数百人について，このNK細胞活性を精密に測定してみた．その結果興味深いことに，NK細胞活性にも，非常に大きな個体差があることが判明した．しかも，「食事」「睡眠」「栄養」「煙草」「運動」「飲酒」「仕事」「ストレス」などの筆者の提唱する8つの健康習慣で点数化した，ライフスタイルの不健康な人ほど，有意にこのNK活性が低いことが明らかになった．

4. 自然共生と健康の質

筆者は，数年前，「高度技術社会のパースペクティブ」という研究プロジェクトを担当した．前節に述べたライフスタイルとNK細胞活性との関係もその研究成果の1つである．このような研究プロジェクトの成果をうけて，「地球環境の変動と文明の盛衰」研究プロジェクトと合同の討議を，日本学術会議で行った．この会議は，端的にいうと，科学技術と歴史・伝統の論争といえるものだった．科学技術側は，近藤次郎学術会議会長（当時）による特別公演「人類と文明，そして地球の未来」を中心に，また他方は，梅原猛国際日本文化研究センター所長（当時）を軸に，日本の伝統的文化に根ざした「心の世界の意味するもの」について論を展開した．この合同討議の総括として，筆者は図0.1に示すような「自然共

```
         ┌──────────┐   ┌──────┐
         │ 科学技術 │   │ 宗教 │
         └──────────┘   └──────┘
              ┌──────┐
              │ 芸術 │
              └──────┘
    ──────────────────────────────────
           科学技術はいまだ幼い
                  ⇩
              成熟した体系へ
                 全体性

 Quality of Life      高度科学技術
(Global Amenity)     エネルギー重視
  安心感・幸福感        （生産効率性）
                         ⇩
                     エントロピー重視
                      （自然共生性）
```

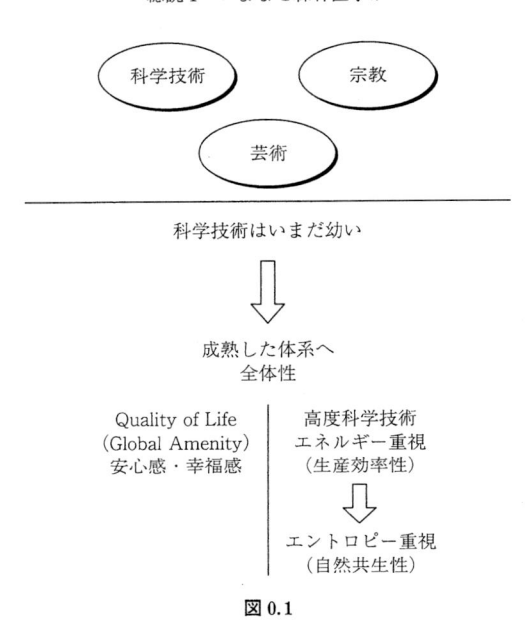

図 0.1

生的な人間活動のありよう」を提起した．

　私たちは，ここ200〜300年，人類を幸福にするものとして，神に代わって科学，特にその社会的成果としての技術に，信頼と大きな期待を寄せて歩んできたといっても過言ではない．にもかかわらずその結果は，主体であるはずの人間が，巨大な科学技術の前におびえつつ非人間的なストレスに満ちた生活をせざるを得ない状況を現出してしまった，といわざるを得ない．

　このような社会状況を前にして，科学技術はいまだ幼い段階にあるということを，社会全体が認識しなければならないのではないだろうか．つまり，教育をはじめとする社会活動のありようを，知的科学情報の蓄積のみならず，自然や人間に対する深い共感性や，美に対する芸術的感性などを重視したものに変容してゆかねばならないと考えている．そして，自然の保護や暖かい人間関係の醸成を目指し，多様性を重視した自然共生的な人間活動を目指す必要がある．森林・自然の中で成長し時を過ごすことで醸成されるこのような自然への強い共感性や，美に対する芸術的感性は，21世紀の科学技術の中心である医学の人間化をすすめる原動力になるものと期待される．

そこでは，人生の意味を十分に味わえるという意味でクオリティ・オブ・ライフ（quality of life：QOL）あるいは，自然と人間の双方に長期に安定した共生を約束するグローバル・アメニティ（global amenity）が重要な社会概念になるだろうと考えている（図0.1参照）．そしてこのように，真の意味で高度な科学・技術を目指すことで，人々は安心と幸福感に満ちた人生を約束されるのではないか，と考えた．

その後，健康の質そのものに対するWHOの新しい考えも健康の再定義として提示された．健康とは，身体的，精神的，社会的な質を持つと同時に，spiritualなwell-beingのdynamicな状態であるとして，健康の持つspiritualityが，人間の尊厳の確保やQOLを重視するために本質的なものであるとする健康再定義議題が，1998年1月のWHO執行理事会において審議され，「総会で議論すべきである」と決定されている．しかし，結果的には総会議決事項とならず，時間をかけて議論すべきであるとする意見が強く，spiritualityを重要視する方向で，現在のWHOの健康の質の議論が進行している．これら一連の健康再定義に向けた議論も，自然環境の持つ人間の深い精神世界に対する癒し効果の解明が，21世紀において重要な健康課題である，とする動きと軌を一にするものと考えられる．いま，森林医学研究への期待は，歴史的にもきわめて大きい，といわねばならない．

5. 森林医学における実証性－EBMとNBM

森林環境の疾病予防，健康増進，ならびにリラクゼーション効果などの健康影響を実証する仕方は二様考えられる．1つの方法は，近年，急速な進展を遂げているpsycho-neuro-endocrino-immunology（PNI）的な発想による測定評価である．すなわち，森林環境下で生ずる人体内の変化を，中枢神経系（近赤外線分光法，脳波・脳磁図測定等）や自律神経系（血圧，脈拍，心拍変動数，精神性発汗，末梢血流量変化等），内分泌系（唾液・血液中のコルチゾール，クロモグラニンA濃度），免疫系（血中ナチュラルキラー細胞活性，免疫関連サイトカイン濃度（唾液中免疫グロブリン活性等）），等の生理医学的指標に加えて，精神心理的反応（GHQ28, POMS, SDS, タイプA評価票など）を同時かつ経時的に評価することにより行う方法である．

一方で，いわゆる集団統計学的な疫学手法により，森林環境への接触度や生活労働環境の緑化度などと，健康度，快適性，罹病率あるいは死亡率などとの関連を定量的に解析評価することも必要である．

　われわれは，山や林野などの森林環境下を散策したり，そこで生活をした場合，感覚的に大変快適だと感じる場合が多い．このような主観的（主体的），包括的な森林環境の持つ感覚効果は，山や森あるいは空，空気の持つ明るさや色彩，また太陽光の遮断度や木漏れ日度，山並みの輪郭の曲線性やその混合性，谷間を流れる渓流やわき水の光などを，包括的な視覚刺激反応として評価することが可能である．嗅覚刺激として，樹木から発散するフィトンチッドに加えて，花，果実，コケ類，精油類，時には落ち葉の香りなどの香りの種類，強さや好ましさなど，聴覚刺激としては，風にそよぐ木の葉や空の風の音など，大きさや音色，音域の多様性や間断性，ゆらぎ，また葉ずれや虫の声，時には渓流せせらぎの音などの総体，さらに，触覚的には，肌にふれる木々の小枝や葉っぱの肌触り，落葉の足裏感覚や森の中の空気質などがその医学的効果を測定評価する対象となる．

　一方で，これら森林環境下で発生するマイナスイオンや活性酸素の人体影響など，実証科学的な方法論で明らかにすべき課題も存在する．このような自然森林環境の生体効果には，通常大きな個体差が生じる．つまり，個人の特性（性，年齢のみならず性格行動特性やストレス反応様態，ある種の遺伝素因など）によって強く影響の出る個人群とほとんど効果が観察できない個人群が存在する．このような効果反応の個体差要因を明らかにし，それぞれの個人特性に応じた森林環境メニューを設計した上での（テーラード医学あるいは narrative based medicine（NBM））評価，解析が重要である．

　本書に記述されている森林医学研究の成果内容は，これらの視点からまず，全世界で論文として発表されている森林医学研究データを MEDLINE（PubMed）と医学中央雑誌から検索し，英文約250編の論文を図0.2のように，KJ法などを応用して分類整理し，それぞれのカテゴリーに属する信頼性のある医学研究の成果を，担当教授に総説論文として執筆いただく形をとった．もちろんこれら数百編の学術論文の全てを詳細に紹介することは不可能で，何段階かの整理統合を経て本書にはその最も重要な研究成果を収載した．これらの出発点となった数百編の森林医学に関連する学術論文（表0.1）は，森林医学論文検索システムとし

表 0.1 検索結果と収集状況（2004.9.17 現在）

作業区分	文献数*	収集数
PubMed	245	212
医学中央雑誌（和文）	122	108
森林系	842	604

*作業区分間で重複あり．

て一般の利用にも供するよう整理している．

　本書には，森林環境の医学的作用（効用）について現時点における研究成果が，音楽療法などの成果も含め，概括記述されている．発展しつつある実証医学的あるいは統合医学的な方法による効果の厳密な検証はむしろこれからに期待するところが大きいのだが，21世紀は単なる平均寿命の延伸ではなく，健康寿命，ひいては QOL の高い spiritual な生き様を達成することも重要な医学的課題となっている．このような視点から，本書収載の森林医学研究の現状分析を礎石として，真に21世紀の医学医療としての森林医学医療体系が，わが国のみならず，全世界的な医学医療課題として進展していくものと期待している．　　　　［森本　兼曩］

アロマセラピー

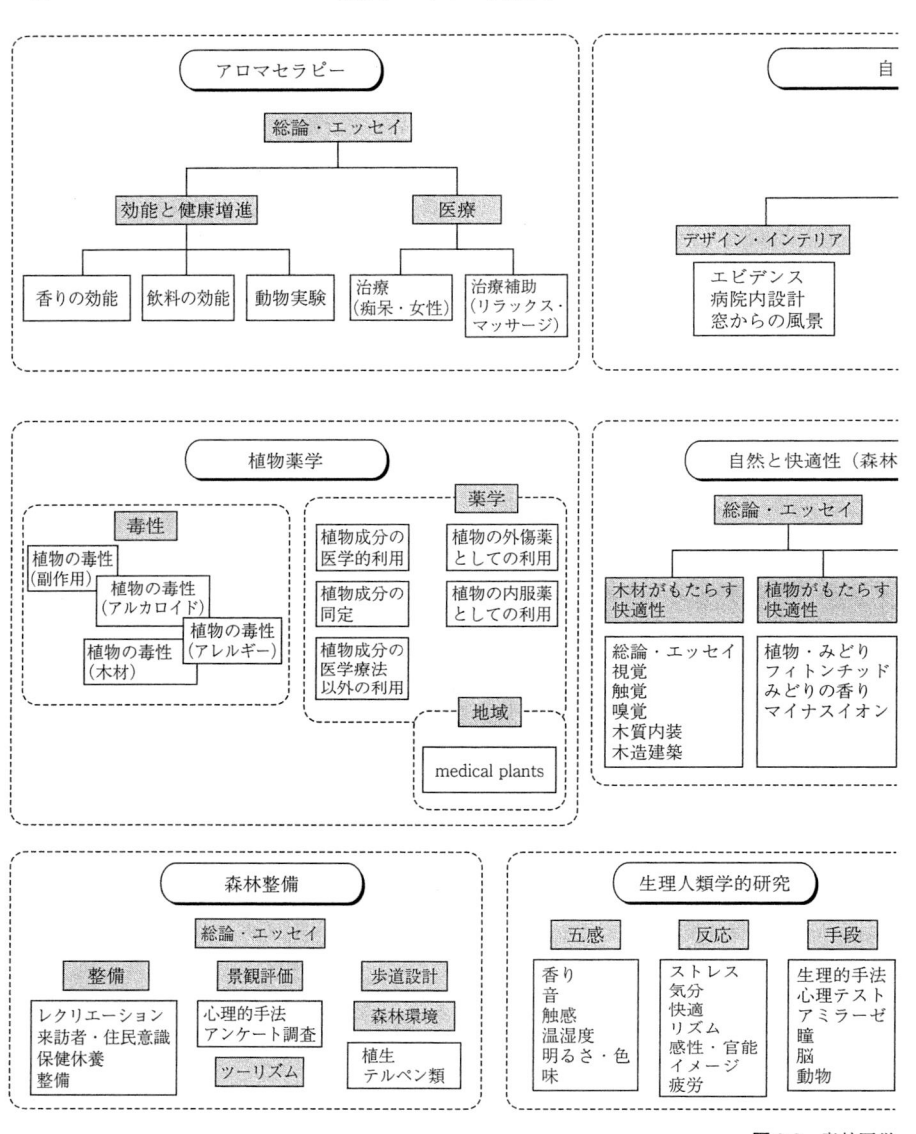

- 総論・エッセイ
  - 効能と健康増進
    - 香りの効能
    - 飲料の効能
    - 動物実験
  - 医療
    - 治療（痴呆・女性）
    - 治療補助（リラックス・マッサージ）

自（然）

- デザイン・インテリア
  - エビデンス
  - 病院内設計
  - 窓からの風景

植物薬学

- 毒性
  - 植物の毒性（副作用）
  - 植物の毒性（アルカロイド）
  - 植物の毒性（アレルギー）
  - 植物の毒性（木材）
- 薬学
  - 植物成分の医学的利用
  - 植物成分の同定
  - 植物成分の医学療法以外の利用
  - 植物の外傷薬としての利用
  - 植物の内服薬としての利用
- 地域
  - medical plants

自然と快適性（森林）

- 総論・エッセイ
  - 木材がもたらす快適性
    - 総論・エッセイ
    - 視覚
    - 触覚
    - 嗅覚
    - 木質内装
    - 木造建築
  - 植物がもたらす快適性
    - 植物・みどり
    - フィトンチッド
    - みどりの香り
    - マイナスイオン

森林整備

- 総論・エッセイ
  - 整備
    - レクリエーション
    - 来訪者・住民意識
    - 保健休養
    - 整備
  - 景観評価
    - 心理的手法
    - アンケート調査
    - ツーリズム
  - 歩道設計
    - 森林環境
    - 植生
    - テルペン類

生理人類学的研究

- 五感
  - 香り
  - 音
  - 触感
  - 温湿度
  - 明るさ・色
  - 味
- 反応
  - ストレス
  - 気分
  - 快適
  - リズム
  - 感性・官能
  - イメージ
  - 疲労
- 手段
  - 生理的手法
  - 心理テスト
  - アミラーゼ
  - 瞳
  - 脳
  - 動物

図 0.2　森林医学

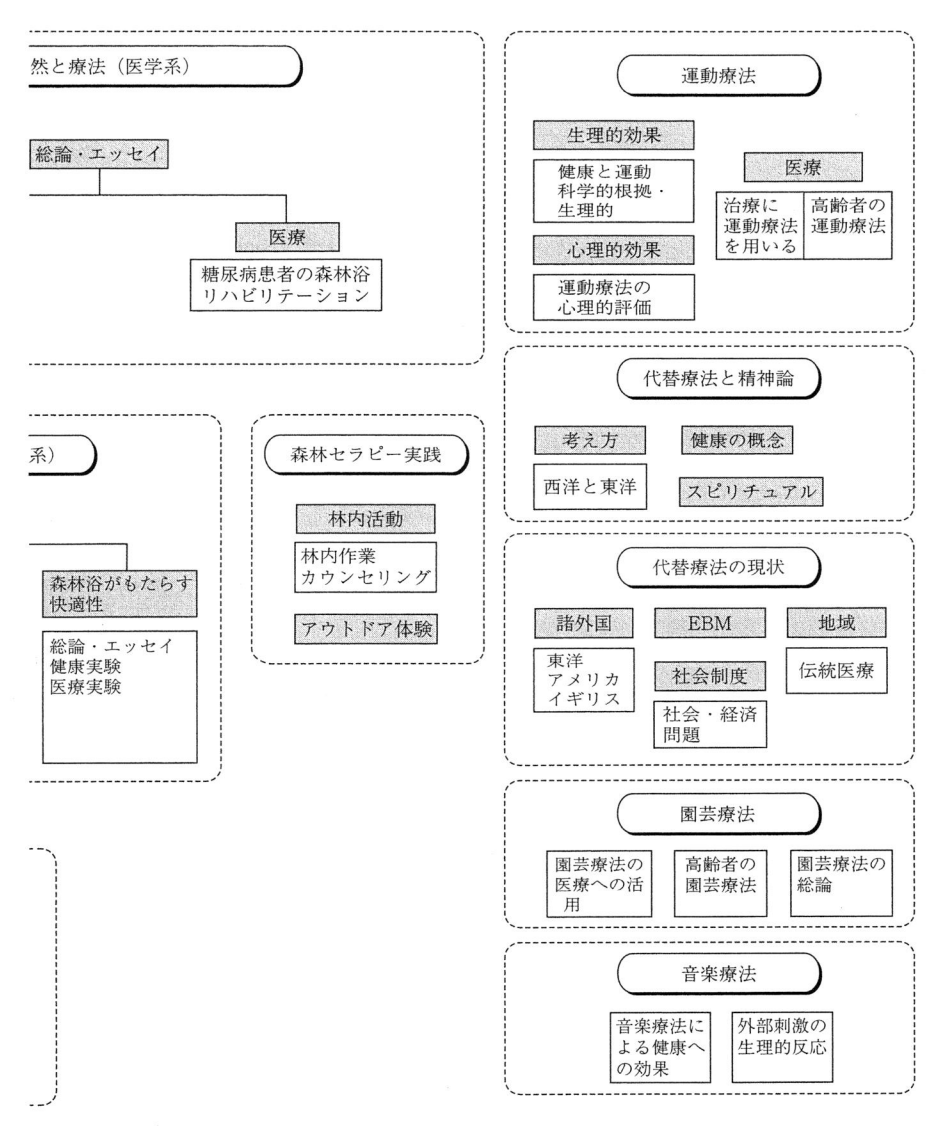

5. 森林医学における実証性－EBMとNBM

```
〜然と療法（医学系）

総論・エッセイ
    └ 医療
       糖尿病患者の森林浴
       リハビリテーション
```

```
運動療法

生理的効果                医療
健康と運動           治療に      高齢者の
科学的根拠・         運動療法    運動療法
生理的              を用いる

心理的効果
運動療法の
心理的評価
```

```
〜系）

森林浴がもたらす
快適性
総論・エッセイ
健康実験
医療実験
```

```
森林セラピー実践

林内活動
林内作業
カウンセリング

アウトドア体験
```

```
代替療法と精神論

考え方        健康の概念
西洋と東洋    スピリチュアル
```

```
代替療法の現状

諸外国    EBM        地域
東洋                 伝統医療
アメリカ  社会制度
イギリス  社会・経済
          問題
```

```
園芸療法

園芸療法の   高齢者の    園芸療法の
医療への活   園芸療法    総論
用
```

```
音楽療法

音楽療法に   外部刺激の
よる健康へ   生理的反応
の効果
```

関連文献の体系図

総説 2
森林医学総論

1. 森林医学の可能性

　森に分け入ることを求める想いはどこから来るのであろうか．古来多くの物書きは登場人物をして森林を逍遥させてきた．出口のない鬱蒼とした森を描くことで森林に人への拒絶感を漂わせ，登場人物を森林に立ち入らせることにより，その存在に終止符を付けるという修辞法が好んで用いられてきた．一方で，精霊を描き神秘体験をさせることも好まれてきた．文学における森林と人間との関係は神秘性，孤独性，憂鬱性，新鮮性との出会いが象徴されている．
　現代社会においてわれわれはより積極的に森林を用いている．都会的生活からの離脱，気分転換，ストレスからの開放等を挙げ，森林を歩き，森林浴に浸る．森林の精気を吸収し，再び鋭気に満ちることを求めて現代人は森に入るという．また，ある人は生活習慣病からの回復を求めて森を歩くという．
　近年，高血圧や糖尿病，高脂血症，内臓肥満症等の不適切な生活習慣に起因する疾患を有する者やその予備軍と考えられる者は，急速に増加している．高血圧有病者3800万人，高脂血症有病者2900万人，糖尿病有病者および糖尿病の可能性を否定できない者合わせて1620万人を数える．また，これらを合併している者も相当数に上るものと思われる．こうした有病者は心筋梗塞や脳卒中を発症する危険性がきわめて高く，死亡を免れても半身不随等の後遺症が残り，要介護状態に至る可能性が高いことから，大きな社会問題となっている．
　幸い，こうした有病者であっても，生活習慣を改善し，適切な運動による消費エネルギーの増加と食生活の改善による摂取エネルギーの減少により，心筋梗塞や脳卒中の発症に至る危険性を低下させられることが分かってきた．食生活では

たとえば，不規則な食事時間，かため食い，間食が多い，残すのがもったいない，早食い，満腹食い，テレビを見ながら食い等の食行動が内臓肥満症への誘因であることが指摘されており，こうした習慣の改善が必要とされている．

そこで，厚生労働省では平成12年以来進めてきた健康日本21国民運動をさらに発展させ，平成17年度から健康フロンティア戦略として，内臓肥満症をはじめとする疾病状態にある人々への積極的な介入を始めることとしている．

適切な運動による消費エネルギーの増加には，ウォーキングであれば男性で1日9200歩，女性で8700歩，有酸素運動であれば1日20分程度を継続して行うこと，あるいは，食生活の改善のためには，不適切な食行動を変えることをはじめとし，油脂類の摂取を制限し，野菜・果実を1日350g程度食すること等の具体的目標が健康日本21に提示されている．そして，この具体的目標について，国民の誰でもが知っている状況を作り出すことが重要であるとの考えに立ち国民に周知を図っているのであるが，残念ながら，十分に浸透するまでには至っていない．

また，こうした情報を知ってもそれを自らの生活習慣の改善につなげる行動変容が重要であるとされるが，これも浸透がなかなかはかどらない状況にあると思われる．健康的な生活習慣への回帰を図るために行動変容を促すさまざまな取り組みが行われてきているが，こうした取り組みに対してさまざまな形で適切な支援を行っていく必要性が指摘されている．

その1つとして，森林とそのあらゆる魅力を活用し，ウォーキングをはじめとする運動を日常生活における生活習慣化することができれば，きわめて有意義なことである．

ところで，なぜ人は森林を独りでは歩かないのだろうか．多くの人は，森林を歩く時は仲間と連れ立って歩く．都市生活の中で人は，複雑な人間関係による心理的負担ばかりでなく，人と人との空間的間隔による負担も受けているという．ニューヨーク大学のHsu (*Americans and Chinese*, Garden City Press, 1972) が唱えたJenism（間人主義）に関連しての説であるが，人と人との関係の親密さにより，両者間で許容される間隔の大きさが決定し，その許容限度を踏み越えて接近しなければならない場合，心理的な負担が高じるという．恋人にしか許されない距離，親友に許される距離，肉親の距離などがあるとされる．この説に従えば，恋人の距離に他人が入り込んでくる満員電車等では吊り広告を眺めていると

か，新聞や文庫本を隣の顔との間に入れて読もうとする等，他者の存在を無視しようとする心理機制等に説明がつく．

　森林のウォーキングロードを仲間と連れ立って歩くとき，自然と間隔が開いていくが，この間隔にそのグループの親密度が反映されているのか，それとも日頃侵されている間隔を拡大することで癒しを得ようとしているのかは不明である．ストレスの程度による許容間隔の測定といった視点の研究にも注目してみたいところである．

　人が森林を歩くという行為について，森の精気を吸収する，つまり，森林物質であるフィトンチッド（fitontsid，通常は英語表記で phytoncide）を身体に取り入れたいとの理由が挙げられることが多い．フィトンチッドとは1930年頃ロシアのトーキンが抗菌作用等を有する揮発性の植物由来物質を発見し，その命名に当たり「植物（fiton-）が殺す（-tsid）」という複合語を当てたことに因むという．広義の意によれば，ハーブ類も含む植物が作り出す生理活性作用を有する物質全体を指すこともあるが，一般には樹木由来のテルペン類に属する揮発性の生理活性物質をいうことが多い．そして，その作用としては他の植物の成長阻害作用，昆虫などに対する摂食抑制作用，殺虫抗菌作用があるという．いずれも樹木自身を護るための自己防衛作用であるとされる．一方，防腐作用，抗菌・消臭作用の他，人間の神経系に対して何らかの作用を及ぼす可能性も示唆されている．副交感神経系に作用することをもって，ストレッサーの軽減，精神の安定あるいは解放感の説明に用いられている．また，体内に取り込まれると肝細胞中の酵素活性を高め，清涼効果，一部生理機能の活性化に寄与するという説もある（以上，http://www.phyton-cide.org/ を参考にした）．

　こうしたフィトンチッドの作用がヒトの生体に及ぼしている影響をいっそう明確にし，森林の意義を明らかにしていくことが森林医学には求められていよう．

　これまで述べてきたように，ここに提唱する「森林医学」は幅広い活用が求められており，応用医学領域の新たな学問として，ニーズオリエンティッドな視点からの展開が望ましいと考えるものである．このため，環境科学，森林科学，薬用植物学，生態学，内科学，精神医学，心理学，公衆衛生学，人間社会学等の諸知見を習合させていく中で新たな発展を見出していく必要がある．

2. 森林とストレスマネージメント

(1) ストレスとストレッサー

「現代人はストレッサーの中で生きている」といわれて久しい．IT 化による情報の洪水，技術革新によるリストラの進展，全国規模でみられる道路の渋滞，個人の価値観を重視した多様化の進展，あるいは，少子高齢化社会の問題など，現代社会に生きる人間は，こうした複雑な社会情勢と人間関係への対応を強いられ，子どもから高齢者に至るまで，さまざまなストレッサーにさらされている．こうした社会で，心身の健康を維持していくためには，外部から絶えず加わるストレッサーに的確に反応，対処し，心身のリラクゼーションをいかに上手に図るかが重要な課題となっている．

医学的な意味で使われる「ストレス」とは，「外部から加えられた刺激に適応するために，生体の中で生じる一定の反応の状態」をいう．私たちの身体は，外来からのさまざまな刺激に対してその刺激に特異的な反応を示し，元通りになろうとする性質を有する．この刺激が生体に作用した場合に起こる一種の歪みをストレスと呼んでいる．ストレスには，身体的なものと精神・心理的なものとがある．一方，ストレッサーとは，そうした反応をもたらす原因となる刺激のことである．

人間に加わる不快な身体的ストレッサーとしては，物理・化学的なものでは騒音，寒暖，排気ガスなど，生理的なものでは飢餓，感染，過労など，また，精神・心理的なものでは人間関係，喜怒哀楽，不安，緊張，不満などが挙げられる．複雑化した現代社会では，日常生活のさまざまな場面で精神・心理的ストレッサーにさらされている．

これらのストレッサーが強力で，過剰に加わりつづけると，心身ともに過緊張の状態となり，単に不快になるだけに留まらず，身体とこころにイライラ，無気力感，物忘れ，だるい，疲れやすい，食欲がない，眠れない，頭重・頭痛，肩こり，胃の不快感などさまざまな症状が表れることがある．

(2) 現代社会におけるさまざまなストレス

社会生活を営む上でわれわれはさまざまなストレッサーにさらされている．個人のライフコースを考えたとき，受験，思春期，就職，妊娠・出産・育児期，更年期，向老期，離職・老年期，要支援・要介護期のそれぞれの時期に，より多くのストレッサーにさらされる．さまざまな出来事が，とまどいや不安の契機となり，大きなストレスの要因となる．

職場では，人間関係，残業・休日出勤，昇進・転勤，単身赴任，定年などの問題が，緊張感や疲労，あるいは精神的苦痛などにつながっている．

更年期から向老期には，子供の受験，価値観やものの見方の違いによる親子の対立，年老いた親の疾病や要支援・要介護問題，自分たちの老後への準備などにかかわる問題が大きなストレスの要因となる．

離職・老年期を迎えると，定年後の単調な生活，嫁・姑関係，配偶者との死別，老化による日常体力の低下に伴う問題がストレスの要因となる．こうしたストレッサーにさらされつつ，適宜適切に対応しながら，われわれは社会生活を営んでいるのである．

(3) ストレスの解消法と気分転換

われわれのストレスへの対応はどのようなものであるのだろうか．厚生省（当時）は昭和54（1979）年の保健衛生基礎調査ではじめてストレスの対処法に関する調査を行った．これは20歳以上の日本人約3万6000人について，「おもしろくなかったり，イライラすることがあったとき，どんなふうに気分転換しているか」等を聞いている．また，平成12（2000）年の保健福祉動向調査でも再び同様の調査を行っている．

昭和54年における調査結果では，気分転換の方法として，男性では「酒を飲む」（22％）が一番多く，女性では「人としゃべったり，話をきいてもらう」（35％）が圧倒的に多かった．また，男女とも「じっと耐える」という人，「寝てしまう（ふて寝）」人も多かった．女性では「食べること（やけ食い）」・「買物（衝動買い）」で気をまぎらわす人が多かった．

一方，平成12年調査では，ストレス時の対処法として，男性は「趣味・スポーツにうちこむ」（35％）が最も多く，「のんびりする」（33％）「テレビを見たりラ

ジオをきいたりする」(30％)「アルコール飲料（酒）をのむ」(29％)が続いている．一方，女性では，「人に話して発散する」（約53％）が際立って多い．「のんびりする」（約32％）「テレビを見たりラジオをきいたりする」（約32％）が続いている．男性の「酒を飲む」が順位を落としていることが注目に値する．

　年齢層の違いに注目すると，昭和54年，平成12年の両方の調査でも，30代前半までの若いうちは「趣味・スポーツにうちこむ」というのが最も多く，30代後半から60代前半にかけて「酒を飲む」が最も多くなるという傾向が見られる．そして，どの世代でも酒を飲んでストレスに対処する人の割合が減ってきている．

（4） ストレスマネージメントのさまざまな方法とその問題点

　心身の健康づくり，ストレス・コントロールあるいはストレス管理（ストレスマネージメント）の方法として，さまざまな技法が一般に広がってきている．医学的な立場から行われるものには，自律訓練法，行動療法，運動療法などが知られている．

　自律訓練法は，自己暗示によって，段階的に心身のリラックスが得られるように組み立てられた訓練法で，主に心身症や神経症の患者の治療に用いられてきたが，最近では，企業やカルチャーセンターなどで健康人を対象としたストレス緩和法，こころの健康増進法としても広がってきている．しかし，この訓練を行うと危険な人，相当の注意を要する人がいるので，訓練の導入には，十分な知識と経験を有する専門医や心理療法士の指導が必要である．

　行動療法は，神経症や心身症にみられる不適応行動（問題行動）の治療に用いられる一群の心理学的治療法を指す．行動療法全体を行うには，十分な知識と経験を有する専門医や心理療法士の指導が必要である．

　行動療法の部分的技法としてのバイオフィードバック法，筋弛緩法，カウンセリング等は，ストレスマネージメントの手段として一般に広がっているが，効果，副作用についての検討が不十分ともいわれており，専門家以外が安直に用いることには慎重でありたい．たとえば，バイオフィードバック法は，リラクゼーションを行いながら自分の脳波や筋電図，皮膚温の変化の一部を知ることにより，よりよいリラクゼーションの方法に習熟していく方法である．

　有酸素運動を基本とする運動療法もストレス対処法の1つに数えられる．運動

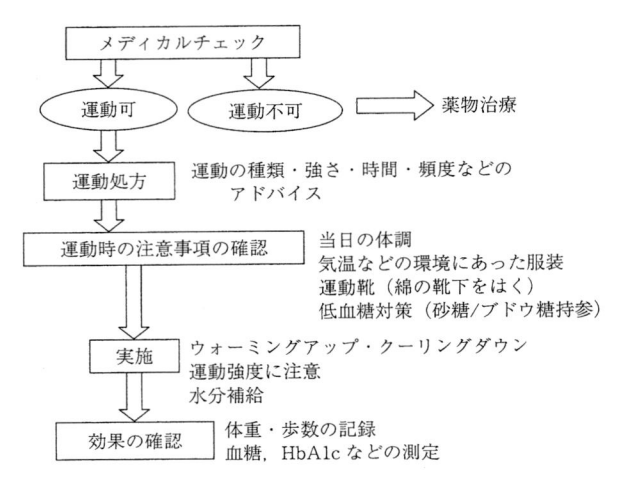

図 0.3 運動療法のすすめ方（津下一代．*Pharma Medica*, **20**(5)：67-73, 2002）

によるエネルギー消費量の増大によるエネルギーバランスの改善は肥満，高脂血症や前糖尿病状態そして初期の高血圧の改善ばかりでなく，不安状態の低減にも有意義である．そうしたことからウォーキング，水泳，ジョギングやサーキットトレーニングなどが一般に広まっている．また，激しく体力を使う無酸素運動により不安状態の低減が得られるともいわれている．しかし，内臓肥満者をはじめ，さまざまな病態を有する可能性のある一般集団に対して無酸素運動を指導することについては慎重でありたい．

あいち健康プラザの津下は，図 0.3 に示すように，生活習慣改善のために行う運動療法について，その導入に当たってメディカルチェックに基づく運動処方を行い，運動の種類，強さ，頻度，時間とともに，運動の意義と，運動時の低血糖発作や心臓事故等が発生した場合の問題解決の方法等を事前に指導し，そうした注意事項を確認した上で，注意深く運動療法を実践させている．また，運動療法を長続きさせるためには，快適さの実感や短期的な評価によるポジティブフィードバックの導入が有用であると指摘している．

この他，ストレスマネージメントとしては何よりも睡眠不足や過労状態の解消，規則正しい食生活の実践，家族など身近な人間関係での心の触れ合いが有意義である．

(5) 森林医学におけるストレスマネージメントのあり方

　すでに論じてきたようにストレスマネージメントには転地，旅行をはじめとする気分転換がよく用いられている．また，運動療法においても快適な環境下での体験が，継続的な実践にプラスとなっているという．その意味で森林の持つ特異性を活かした取り組みには期待が寄せられるであろう．すなわち，場としての森林に，中等度以下の運動強度の負荷がかかるようなウォーキングコースや運動広場における健康増進につながる運動とを組み合わせたプログラムを用意して，実践につながる指導とその評価（ポジティブフィードバック）を行うことや，それを単に短期的体験のみに終わらせることなく，行動科学理論に結びついた指導により持続させることが望まれている．

3. 生活習慣改善に必要な行動医学的視点からみた森林の活用

　生活習慣の改善に向けた事後指導により行動変容を起こす過程には，図0.4に示すようなステージモデルが一般的なものである．

　たとえば「禁煙」を例にして考えると，禁煙という健康行動に対して全く無関心な時期（無関心期）→関心を持つ時期（関心期）→タバコの害を調べてみるなど，禁煙に向けての準備期（準備期）→禁煙を実行に移す時期（実行期）→禁煙行動を維持していく時期（維持期）という5段階のステージである．そして，どのステージからでも双六の振り出しへ戻る「隠しバイパス」が用意されている．

　介入の方法には，無関心期の人に対するタバコの害についての啓発，禁煙を始めたけれどもくじけそうになっている人への褒め称え励ましなど，各ステージに対する介入の方法は，それぞれ全く違うはずである．前述の津下は図0.5に示すように，実習や体験を通じて「あっ！そうか！」（納得），「できた！」（自信），「体調がいいな！」（感覚），「やらないと怖いな」（危機感）などと実感できるようにすることが，学習段階から気付き・動機付け段階，実践段階という行動変容の過程で重要なイベントであると指摘している．

　ところが多くの場合，「タバコは体に害だ」というような知識だけを一律にパンフレットで与えることで済まされているようである．健康診断の結果が悪かったとき，「このデータが意味するところはこうですよ」，「コレステロールには善

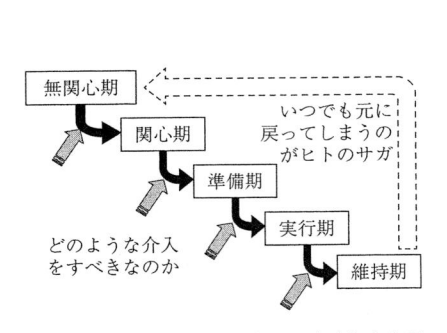

図 0.4 生活習慣の改善に向けて自助努力を促す方法：行動変容モデル（瀬上清貴．文部省全国養護教諭指導者研修会テキスト，1984 を一部改変）

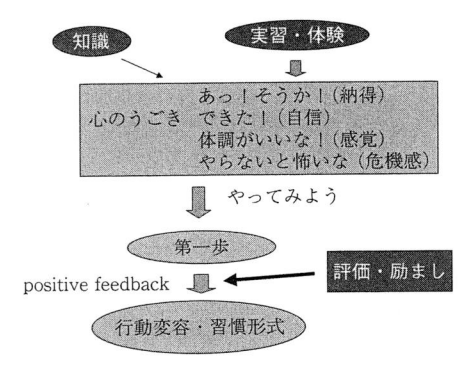

図 0.5 行動変容における心的過程（津下一代による）

玉コレステロールと悪玉コレステロールがありますよ」等々，百年一日のごとく同じ指導が続けられていないだろうか．それぞれのステージに応じた適切な指導の仕方で，事後指導が行われていないことが健康的生活習慣への回帰につながらない不幸を招いている．

現在，行動変容への介入方法としては，図 0.6 に示すようなさまざまな方法が開発されているが，中でも特に，自己効力感を活用した指導が有効である．

自己効力感とは，人間が行動を決定する先行要因の 1 つといわれ，ある状況下で必要な行動を適切・効果的に遂行できるという確信や予期のことである．これは効力予期（ある結果を生み出すために必要な行動をどの程度うまく行えるかという予期，たとえば禁煙をやり遂げることができるという自信といったようなもの）と，結果予期（ある行動がどのような結果を生み出すかという予期，ウォーキングをしっかりやればたぶん肥満を解消できるだろうといったようなもの）の 2 つに区分される．

そして，高い自己効力感を持っている人は，粘り強い自己制御ができる人であり，一方，自己効力感の低い人は社会的な圧力を受けやすく，周囲の雰囲気に流されやすい傾向があるとされている．つまり，自己効力感の高い人は，わずかなサポートでよい結果を出してくるが，低い人はなかなか先に進んでいかないのである．

```
・内発的動機づけ
・外部強化と自己強化による動機づけ
・セルフマネージメント
・コーピング
・ヘルスカウンセリング
・自己反応とセルフコントロール
・スモールステップ
・成功体験披瀝と自己調整効力感
・周囲の代理的経験
働きかけとフィードバックの循環
自己調整効力感を活用したモデルの有用性
```

図 0.6　行動変容モデルの介入方法の例

　また，自分がよいと思ってした行為が社会的に承認されたとき，つまり自己評価と社会的評価が一致した場合には，人はとても高い満足感を得ることができる．一方，自分がよいと思ってした行為に対して社会的な制裁が加えられてしまった場合，すなわち自己評価と社会的評価が一致しない場合には，自分の中に葛藤が生じることになる．

　このように，自己効力感の高い人と低い人，あるいは自己評価と社会的評価の一致度により，人の心理学的タイプを考慮した上で，さまざまな心理学的特性に分類し，そのグループ特性により介入の方法を少しずつ変えた指導を行うことで，より効率的に適切な行動変容およびその維持を図ることができるのである．

　森林にやって来る人々は，健康的な生活習慣を身に付けたいとする何らかの問題意識の下に，遠く森林へ来るという「動機付け」がすでに働いているグループに属する人々である．このグループに対する支援ないし指導には，適切な運動量を知り，その実体験によって適切な運動を継続的に行っていこうとする意思と意欲を身に付けさせることに目的が置かれよう．また，改善した行動を中止させず，「持続」させるためには，何らかの方法で短期的効果を測定し，フィードバックをかけることにより「動機付け」の強化を図ることが望ましい．

4. 森林医学への提言

　先に述べたように，森林医学は応用医学領域の新たな学問として，環境科学，

森林科学，薬用植物学，生態学，内科学，精神医学，心理学，公衆衛生学，人間社会学等の諸知見を総合的に研究していく中に，新たな発展を見出すことが求められている．本稿ではそうした各領域の一端に触れながら，さまざまな可能性を示唆してきた．そこには社会が求めるところを探求したいという願望が貫かれている．それは本領域の研究においてはニーズオリエンティッドな視点から，人間生活との関わりの中での展開が望ましいと考えるからである．

基礎的な研究においても，こうした姿勢に基づく研究が期待される．森林の中で，運動負荷をかけたときにおける生理学的・生化学的な反応の測定，心理学的な評価の中から森林の環境や活性物質とヒトとの関係性に新たな展望が生まれてくるのではなかろうか．

また，研究成果の臨床応用において，あるいは新たな発見や仮説の検証において，定量化された負荷が掛けられるのは当然であるが，その負荷の最適化すらもいまなおさらなる研究が期待されている領域である．

森林医学の今後の発展に大いなる期待を寄せたい． ［瀬上　清貴］

第 I 部

森林セラピーと健康

1
森林と補完・代替療法

1.1 補完・代替療法とは何か

(1) 背　　景

　補完・代替療法（complementary alternative medicine：CAM）の実施率が高まり，その研究および政策的対応が多くの国で開始されたのは1990年代のことである．しかし，現代西洋医学が普及していない国や地域では，伝統医療や民間薬，自己治療による健康管理は常に行われてきており[1]，1990年代からの実施率の増加は現代西洋医学が普及している国や地域における補完・代替療法の実施率の高まりの反映であったことがうかがえる．

　具体的にアメリカにおける状況を見てみるなら，その実施率は1990〜1997年にかけて33.8％から42.1％に増加し，プライマリ・ケアの医師への受診回数より補完・代替療法の専門家を受療する回数の方が伸びている（図1.1）．頸部障害の57％，腰痛の47.6％，不安症の42.7％，うつ症状の40.9％の患者が何らかの補完・代替療法を実施していた[2]．アメリカ政府は1992年に国立保健研究所（National Institutes of Health：NIH）内に代替医療事務局（the Office of Alternative Medicine）を設立，1998年には国立補完・代替療法センター（the National Center for Complementary and Alternative Medicine：NCCAM）にこれを改組転換した．年を追うごとにその予算規模は高まり，特にサプリメント関連の産学協同研究に力が注がれている（図1.2）．

　蒲原（2002）は，補完・代替療法実施率の高まりの理由として，現代西洋医学では十分な成果が得られない慢性疾患や生活習慣病が増えたためであると述べている．効果もあるが副作用もある西洋医学では，費用対効果が非効率的と考え補

完・代替療法に頼る患者が増加したと説明している[3]．

1978年，WHOがカザフスタン共和国のアルマ・アタで宣言した公衆衛生に関する保健の理念と施策の特徴の1つは，住民側の自助努力が明言されたことであった．1981年には「全ての人々に健康を」というスローガンが採択されたが，現代西洋医学の資源を全ての人々にもたらすことは困難である．WHOが既存の伝統的医療資源を活用することとした経緯を医療人類学者の池田（2001）は説明している[4]．1990年代の補完・代替療法の実施率増加の理由は，確かに疾病構

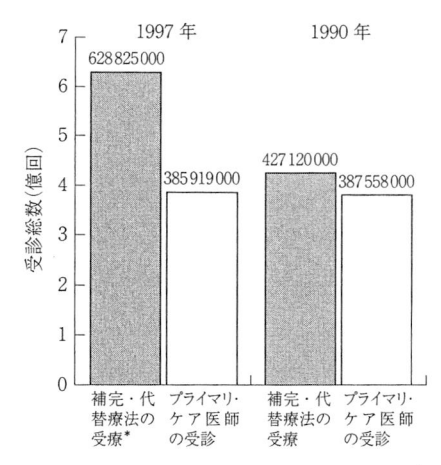

図 1.1 アメリカにおける1990年から1997年にかけての受診回数の変化[2]

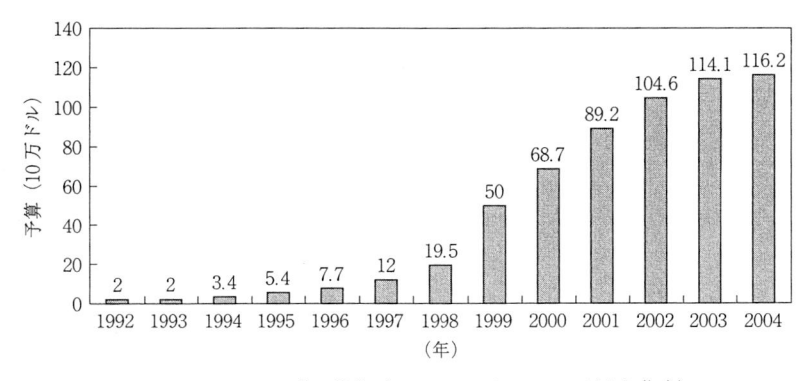

図 1.2 NCCAM予算の推移（NCCAMのホームページより作成）

造の変化に伴う現代西洋医学の限界の一端が明らかになったからであるが，さらにこうした伝統的医療資源への再評価や健康への自助努力に対する評価の高まりもその背景にあったと思われる．

現代西洋医学を中心とする通常医療と比較して，補完・代替療法は自分の症状や体質等に合わせて療法を自律的に選択するので，慢性疾患に関しては費用対効果が優れている可能性もある．また，比較的安価な療法も多く，治療のみではなく予防を目的とした利用も可能である．Suzuki（2004）は，伝統的にすでに実施されていた療法に関して，臨床的にその効果が明らかとなり，実態調査がなされ，新たな制度や療法に関する資格が確立した後に自らの判断と責任で実施されることが，補完・代替療法の現代西洋医学との違いであるとした[5]．この「自己責任」による能動的利用・実施こそが，医師が実施する通常医療と最も異なる補完・代替療法の特徴である．しかし，欧米における鍼灸や日本におけるカイロプラクティック（脊椎指圧療法）のように，その社会にとっては既存の伝統的な医療資源ではないものや臨床的効果を明らかにすることが容易でないもの，制度や資格とは関係のない家庭内における種々の自己治療に至るまで，補完・代替療法と呼ばれるものの中には含まれている．Suzuki が示した補完・代替療法と現代西洋医学との差異は，補完・代替療法が医療資源として整えられ，現代西洋医学のパートナーとして認知されうるための今後の方向性を示しているものであることが分かる．

(2) 補完・代替療法の定義

そもそも補完・代替療法とは，通常医療とされている現代西洋医学を補完，あるいは代替する療法の総称である．コクラン共同計画（The Cochrane Collaboration）に1996年から開設された補完・代替療法のフィールド（Complementary Medicine Field）を見ると，具体的には鍼灸やマッサージ，カイロプラクティック等の治療資源を包括的に扱っている分野であることが分かる．しかし，中国医学やアーユルベーダ（インドの伝統医学）などの一部を除くと，多くの補完・代替療法は医療として体系立ったものではなく，単なる1療法も含んでいるため，蒲原が指摘しているように現状ではこれを補完・代替医療というより，補完・代替療法といったほうが的確であろう[3]．

またEisenbergら（1993）は電話調査の結果から，補完・代替療法を「医学系大学で教えられてもおらず，アメリカの病院で一般的に実施されてもいないものである」と定義した[6]．しかしこの定義の妥当性は，その後わずかな期間で失われてしまうことになる．たとえば教育に関しては1998年のWetzelら（1998）の論文では，アメリカの125医学系大学のうち回答を得られた117校（64％）で，補完・代替療法に関する選択コースを提供するようになっていた[7]．あるいは1999年のRuedyら（1999）の論文[8]によると，カナダの16医学系大学のうち12校（75％）が，2001年のTsuruokaら（2001）の論文[9]によると，日本の80医学部・医学系大学のうち18校（23％）が，それぞれ補完・代替療法に関する何らかのコースや講義を提供していた．2003年から日本では，「漢方」が医学部・医科系大学のコアカリキュラムとして義務づけられるようになった．イギリスでもカリキュラムの一部に補完・代替療法のコースを提供している医学系大学は1995年から1997年のわずかの間に4倍になり，提供を計画している大学は3倍あまりになっていた[10]．少なくとも1990年代の後半以降は多くの国で補完・代替療法は「医学系大学では教えられることのない」ものではなくなりつつある．また，伝統的医療体系を確立していた韓国では41の現代西洋医学専門の医学系大学とは別に11の韓流東洋医学の大学が設立されており，国家試験に合格して韓流東洋医学の医師資格を毎年800人ほどが取得している[11]．

　こうした教育現場の急速な変化は，医療現場や保健政策における補完・代替療法への対応の変化がその背景にはあったといえよう．たとえばアメリカの連邦議会では，1994年に，患者と医療の専門家がともに治療法を選ぶ「医学治療へのアクセス法案」（The Access to Medical Treatment Act：AMTA）が上院本会議を通過した．患者はインフォームド・コンセントを受け自由に治療法を選択できるが，副作用等は自己責任となる，あるいは在来型の治療よりも効果のある療法に関しては関係者は国立衛生研究所の補完・代替療法事務局に届け出ることなどが明文化されていた．1998年には先述したように，国立衛生研究所内の補完・代替療法事務局が国立補完・代替療法センター（NCCAM）に改組転換された．また，補完・代替療法の効果やその科学的根拠を明らかにするために，全土の財団や大学に9つの研究センターが設立され，腰痛に関してはハーバード大学，老化に関してはスタンフォード大学等と，専門領域を特価した13の研究プログラ

ムが立ち上がっている（Medical News & Perspective JAMA 280, 1998）.

　以上のような状況の中で，1999年にOnopa（1999）は現代西洋医学の逆症療法的（allopathic）治療法ではない同種療法的（homeopathic）治療法として補完・代替療法を新たに説明したが[12]，EisenbergらにしてもOnopaにしても，現代西洋医学のみを通常医学とした立場に基づいて補完・代替療法を定義している点では共通していた．

　しかし，通常医療そのものも，必ずしも現代西洋医学のみを全ての国や地域で意味しているわけではない．一般的にアメリカでは現代西洋医学の医師の他に「整骨」（osteopathy）医師がいて，彼らもプライマリ・ヘルスケアを支えている．同様にイギリスやフランス，ドイツ，オーストラリアでは，ホメオパシー（homeopathy）は通常医療の一翼を担っている．日本においても医師が処方する漢方は通常医療の一部を成している．つまり，それぞれの国や地域で通常医療には差異があり，当然それぞれの通常医療を補完・代替する療法もその種類や分類が異なったものになる．現状では，国や地域によって具体的に実施されている補完・代替療法は多種多様で，その正確な数や分類に関して国際的な共通認識の成立にはまだ至っていない．

　表1.1はアメリカの国立補完・代替療法センターにおける補完・代替療法の分類を示したものである．この分類からは，少なくともアメリカにおいて補完・代

表1.1 国立補完・代替療法センターの分類

1. 体系化された療法（alternative medical systems）
   ホメオパシー[*1]，自然療法等．
2. 心身相関的療法（mind-body interventions）
   瞑想，音楽療法等．
3. 生物学的療法（biologically based therapies）
   ダイエットサプリメント，ハーブ療法等．
4. 手技[*2]，ボディワーク的療法（manipulative and body-based methods）
   カイロプラクティック[*3]，マッサージ，鍼灸等．
5. エネルギー療法（energy therapies）
   波動療法[*4]，霊気[*5]等．

[*1] ドイツの医師ハーネマンが開発．同毒療法のこと．
[*2] 手で操作して行う療法の総称．
[*3] アメリカのパーマーが開発．脊椎矯正療法．
[*4] 波動共鳴器を使用して微細なエネルギーを測定し治療する療法．
[*5] 日本人臼井甕男が開発．手かざし療法の一種．

替療法となっている治療法には，実際的な手技による施術行為から，効果に関する科学的根拠を明らかにすることが不可能に近いのではないかと思われる宗教的な治療儀礼まで含まれている様子がうかがえる．イギリスのZollmanら(1999)は，自国における補完・代替療法の全てが必ずしもその国民の健康に寄与しているわけではないことを指摘し，これを「異種異質なるものの総体である」と言明した．また，補完・代替療法と通常医療の境はつねにシフトしている上に，補完・代替療法の名の下に実施されている範囲があまりにも広く，分類が複雑であるにもかかわらず，この名の下に想定されているものは過度に一般化しすぎている，とも述べている[10]．

　結局，補完・代替療法の定義はまだ定まったものはないが，補完・代替療法と通常医療の統合の可能性が議論され，具体的に既に日本でも東京で2003年7月に「統合医療ビレッジ」のような医療施設が開院した．将来的には通常医療を補完・代替するものとしてこれを定義する必要がなくなるかもしれない．Zollmanら（1999）がコクラン共同計画の定義を引用して補完・代替療法を「治療資源の広範囲な領域」で，利用者や実施者の自己決定で行うものであり，治療だけではなく疾病予防や健康増進を目的したものであるとしているのは注目に値しよう[13]．

　研究の多寡が必ずしも実施率の多寡を示しているわけではないが，現在MEDLINEで検索可能な8000あまりの補完・代替療法の文献の中で，療法別の研究の数では「鍼」に関するもの，対象疾病・症状別の研究の数では「がん」に関するものが，それぞれ最多である．また具体的な研究対象者は，目的に合わせて「患者」や「補完・代替療法の専門家」，「医師」，「一般住民」などが選択され，合わせて研究対象となる療法の種類，疾病が選択されるため，これまで行われた先行研究は多岐にわたり，体系だった総説を行うことは容易ではない．しかも「治療」目的としての実施だけではなく，年齢や性別によっては健康増進，疾病予防，精神的衛生，美容あるいは抗加齢，介護予防を目的として実施している者も多くいると思われる．加えて，通常医療の補完・代替的性格からはかなりかけ離れた行為も含まれており，利用・実施実態や利用・実施関連要因の総説をさらに難しくしている．しかし利用・実施関連要因の分析や，医療費との関連等の研究成果が次第に明らかにされるようになってきた．先行研究からこれらに関する現状を，

以下に順次まとめてみた.

1.2 先行研究による補完・代替療法の状況

(1) 補完・代替療法の実施実態と実施関連要因

諸外国における補完・代替療法に関して，本論では1994年6月から2003年6月までの過去10年間に発表された，実施実態に関する英語論文をMEDLINEで検索し縦覧してみた[2,6,14〜33]．特定の疾病や症状への効果の有無を明らかにするための臨床検査の結果報告，単独の療法のみの実施実態を明らかにしたもの，研究方法の明確な記述がないもの，調査対象者の健康状況，その他の社会・文化的要因を分析の対象としていないものを除外した．

患者を対象とした研究では，実施率は10.6[18]〜50%[14]と幅広い．救急病棟患者の来院直前における実施が低い数値であったことから[16,17]，補完・代替療法は緊急時の代替性より，通常医療受診時の補完性が高いことが考察できる．通常医療との併用状況や，副作用，通常医療の治療効果への影響に関する研究が必要であろう．また，患者の全体的治療状況の把握には医師による問診が重要になってくるが，医師に対する補完・代替療法の併用利用・実施の未報告率は研究によって幅があり，29.1[17]〜72%[16]であった．実施患者のうち平均して2人に1人は医師に使用・実施の事実を伝えていないことが分かった．情報の共有がなされていない状況は，副作用や通常医療の効果を阻害するだけではなく，医師と患者の信頼関係を阻害する恐れを生じさせる．

調査対象となった療法の種類が明らかな論文の中で，全ての論文が対象としていた療法はハーブ療法とマッサージのみで，鍼およびカイロプラクティックがこれに次いで多かった．実施率の高かった療法はカイロプラクティックで，次いでマッサージ，リラックス技法，ハーブ療法などであった．その実施目的は筋骨格系疾病の症状緩和，ストレスや不安等を軽減するためなどであった．実施に関する社会的要因に関しては，研究自体が近年行われるようになったため，まだあまり明らかではないが，「若年齢である」，「高学歴」等が共通に見出されつつある要因であった．

一般の住民を対象とした研究は，より大きな母数に対しての無作為抽出が，結

果の一般化のためには重要であることから，全国規模で電話番号登録者や住民票などから抽出した対象に電話調査を行う傾向にあり，分析した14論文のうち8論文がそうした調査であった．調査対象の療法が明記してある13論文において，共通に研究対象となっていた療法は「ホメオパシー」のみで，10論文ではハーブ療法，カイロプラクティック，鍼が対象となっていた．

実施率は，アメリカでは$20^{26)}$～$67.6\%^{28)}$と研究によって幅があり，オーストラリアでは$48.5\%^{21)}$，カナダで$20.5\%^{25)}$，イギリスでは$10.6\%^{29)}$と低かった．治療対象の症状は，入通院経験者や現在の患者も含まれているため多岐にわたっている．患者の分析同様，まず筋骨格系疾患の痛みや症状の緩和，心理的な安定はもちろんのこと，がん，糖尿病などの具体的な疾病名も登場している．また，その他の実施理由として「健康増進」，「健康維持」，「リラックスするため」，「病気の予防」などがあげられていた．

入通院経験のある一般住民の医師への未報告率は$38.5\%^{2)}$～$72\%^{6)}$を示していた．この数値は，患者を対象とした未報告率の$29.1\%^{17)}$～$72\%^{16)}$の研究結果とほぼ同じであった．未報告者の予測要因等の研究が重要であることが理解できるが，この点に関する報告は行われていない．

実施に関する社会的予測要因に関しては各国でほぼ共通にあげられているのは「女性であること」$^{21,22,24,26,27,29,31)}$，「若年齢であること」$^{6,21,24～26,28,29,32)}$であった．またいくつかの論文には「学歴が高いこと」$^{21,32,33)}$，「高収入であること」$^{6,33)}$，があげられていた．

日本や日本人に関する先行研究は，外国に関する文献同様MEDLINEで検索した論文から患者に関する研究を縦覧してみよう．Satoらは大学病院に通う患者らの調査を行い，その23%の患者が医師を渡り歩くドクター・ショッピングの患者であり，その理由の7.9%は代替療法を利用するためであることを明らかにしている$^{34)}$．またFlahertyら（2001）は日米の高齢通院患者の利用，実施に関する比較研究をし，アメリカの白人高齢者（61.1%），黒人高齢者（47.2%）と比較して日本人高齢者（74.3%）の実施率が有意に高いことを明らかにした．しかし実施に関する医師への未報告率はいずれの集団も有意差はなく，42～48%であった$^{35)}$．また，Kakaiら（2003）は民族による補完・代替療法の実施関連要因をハワイの通院患者を対象に研究した．日系人のがん患者では，他民族の移民に

比較して補完・代替療法の利用,実施率が低いこと,および,その情報を対面式の個人情報から得ている他のアジア系移民と異なり,テレビや新聞などの各種メディアを通じて得ているといった特徴も明らかにしている[36]. 国内のがん患者における補完・代替療法の研究はEguchiら(2000)によって行われているが,実施率は32％であった[37].

MEDLINEから検索されるもの以外の患者に関する研究では,蒲原が2002年に東京医科大学病院受診者3123人(20〜80歳)を対象とした実施実態調査を行い,1161人の有効回答を分析した結果を報告している. 最近1年間における27種類に及ぶ補完・代替療法の実施率は65.6％で,この実施率はアメリカの数値よりは高く,WHOの報告に比べると同じかやや下回る結果であった. 実施に関する医師への報告率は21.1％と低く,また,35.5％もの患者が同じ病気で病院と補完・代替療法を同時に実施していたことなどを明らかにした. 欧米以上に日本ではさまざまな補完・代替療法が実施されていること,一次予防を得意とすることなども指摘している[3].

一般住民の補完・代替療法の実施に関しては,Yamashitaら(2002)が行った2001年の電話調査が,MEDLINEで検索できた無作為抽出の対象者に関する代表的な研究であった[38]. 対象者の76.0％が何らかの代替療法を実施し,そのうちの58.4％は「効果あり」,2.9％は「副作用の経験あり」と回答している. この研究における調査対象療法は,一般的な20療法の中から対面式のパイロットサーベイで8療法を選び,外国文献との比較用に2療法を加えた10療法である. 調査対象の一般住民は日本を10地域に分け,その地域に実際に居住している20〜79歳人口の0.001％をリストアップし,無作為に4292件に電話で調査協力を依頼し,1000件のデータを得た. 協力率は23.3％である. これは本論で縦覧している他の英語論文の電話調査法における協力率54〜64％と比較して低い率を示し,日本における補完・代替療法実施のデータ収集の困難さをうかがわせている. 最も実施率の高かった滋養強壮剤の飲用は男性の実施が有意に高く,アロマセラピーは女性の実施が有意に高い. 通常医療の実施,健康関連の器具の利用は高齢者の実施が有意に高く,滋養強壮剤やアロマセラピーは若い年代が有意に高かった. ダイエットのサプリメントの実施は大都市が有意に高く,ダイエットサプリメントとアロマセラピーの実施は高学歴者の実施が有意に高い. マッサージや指

圧，カイロプラティックやオステオパシー（整骨療法）は高齢者の実施が有意に高かった．治療を目的とした場合は筋骨格系の症状にはマッサージ，指圧，カイロプラティックやオステオパシーで，鍼灸，滋養強壮ドリンク剤を飲用する者の3分の2は疲労や体調不良によるものであった．

MEDLINEから検索されるもの以外の一般住民に関する研究では，筆者も大都市郊外住宅に居住する300人の中高年の男女を無作為抽出して，補完・代替療法の実施とライフスタイルの関連を2002年に分析している[39]．その結果，自らを不健康と考えている多くの者が実施している（77.6％）と同時に，健康であると感じている多くの者も行っており（65.2％），両群に統計的な有意差はなかった．このことから，補完・代替療法が治療目的だけではなく自助的な健康管理の1手法としても，広く実施されていることが明らかになった．具体的に入通院経験者の実施率は68.5％と高くなっているが，入通院経験のない者の実施率も59.8％もあり，その目的は「健康維持」，「健康増進」，「疾病予防」と思われる．利用率が高い療法は購入された「滋養強壮ドリンク剤の飲用」や「ビタミン剤の服用」であることから，日本における補完・代替療法の全体としての実施率を高めているのは健康な一般住民の身近で安価な療法であることも理解できた．

また，単独の療法ではあるが，これまで全く日本では調査対象となっていなかった療法として家庭内における伝統的自己治療に関する筆者らの調査報告もある．歴史的経緯から費用のかからない生薬製剤や食事療法，各種の手技などの伝統的自己治療は補完・代替療法として離島や山村で現在も行われている．たとえば鍼灸などは，欧米の社会にとっては外来医療であるが，日本では8世紀の大宝律令ですでに国営医療に位置付けられ，その後民間療法化し，次第に自己治療としても実施されてきた．先述したEisenbergら[2,6]はfolk remediesとして調査項目に加え，Burgら（1998）[22]はhome remediesとして調査しているが，どちらも具体的にその内容を示していないため，先行研究が扱う療法の中でも利用実態がより明らかではない分野である．しかしEisenbergらの研究からはアメリカでは自己治療が他の補完・代替療法の専門家の手に委ねられていく経過が明らかになった[2,6]．一方では多くの研究が，具体的な療法に合わせて「その他」の療法の実施率や関連要因も調査しており，その国や地域でのみ行われている療法や家庭内における自己治療はこの中に包摂されていると思われる．筆者ら（2004）[40]

が行った沖縄県の離島における在宅高齢者の自己治療の調査は，手技のみを扱ったものではあるが，その実施率は65.0％であった．アメリカの高齢者に関するNajmら（2003）の調査における実施率（2003年）15.9％[41]やアメリカの一般住民に関するBurgら（1998）の調査における実施率（1998年）31％[22]と比較すると，きわめて高い数値であった．実施関連要因としては「高血圧症」や「関節炎/リウマチ」を患っていること，および日常生活動作能力（activity of daily living：ADL，食事，歩行，風呂，排泄，着替えの5項目を調査）が高いこと，さらに手段的日常動作能力（instrumental activities of daily living：IADL，食事の用意，買い物，掃除，お金の管理，外出の5項目の活動性を調査）が有意に高いことが示唆された[40]．さらに，最近1年間の自己治療実施が，当該年度の高額外来医療費とほぼ有意に関連していたことも明らかとなった[42]．

(2) 補完・代替療法と「根拠に基づいた医療」について

1990年代中頃までは盲検や割付の困難さから，補完・代替療法の実証法として無作為比較試験（randomised controlled trial：RCT）は適切ではないと論じられていたが，次第に臨床研究の数が増え，先行研究では何がどこまで明らかになっているのか，今後どのようなことを検証するべきなのか，について問題意識が高まってきた．

1996年，NIHの事務局長であったWayne氏は政府の委員会で「事務局の目標は補完・代替療法研究に厳密性と現実性を涵養することである」と語り，今後通常医療の学会誌においてその結果が発表されていくだろうと同事務局のホームページ上で予想した．確かに，年々RCTや臨床研究がこれ以後に増加し（図1.3），国際的な規模でRCTの総説を公開しているコクラン・ライブラリにも，補完・代替療法の専門フィールドが設けられるようになった．

イギリスでも1996年の時点で，Vickers（1996）は，それまでの補完・代替療法の研究にRCTは不適応であるという意見を否定し，通常医療と同様にRCTの研究が重要であると説いた[43]．2000年のイギリス医学会の会議報告では補完・代替療法は「通常医療に機能している科学的な体系とは相容れない」が，RCTがもたらす結果は「適応可能であり」，「患者の見解を採り入れるときや，患者の生活の質を担保するときには必要なものである」とされた[44]．しかし，Zollman

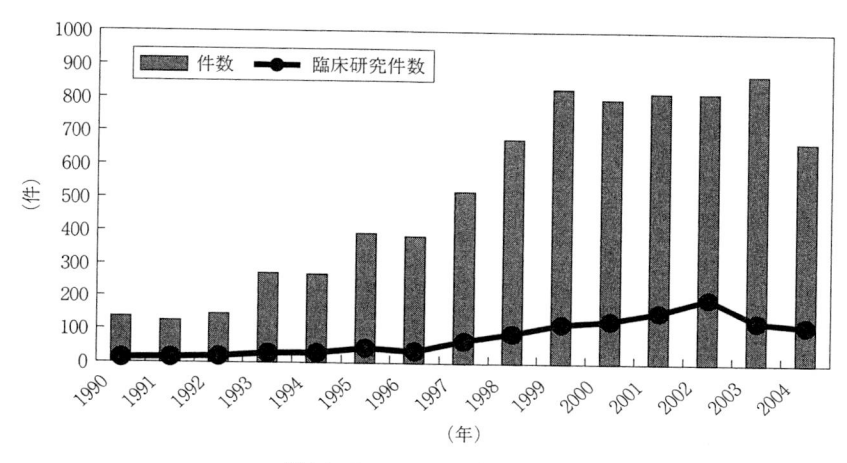

図 1.3 Pub-Med での検索論文数

ら(1999)はコクラン・ライブラリのRCTのほとんどは不十分なものであると批判し[10]，Vickers も 2000 年以降の総説では，RCT の研究やそれらの総説は，多くは対象が少なく，方法論が低質であると批判している．と同時に公的な医療機関が推奨に足る療法に関するガイドラインや治療法のコンセンサスを定めるようになったことは評価しつつ，研究者が補完・代替療法の調査研究の重要性に目覚め，治療者自身もそうした研究の重要性にやっと目覚め始めたことを指摘している．通常医療が，根拠に基づいた医療(evidence-based medicine, EBM)へとシフトしていた背景もあって，補完・代替療法に対して通常医療がより中立な姿勢を次第に醸成しつつあることにも言及している[45,46]．

また，補完・代替療法による治療効果の科学的根拠に関してはコクラン共同が行った61件の「メタ・アナリシス」のほとんどが，「判定不能」「十分な証拠なし」の結果であったという[47]．「メタ・アナリシス」の分析対象となったコクラン・ライブラリに登録されている RCT や臨床試験の個々のデータも，通常医療のデータと比較すると，調査技術が未熟で対象者が少ないと指摘されている[13]．

Schmidt ら(2001)は MEDLINE で検索可能な代替療法に関する CMR (Research in Complementary Medicine，スイス)，CTM (Complementary Therapies in Medi-cine，イギリス)，ATHM (Alternative Therapies in Health

表 1.2 補完・代替療法の代表的ジャーナルの掲載内容[49]

ジャーナル	CMR		CTM		ATHM		JACM		全て	
年	1995	2000	1995	2000	1995	2000	1995	2000	1995	2000
1. 原著論文	19	17	16	25	17	19	9	36	61	97
1a 臨床試験	19	11	10	6	14	12	6	18	49	47
1b 調査	0	5	5	16	1	5	1	17	7	43
1c メタ・アナリシス	0	1	1	3	0	2	2	1	3	7
2. 系統的総説	4	3	0	1	0	2	0	4	4	10
3. 一般的総説	9	1	3	1	7	12	7	9	26	23
4. 論評, 意見	15	7	12	17	10	14	21	17	58	55
5. その他	0	2	17	3	7	15	6	2	30	22
件数	47	30	48	47	41	62	43	68	179	207

ジャーナル	CMR		CTM		ATHM		JACM		全て	
年	1995	2000	1995	2000	1995	2000	1995	2000	1995	2000
肯定的	32	14	29	15	26	32	13	29	100	90
中立	15	14	18	30	15	30	30	33	78	107
否定的	0	2	1	2	0	0	0	6	1	10
肯定的/否定的	∞	7	29	7.5	∞	∞	∞	4	100	9

and Medical, アメリカ), JACM (Journal of Alternative and Complementary Medicine, アメリカ) の 4 種類のジャーナルに掲載された論文や総説等の内容の変化を分析した[48]. 1995 年に比べ, 2000 年では掲載論文のうち「調査」が 7 本から 43 本に,「メタ・アナリシス」が 3 本から 7 本に増えていたが,「臨床試験」は 49 本から 47 本へと若干ではあるが減少している. また, 補完・代替療法に対して肯定的な論文は 100 本から 90 本へ, 否定的な論文は 1 本から 10 本へと変化している. つねに数が多い論文は 97 本から 107 本へと変化した, 保留, あるいは中立の立場 (open) をとる論文であった. 現在, 補完・代替療法の臨床研究の結果は医学のジャーナルに掲載されるようになったが, しかし専門のジャーナルがこの変化を先導してきたわけではないことが, Schmidt らの研究から理解できる. また, 否定的な論文が増えたとはいえ, 肯定的な論文が掲載されがちな傾向がやはりあり, これが掲載論文全体のバイアスとなっていると, かれらは指摘している (表 1.2).

(3) 補完・代替療法の費用，および医療費との関連

　欧米では補完・代替療法と医療費との関連について1997年以降，研究が進展した．しかし，ほとんどの研究は，補完・代替療法実施に対する各国の医療保険の適用状況や実施者による費用自己負担額に関するものである[49～56]．アメリカで大手医療保険会社が補完・代替療法に保険を適用するようになった最大の要因は，被保険者における補完・代替療法への需要の高まりである，と報告されている[49,50]．スイスでは，補完・代替療法の実施に最も強く関連する要因は，性別や年齢，出身地域よりも，保険が適用されるか否かであった[51]．イギリスでも同様に，保険が適用されるか否かによって療法の種類別実施率が異なることが示唆されている[54]．これらの研究に共通しているのは，増大する補完・代替療法の費用自己負担額に対しては保険の適用を拡大すること，補完・代替療法の実施率の高まりに対しては，その費用効果や医療費への影響に関する研究が重要であると述べられていることである．たとえばマッサージや鍼灸などの補完・代替療法の施術に対する医療過誤の訴えは全体の5％で，通常医療のプライマリ・ケアにおける医療過誤の訴えに比べて少なく，しかもその賠償額も低額であるという[56]．しかし，補完・代替療法の実施が，医療費と直接どのように関連しているのかを結果的に明らかにした研究はない．

　アメリカにおける先行研究によると，補完・代替療法の専門家や薬局に支払われる年間総額は137億ドルにもなり，うち4分の3の103億ドルは個人負担であるという．この額は，全アメリカ国民が1年間にプライマリ・ケアの医師に支払う医療費に相当するといわれている[6]．しかも7年後に同様の調査を行った結果，補完・代替療法の費用は45％も増加していた[2]．

　一方，日本での1人あたりの補完・代替療法の自己負担額は年間19080円で，これは通常医療の自己負担額の半分に相当し，公的医療保険の負担額をそれぞれに足すと，補完・代替療法の費用は通常医療の医療費のわずか6分の1である，とYamashitaら（2002）は報告している[38]．1976年の国民健康保険改正以来，日本においては漢方160種類に健康保険が適用されるようになり，1994年に健康保険で支払われた全医薬品費の2.5％，16億円は漢方製剤のためのものであった[57]．この他，柔道整復，鍼灸などにも保険が適用されるため，治療を目的とした日本における補完・代替療法の自己負担額は，保険の適用のない国に比較する

と，実施率が高い割に低く抑えられているように思われる．しかし先述したように，日本の補完・代替療法は治療目的のみではなく，疾病予防や，健康維持・増進，あるいは美容や抗加齢のためにも多く実施されており，これらの費用に関しては，保険は適用されない．そのために全体としての日本人の補完・代替療法の市場は拡大，肥大化し，そこにはコマーシャリズムが浸透している．

1.3 補完・代替療法をめぐる課題

　補完・代替療法の実施の増大は，RCTや臨床的研究を促すだけではなく，副作用の有無や医療過誤の多寡，医療費に与える影響などの研究も促進したが，そこでは補完・代替療法の実施をめぐる通常医療との連携のあり方がつねに課題として扱われてきた．特に補完・代替療法を併用している患者と医師の関係の問題である．患者の受診行動の背景にある補完・代替療法の実施歴や併用実態を知ることは，医師にとって困難であり，患者はそうした情報を医師に積極的に開示しようとしない．図1.4はZollmanら（1999）によって示された患者と各種ヘルスケアとの関連図である[10]．情報が全て患者のみに集中していると，医師や補完・代替療法の専門家が互いの情報を交換できないために，患者の各種のヘルスケア行為は断片的で無調整なものになることを示唆している．

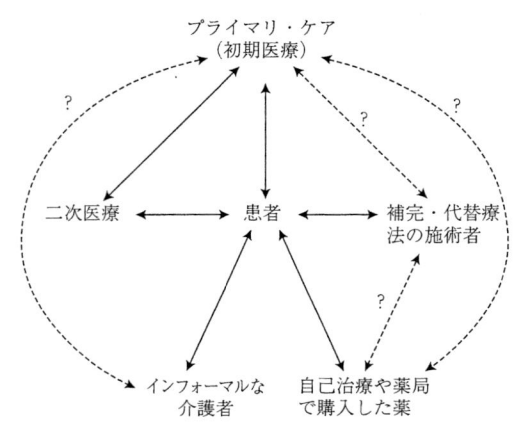

図1.4　補完・代替療法を行う患者と各種ヘルスケアの関係[10]

イギリスでは，医師の補完・代替療法に対する態度や評価に関する研究が進んでいる．医師たちは，科学的な根拠が示されていないことを十分に認識してはいても，患者の選択やさらなる情報提供をサポートしたいと考えている者が多いという[47]．漢方をはじめとした医療保険が適用されている療法に対する態度と，それ以外の多くの療法に対する日本の医療関係者らの態度の違いは，欧米に比べて日本での補完・代替療法の立場をより複雑なものにしている．

医学部で教育を受ける機会の増大や，補完・代替療法に関するRCTの増加の一方で，医療現場における医師の補完・代替療法への高い評価や積極的な対応は日本ではあまり聞かれない．1.2節（1）で先述したHyodoら（2003）は患者の調査とは別に，2002年の論文で，全国のがん専門医751人の補完・代替療法に対する評価や態度に関する報告も行っている[58]．医師の82%はその効果を否定し，84%は抗がん剤との相互作用の可能性を懸念している．補完・代替療法の患者における実施率の増加，その情報を医師に報告しない実施患者，補完・代替療法への理解が薄く，むしろ実施に危惧を感じる医師という循環がここにはあるといえよう．

渡辺ら（2001）の京都医師会での調査では，医師の96.1%が自らの病院でも漢方を処方し，多くはその効果を信じていた[59]．しかしこの数値から日本の医師が補完・代替療法全般に関して公平な態度をとっていると結論づけることはできない．なぜなら日本では，漢方はきわめて特殊な位置を占めており[57]，補完・代替療法ではないと考えている医師が多くいるからである．

また，Suzuki（2004）は，蒲原が調査した実施率とアメリカでの実施率を比較し，日本の補完・代替療法の特徴として，手技などの身体的，実際的療法が広く行われている一方で，精神面のケアや霊的（spiritual）な療法が少ないことを指摘している[5]．欧米の日本人観によると，日本人は禅の修行や柔道などのスポーツで知られているように精神性を重んじる民族であると思われているため，補完・代替療法における精神性や霊性への関心の低さに関しては「欧米人が驚くのではないか」と述べている．ちなみに2000年にアメリカで開催された「第1回小児科における統合医療会議」では宗教と医療の問題が議論され，アメリカ人の84%が宗教的，霊的な療法に関心を持っていることが明らかにされている[60]．

身体的健康，精神的健康，社会的健康に続いて，WHO[1]が提示している第4

の健康である霊的健康は，欧米だけではなく伝統的医療を実施している他の多くの発展途上国や医療サービスの乏しい国や地域では，むしろ健康観や病い観の根幹をなすものであることが多い．たとえば，2001年1月にインドネシアで消費者保護法違反に問われ，日本の大手食品会社幹部社員が国家警察に逮捕された事件などは，食品を通じての霊的不健康から消費者をまもるためのものであった．宗教的に使用してはいけない豚の脂身をこの会社の商品が原材料として使用していたことで被る健康被害は，その宗教の信者にとっては精神的な苦痛であると同時に，穢れたものを口にしたという意味で霊的苦痛をもたらすものでもあった．霊的健康は宗教的文脈と切り離すことが困難であり，宗教は文化項目であることを考えると第4の健康観は文化的健康のことであると言い直してもよいだろう．いずれにしても補完・代替療法に関して，Suzukiが指摘していたように宗教的，霊的な療法への日本人の関心の低さは，宗教的な健康観や病い観が希薄だからとも考えられる．しかし，国内でも沖縄県のように祖先崇拝による民俗信仰が今でも生活に根付いている地域で，補完・代替療法の実施率を調査するなら，結果は異なるものになるのではないだろうか．

外来の補完・代替療法にしろ伝統的な補完・代替療法にしろ，通常医療とは異なり，それぞれが独自の世界観に支えられて癒し効果や治療効果をうたっていることがあり，そうした療法は，体系化されてはいても，その背景となる世界観を理解することが求められる．一般的な日本人に中国医学やアーユルベーダがあまり普及していない理由は，この独自の世界観に対するアクセスや理解の困難さが要因の1つであると思われる．また欧米では盛んな精神性の高いリラックス技法や自助グループ療法，霊性の高い瞑想療法や手かざし療法も日本ではあまり行われていない．即効性のあるもの，支払った費用に見合う，目に見える効果が期待できるものを選択する実際的傾向が現在の日本人には高いことがうかがえる．その一方で，効果の科学的根拠の検証に関しては，日本ではほとんど行われていない．Suzukiが指摘しているように，日本において需要が高い療法は手技であり，Yamashitaが明らかにしたように最も実施率が高いものがビタミン剤や滋養強壮ドリンク剤の飲用である．欧米で盛んな心理的効果を求めた療法や霊的な健康のために行われる療法とは異なり，RCTもより実施しやすいように思われるのであるが．

また，日本における補完・代替療法の利用者の中には，林が明らかにしたように，最近1年間に入通院経験のない通常医療の未利用者が多く含まれている．日本は1994年以来，男女ともに世界一の長寿国となり，寿命が長くなるとともに，健康寿命あるいは活動余命期を延ばすことを人々は求めるようになった．健康な者による補完・代替療法の利用率の高まりや一次予防を目的とした療法の高い実施率は，今後その比重を増していくものと思われる．

日本の補完・代替療法は，歴史的経緯において，現在の実施実態，通常医療との関係，医師の態度や評価，費用の問題等，諸外国の諸事情と異なっていた．しかし研究は緒に就いたばかりであり，これまでアメリカやイギリスで指摘されてきた多くの課題は日本の課題でもある．また，研究だけではなく政策レベルの取り組みが進展している欧米に比べ，日本は補完・代替療法のコマーシャル・ベースでの断片的な普及や医療として体系的ではない展開に対し，研究や政策レベルの取り組みが遅れている．

一方，日本ではすでに保険適用の四半世紀にわたる実施歴があり，国民皆保険制度の中で新たな施策を徹底しやすい医療環境にある．医療先進国であるにもかかわらず伝統的な療法が現在も継続されている．補完・代替療法と通常医療とのより良い統合を目指す多くの国にとって，また補完・代替療法の保険適用に関するモデルケースを模索する上でも，日本は意義のある研究結果を今後提供できる国であるといえよう．

1.4 森林セラピーと補完・代替療法

これまで述べてきた補完・代替療法の利用・実施実態やその関連要因の研究には，「森林浴」あるいは「森林セラピー」は筆者らが調べた限りでは，調査対象の療法としてはみられない．WHOが総説した120か国余りの世界の国々における伝統医療および補完・代替療法の現状報告の中にもこうした療法は説明されていない[1]．これまでの補完・代替療法の研究にとって，「森林セラピー」は単独の独立した療法としては見えていなかったものの1つであることが分かる．

しかし，森林資源はこれまで人の健康に寄与することのなかった資源かといえば，決してそのようなことはない．森林から得られる食材や建築材，香料あるい

は水資源を素材とした補完・代替療法は多岐にわたっている．

　また森林を含む自然環境やその生態系を治療に利用した療法は「自然療法」（naturopathy）と呼ばれ，欧米では実施率の高い療法の1つである．「自然療法」は最も古く，最も簡単な治療法とされ，人の生命力を高めることで自然治癒力を引き出す療法であった[61]．その介入内容である自然食品による食事，健康な生活習慣，健康の阻害要因とはならない住環境，自然な生態系に囲まれて暮らすことは，疾病の予防という観点からは常識的なことばかりである．しかしこれらの「自然療法」を自己管理のもとに実行することはたやすいことではなく，治療を目的としてこれらを実施するなら，正しく組織された方法での適用や，必ずしも自然とはいえないさまざまな治療的介入が必要となってくる．その介入のあり方の異なりが，国や地域による「自然療法」の違いを生み出している．

　欧州における「自然療法」の歴史は古く，ヒポクラテスの vis medicatrix naturae（身体の快復力，生命力）の言葉が共通の礎となる以前から，すでに「自然療法」は治療体系として認識されていたという．多くの分派が発生したこの療法が鉱泉の湧き出る森林地域の治療所で水治療法と運動療法を中心に行う現在の自然療法となったのは19世紀のはじめであった[61]．ドイツではその後「自然療法」と現代西洋医学の協調が進み，1960年代には自然療法士12500人のうち10000人近くが医師である[1]．しかも現在のドイツでは「自然療法」は医学部の必修科目であり，医師の国家試験の出題科目でもある[47]．ドイツにとっては通常医療の中に「自然療法」は包摂されているといえよう．

　しかし自然療法に関する研究は活発ではなく，100年もの間，自然療法のシステムおよび治療法の多くが本質的に何ら変化していないとブルームフィールドは述べている[62]．その治療法に関して彼の説明をまとめてみよう．欧州における代表的な「自然療法」の具体的治療は「水療法」で，これを行う施設は鉱物資源の産地や健康によい温泉水や冷水の湧き出る通常スパ（spa）と呼ばれる場所に建設されている．ドイツでは，鉱泉の湧き出る場所を示すバートで始まる町名の土地がこのスパにあたる．「水療法」には，さまざまな煎じ薬を混入した足湯や腕湯，座浴，蒸し風呂，サウナ，湿布や泥パックが含まれる．この「水療法」に，適度な運動と新鮮な空気の効用を結びつけたのはベネディクト・ルストで，かれは，朝早く露に濡れながら裸足で5～10分の森林・草地での散歩を，最低限の

療法であるとした．後のこの療法の支持者にはイギリスのチャーチルやアメリカのルーズベルトもいたとされる．1980 年代初頭には，全国 250 もの森林に囲まれた鉱泉の湧き出る保養地で，500 万人に上るドイツ人が「自然療法」を実施していたという[62]．

　しかし，ドイツの「自然療法」における「森林浴」の占める割合に比べ，アメリカやカナダにおける「自然療法」に占める「森林浴」の割合は高いものではない．ドイツの「自然療法」をその源流の 1 つとする北米の「自然療法」，naturopathy に関しては，米国医師会（American Medical Association）が自国の民間療法を正しく判断する手引き書の中で以下のように説明している．自然療法の原型は，1985 年にジョン・シールによって始められた．診療所や温泉の療養所に患者を滞在させ，自然食や断食，ハーブやマッサージなどによって生命力を増幅し，病いから自然回復を図る療法のことであった．具体的な単独の療法を意味しているのではなく，むしろ自然的治療全般を意味しており「自然に存在する水や空気，太陽などのエネルギーを利用して，人の自然治癒力を間接的に高めるためのケア（care）を中心とした治療法の総称」であったという．現在の北米における「自然療法」は，1902 年に naturopathy という言葉の権利を買い取ったベネディクト・ルストによって改めて創設，普及された療法である[63]．ドイツで発展した「自然療法」は北米においては，「森林浴」や「空気浴」をその治療手段のごく一部とするものに変化したようだ．

　米国医師会の手引き書は，補完・代替療法の利用が高まりを見せる 1993 年に発行されたものであるが，当時すでに合法的に医療活動に従事できる米国自然療法士学会（American Association of Naturopathic Physicians：AANP）会員が全米に約 400 人いたと記されている．しかし自然療法士が行う治療は非科学的なものも含まれているため，公式の認可状を与えるべきではないとする批判も紹介されている．自然療法は欧州における高い評価とは異なり，北米では一線を画す扱いとなっている．近年の自然療法士学会によると，「自然療法」は疾病治療および予防のためのプライマリ・ヘルスケアにおける個別の体系であると定義され，その技法は現代西洋医学や伝統医療，科学的なものから経験則にのっとったものまで多岐にわたっている（AANP. Rippling River Convention, 1998）．自然療法士が学ぶ課程には栄養学，水療法，結腸洗浄法，物理療法，手技，植物学などが

含まれ，中には鍼灸や中国医学，アーユルベーダの知識を学んでいる者もいる．現在北米には，州の検定試験受験資格を得られる自然療法士養成コースのある大学や単科大学が6か所あり，すでにアメリカで約1300人余り，カナダで約500人余りの資格保持者がいるが，無資格の施術者に関してはその数は明らかではない．

Boonらによると，自然療法士を訪れるアメリカの患者は，70％以上が女性，95％以上が白人，年齢的には60％前後が34〜64歳であるという．非喫煙者で慢性疾患を患っており，22％は初診の患者が占めている．成される治療は，薬物療法，ビタミン，ミネラルの投与，ダイエットが主なものであることを明らかにしている[64]が，施術が行われる施設や場所に関しては記載がなかった．

日本における補完・代替療法においてはこれまで「自然療法」そのものが調査対象となったことはない．認知度がきわめて低いからであろうが，その理念や治療法を知ると，山間の保養所や湯治場，滞在型の山寺での断食や瞑想などがきわめて近い療法であることが分かる．しかし欧米のように自然療法士の指導の下で，そのために設けられた施設に滞在し，体系だった治療を，保険の適用の下で受けているわけではない．

そもそも，日本における温泉浴や断食は補完・代替療法として治療目的で実施されるものもあるが，同時にリラックスのためやストレス解消といった心理面での効果を求めるもの，単にライフスタイルや習慣として行われているものが多く含まれる．そのため，「治療」的側面の効果についてエビデンスはこれまでほとんど議論されてこなかった．ストレスの多い現代社会ではこれらの「癒し効果」としての側面に多くの期待が寄せられ，医療資源としてより，施設が良質の観光地に位置しているかどうかの文脈で捉えられる傾向が高かった．「森林浴」もこの点に関しては同様で，「治療」的側面や医療資源としては，これまでほとんど議論されてはこなかったように思う．一方で「癒し効果」的側面は多く語られてきたため，これほど森林資源が豊富な日本において，これを補完・代替療法として捉える視点が乏しかったといえよう．

また，日本における補完・代替療法は，実際に身体的効果をもたらす療法に関心が高く，「何にどのように効くのか」という効能が明確になってはじめて，それを医療資源として継続的に使用する傾向が高まる．補完・代替療法を巡る

1990年代以降の急激な変化は，現在，通常医療と補完・代替療法をリンクさせた統合医療へとその試みは進んでいる[65]．この流れは通常医療の規定を変化させる可能性を秘めていると同時に，多くは多種多様な療法の集合でしかなかった補完・代替療法を，医学的視点から再編し，新たに根拠に基づいた治療資源に組み替える試みでもある．「森林セラピー」の創造はまさにこの試みの1つであるといえよう．
　　　　　　　　　　　　　　　　　　　　[林　美枝子・西條　泰明・岸　玲子]

引用文献

1) WHO. Legal Status of Traditional Medicine and Complementary/Alternative Medicine: A Worldwide Review, 2001.
2) Eisenberg DM et al. Trends in alternative medicine use in the United States, 1990-1997 results of a follow-up national survey. JAMA 1280, 1569-1575, 1998.
3) 蒲原聖可．代替療法，中央公論社，2002.
4) 池田光穂．実践の医療人類学，世界思想社，2001.
5) Suzuki N. Complementary and alternative medicine: a Japanese perspective. Evid Based Complement Alternat Med, **1**: 113-118, 2004.
6) Eisenberg DM et al. Unconventional medicine in the United States: Prevalence, costs, and patterns of use. N Engl J Med, **328** (4): 246-252, 1993.
7) Wetzel MS, Eisenberg DM and Kaptchuk TJ. Courses involving complementary and alternative medicine at US medical schools. JAMA, **280** (9): 784-787, 1998.
8) Ruedy J, Kaufman DM and MacLeod H. Alternative and complementary medicine in Canadian medical schools: a survey. CMAJ, **160** (6): 816-817, 1999.
9) Tsuruoka K, Tsuruoka Y and Kajii E. Complementary medicine education in Japanese medical schools: a survey. Complement Ther Med, **9** (1): 28-33, 2001.
10) Zollman C and Vickers A. ABC of complementary medicine: Complementary medicine and the patient. BMJ, **319** (7223): 1486-1489, 1999.
11) Hong CD. Complementary and alternative medicine in Korea: current status and future prospects. J Altern Complement Med, **7** (Suppl 1): S33-40, 2001.
12) Onopa J. Complementary and alternative medicine (CAM): a review for the primary care physician. Hawaii Med J, **58** (2): 9-19, 1999.
13) Zollman C and Vickers A. What is complementary medicine? BMJ, **319** (7211): 693-696, 1999.
14) Elder NC, Gillcrist A and Minz R. Use of alternative health care by family practice

patients. Arch Fam Med, **6** (2) : 181-184, 1997.
15) Palinkas LA and Kabongo ML ; San Diego Unified Practice Research in Family Medicine Network. The use of complementary and alternative medicine by primary care patients : A SURF NET study. J Fam Pract, **49** (12) : 1121-1130, 2000.
16) Eisenberg DM *et al*. Perceptions about complementary therapies relative to conventional therapies among adults who use both : results from a national survey. Ann Intern Med, **135** (5) : 344-351, 2001.
17) Pitetti R *et al*. Complementary and alternative medicine use in children. Pediatr Emerg Care, **17** (3) : 165-169, 2001.
18) Zun LS *et al*, Patients' self-treatment with alternative treatment before presenting to the ED. Am J Emerg Med, **20** (5) : 473-475, 2002.
19) Gray CM *et al*. Complementary and alternative medicine use among health plan members. A cross-sectional survey. Eff Clin Pract, **5** (1) : 17-22, 2002.
20) del Mundo WF, Shepherd WC and Marose TD. Use of alternative medicine by patients in a rural family practice clinic. Fam Med, **34** (3) : 206-212, 2002.
21) MacLennan AH, Wilson DH and Taylor AW. Prevalence and cost of alternative medicine in Australia. Lancet, **347** (9001) : 569-573, 1996.
22) Burg MA, Hatch RL and Neims AH. Lifetime use of alternative therapy : a study of Florida residents. South Med J, **91** (12) : 1126-1131, 1998.
23) Astin JA. Why patients use alternative medicine : results of a national study. JAMA, **279** (19) : 1548-1553, 1998.
24) Oldendick R *et al*. Population-based survey of complementary and alternative medicine usage, patient satisfaction, and physician involvement. South Carolina Complementary Medicine Program Baseline Research Team. South Med J, **93** (4) : 375-381, 2000.
25) Muhajarine N, Neudorf C and Martin K. Concurrent consultations with physicians and providers of alternative care : results from a population-based study. Can J Public Health, **91** (6) : 449-453, 2000.
26) Ernst E and White A. The BBC survey of complementary medicine use in the UK. Complement Ther Med, **8** (1) : 32-36, 2000.
27) Jain N and Astin JA. Barriers to acceptance : an exploratory study of complementary/alternative medicine disease. J Altern Complement Med, **7** (6) : 689-696, 2001.
28) Kessler RC *et al*. Long-term trends in the use of complementary and alternative medical therapies in the United States. Ann Intern Med, **135** (4) : 262-268, 2001.
29) Thomas KJ, Nicholl JP and Coleman P. Use and expenditure on complementary medicine in England : a population based survey. Complement Ther Med, **9** (1) : 2-11, 2001.
30) Emslie MJ, Campbell MK and Walker KA. Changes in public awareness of, attitudes to,

and use of complementary therapy in North East Scotland: surveys in 1993 and 1999. Complement Ther Med, **10** (3): 148-153, 2002.
31) Wolsko PM *et al*. Insurance coverage, medical conditions, and visits to alternative medicine providers: results of a national survey. Arch Intern Med, **162** (3): 281-287, 2002.
32) Robinson AR *et al*. Association between use of complementary/alternative medicine and health-related behaviors among health fair participants. Prev Med, **34** (1): 51-57, 2002.
33) Foster DF *et al*. Alternative medicine use in older Americans. J Am Geriatr Soc, **48** (12): 1560-1565, 2000.
34) Sato T *et al*. Doctor-shopping patients and users of alternative medicine among Japanese primary care patients. Gen Hosp Psychiatry, **17** (2): 115-125, 1995.
35) Flaherty JH *et al*. Use of alternative therapies in older outpatients in the United States and Japan: prevalence, reporting patterns, and perceived effectiveness. J Gerontol A Biol Sci Med Sci, **56** (10): M650-655, 2001.
36) Kakai H *et al*. Ethnic differences in choices of health information by cancer patients using complementary and alternative medicine: an exploratory study with correspondence analysis. Soc Sci Med, **56** (4): 851-862, 2003.
37) Eguchi K, Hyodo I and Saeki H. Current status of cancer patients' perception of alternative medicine in Japan. A preliminary cross-sectional survey. Support Care Cancer, **8** (1): 28-32. 2000.
38) Yamashita H, Tsukayama H and Sugishita C. Popularity of complementary and alternative medicine in Japan: a telephone survey. Complement Ther Med, **10** (2): 84-93, 2002.
39) 林美枝子．清田区住民の身体的・精神的健康とその関連要因．札幌市清田区における中高齢者のライフスタイルと健康．札幌国際大学地域総合研究センター TECHNICAL REPORT, **0052**: 44-34, 2003.
40) 林美枝子ほか．沖縄県A島在宅高齢者の補完・代替療法としての自己治療の実施と健康状況，及び他の社会的健康要因との関連．日本公衆衛生雑誌, **51**: 774-789, 2004.
41) Najm W *et al*. Use of complementary and alternative medicine among the ethnic elderly. Altern Ther Health Med, **9**: 50-57, 2003.
42) 林美枝子．沖縄県離島における伝統的補完・代替療法の実態と医療費の関連－診療報酬明細書に基づく分析疫学的研究－．北海道医誌, **81**: 31-43, 2006.
43) Vickers A. Methodological issues in complementary and alternative medicine research: a personal reflection on 10 years of debate in the United Kingdom. J Altern Complement Med, **2** (4): 515-524, 1996.
44) Royal Society of Medicine. Conference report: Complementary medicine in primary

care : Time to decide. Complement Ther Med, **10** (1) : 181-184, 2002.
45) Vickers A. Recent advances : complementary medicine. BMJ, **321** (7262) : 683-686, 2000.
46) Vickers A. Message to complementary and alternative medicine : evidence is a better friend than power. BMC Complement Altern Med, **1** (1) : 1, 2001. Epub 2001 May 01.
47) 今西二郎（編集）．医療従事者のための補完・代替医療．pp.10-25, 金芳堂，2003.
48) Schmidt K, Pittler MH and Ernst E. A profile of journals of complementary and alternative medicine. Swiss Med Wkly, **131** (39-40) : 588-591, 2001.
49) Pelletier KR *et al*. Current trends in the integration and reimbursement of complementary and alternative medicine by managed care, insurance carriers, and hospital providers. Am J Health Promot, **12** : 112-122, 1997.
50) Pelletier KR and Astin JA. Integration and reimbursement of complementary and alternative medicine by managed care and insurance providers : 2000 update and cohort analysis. Altern Ther Health Med, **8** : 38-44, 2002.
51) Sommer JH, Burgi M and Theiss R. A randomized experiment of the effects of including alternative medicine in the mandatory benefit package of health insurance funds in Switzerland. Complement Ther Med, **7** : 54-61, 1997.
52) Steyer TE, Freed GL and Lantz PM. Medicaid reimbursement for alternative therapies. Altern Ther Health Med, **8** : 84-88, 2002.
53) Wolsko PM *et al*. Insurance coverage, medical conditions, and visits to alternative medicine providers : results of a national survey. Arch Intern Med, **162** : 281-287, 2002.
54) Lundgren J and Ugalde V. The demographics and economics of complementary alternative medicine. Phys Med Rehabil Clin N Am, **15** : 955-961, ix, 2004.
55) Bridevaux IP. A survey of patients' out-of-pocket payments for complementary and alternative medicine therapies. Complement Ther Med, **12** : 48-50, 2004.
56) Studdert DM *et al*. Medical malpractice implecations of Alternative Medicine. JAMA, **1280** : 1610-1615, 1998.
57) Matsumoto M, Inoue K and Kajii E. Integrating traditional medicine in Japan : the case of Kampo medicines. Complement Ther Med, **7** : 254-255, 1999.
58) Hyodo I *et al*. Perceptions and attitudes of clinical oncologists on complementary and alternative medicine : a nationwide survey in Japan. Cancer, **97** (11) : 2861-2868, 2003.
59) Watanabe S *et al*. Unique place of Kampo (Japanese traditional medicine) in complementary and alternative medicine : a survey of doctors belonging to the regional medical association in Japan. Tohoku J Exp Med, **194** (1) : 55-63, 2001.
60) 渥美和彦．世界における相補・代替医療の現状と問題点，JACT 出版，2000.
61) ブライアン・イングリス（木村忠治郎（訳））．外辺医療，東明社，1971.
62) WHO, バンナーマン, R., バートン, J., 陳文傑（津谷喜一郎（訳））．世界伝統医学大全,

平凡社，1995.
63) 米国医師会編（田村康二（訳））．アメリカ医師会がガイドする代替療法の医学的証拠―民間療法を正しく判断する手引き，泉書房，2000.
64) Boon HS *et al*. Practice patterns of naturopathic physicians : results from a random survey of licensed practitioners in two US States. BMC Complement Altern Med, **4** (1) : 14, 2004.
65) 蒲原聖可，渥美和彦．米国における補完・代替医療の現状―代替医療から統合医療へ―．日本医師会雑誌，**132** (9) : 1095-1099, 2004.

2
自然・森林セラピーとは

2.1 自然・森林セラピーとは

(1) 自然・森林セラピーの現状

　本章で，自然・森林セラピーという言葉を使うときには，「森林を含めた自然環境の中に身を置くことで，病気の回復の促進や健康の保持増進を期待するセラピー」という定義を用いたい．また，セラピーという用語は医師が行う科学的根拠の確立した治療ということではなく，科学的根拠の蓄積はないが，一般社会で補完・代替療法に求められている程度の心理的リラクゼーション効果が期待できるかもしれないという擬似的「治療」というほどの意味である．そして，ここには法制度としての医療資格を付与されていない者でもこれに関われるというニュアンスも含まれる．自然療法や自然医学という言葉はすでに社会の中で通用しているが，森林医学の確立という本書の目的から考えて，森林環境の保養特性を重視する自然・森林セラピーを従来の自然療法や自然医学とは使い分けた方が良いという理由から，あえて自然・森林セラピーという用語を用いる．
　まず，自然療法と自然医学という用語について説明する．
　自然療法とは，生命に備わる自然治癒力に期待して，薬や手術などの西洋医学的治療法を用いずに，栄養，運動，休養，温泉などの自然環境を併用して自然治癒力を高めていこうとするセラピーのことを指している．自然医学（ナチュロパシー）も，身体の持つ自然治癒力を期待して病気の回復促進や健康の保持増進をめざすが，ハーブや薬草，ホメオパシー，理学療法，水療法などの自然志向の医学的治療手段を用いる点が自然療法と異なっている．自然医学は19世紀末にドイツからアメリカに移住したベネディクト・ルスト医師により始められたとされ，

約100年の歴史があり，比較的体系の整ったものである．自然療法，自然医学のどちらも，補完・代替医療と呼ばれる医療に含まれる[1]．

それでは自然・森林セラピーとは自然療法・自然医学と違うものかといえば，大きな違いはないのである．自然医学の治療メニューが豊富であることから分かるように，本来補完・代替医療では身体に良さそうなことは何でもやってみようというところがあり，結果として，森林セラピーはそこに含まれているのである．自然・森林セラピーとあえて両者を結合させた理由は，自然医学的なものではあるが，森林の特色を重視した自然療法・自然医学が自然・森林セラピーであるということを強調するためである．

さて，それでは自然・森林セラピーを具体的に説明すると，次のようになるであろう．

① 森林の保養特性として，まず森林浴効果が挙げられる．森林の香り，森林の空気の清浄さ，森林の色彩，森林内の景観，等の物的特性が人の快適性を向上させ，結果として保養効果をもたらすことが知られている．森林セラピーの効果はこのような総合的な生体影響を反映しているものと考えられる．

② 森林保養地では森林環境だけでなく，温泉や川や海などの自然環境が人々にリラックス効果をもたらすことが知られている．森林は自然環境の一要素であり，森林という要素だけを取り出して，その保養効果を論じることは適切ではなく，多くの自然環境要素の中の森林という位置づけで森林の保養効果を論じるべきである．そのような意味で森林セラピーというより，自然・森林セラピーという用語を使う理由はあると思われる．

③ 将来的には森林保養基地において，森林の持つ本来の保養効果に加えて，自然医学的な治療法のメニューを揃えて，セラピーを充実させることは可能である．

自然・森林セラピーの現状について，わが国ではどうなっているかについてまず触れる．現行の医療制度の中では，このようなセラピーが医療保険点数に組み入れられているわけではないので，当然のことながら体系的に行われていることはない．自然療法や自然医学という言葉をキーワードにインターネット検索を行うと，民間の医療機関でこれに関心を持って，治療を行っている機関が見つかる．一部ではこのような医療機関で自然療法・自然医学の治療を受けている人たちが

いるようである．自然志向の時代の流れと，現代医療に不信感を持つ人が身体の持つ自然治癒力を期待して，自然療法や自然医学に目を向けて熱心になるのは理解できる．

海外では，スイスにあるパラセルサス・クリニックが自然療法・自然医学を積極的に行っている施設としてウェブ上で紹介されているが，ここではホメオパシー（同種療法）も重視されているようである．ホメオパシーとは，ドイツの医師ハーネマンにより始められた療法で，ある症状を引き起こす毒物を極微量にして患者に投与するとかえって治療効果があるという仮説に基づいて行われる西洋の伝統的な補完・代替医療である．このクリニックでは歯科医師が多く勤務しているようだが，これは歯科の充填物に使われている金属が健康に何らかの影響を及ぼしているはずだという発想からのようである．

さて，ホメオパシーは西洋の代表的な代替療法であり，気管支喘息に関して行われた西洋医学的な臨床試験（無作為二重盲検法）で効果が認められたとの報告を信じがちである．しかし，Ziment（2000）によれば，報告された論文の内容を詳細に検討するとホメオパシー処方群と対照群での差がわずかであり検出力が低いことと追試を行った研究がないため，ホメオパシーは効果があるとの報告はまだ結論が出ていないとすべきだという[2]．西洋の代表的な代替療法の効果の科学的検証結果として，Ziment の報告の内容は重いものがある．また，Ziment はハーブ療法についても評価を行っているが，気管支喘息に対するハーブの効果はどんなハーブであれ，西洋医学の薬に及ばなかったという．結論として，気管支喘息に対しては，ハーブ療法を積極的に進めるべきではないとしている．

自然療法や自然医学については，このような EBM の観点からの検証は行われていないので，その効果について現在でも云々する段階ではないと考えられる[3]．

(2) 自然・森林セラピーの対象となる病気

前節で述べたように，自然・森林セラピーの有用性に関する根拠は国内外の文献を渉猟しても，病気の治療に効果があるという確実なものは見当たらない．その中で，医療・保養の一環として社会的に認知されているものとしては，ドイツの森林レクリエーションがある[4]．ドイツの森林レクリエーションは19世紀に発祥したクナイプ療法の運動療法と関わっている．クナイプ療法とはドイツの

バート・ウェーリスホーフェン市のカトリック司祭であったセバスチャン・クナイプが始めた経験的療法で，水，運動，植物，食物，調和の5つの療法からなっている．運動療法は森林散策を中心にしており，歩行距離や勾配などが定められたコースを歩くようになっている．コースの選定はクナイプ医師連盟により行われ，その保養効果はクナイプ医師連盟によりデータが集められて発表されている．

クナイプ療法の保養効果は自然環境の心理的リラクゼーション効果，カウンセリング効果のためと推測されている．クナイプ療法の対象となる疾病としては，慢性関節リウマチや血行障害などの高齢者に多い疾病がある．ドイツでは，クナイプ療法は健康保険の適用が可能となっている．また，呼吸循環器系のリハビリテーションを伴う散策のプログラムもあり，散策途中にクナイプ療法医や療法士のもとで体操を行ったり，冷水浴を行ったりする．

わが国では自然・森林セラピーは温泉入浴とともに実施できる環境をつくることが可能である．そのような場合には，自然・森林の散策と温泉入浴の複合的効果が期待できるものと考えられる．温泉療法で対象となる病気としては，慢性関節リウマチや気管支喘息などの骨関節疾患や呼吸器疾患の患者が多い．これらの病気はクナイプ療法で対象となる病気と重なっている．自然・森林セラピーに温泉療法を加味できる環境にあるわが国では，クナイプ療法を上回る自然・森林セラピーを開発できる可能性があるかもしれない．

また，現代人の抱えるストレスやストレスに関連した生活習慣病も自然・森林セラピーの対象となりうる．とりわけ，高血圧症や循環器疾患などは病気の発症と進展に精神的ストレスの増加が関与していることが推測されているので，心理的リラクゼーション効果が報告されている自然・森林セラピーはこれらの病勢の進展を抑える効果が期待される．糖尿病については，自然・森林セラピーに含まれる運動療法が医師の処方のもとに的確に実施されれば，運動療法と食事療法の併用により血糖値のコントロールが改善する可能性が期待できる．

最後に，次節で詳しく述べるが，自然・森林セラピーの新たな可能性としては，病院や老人保健施設に入院・入所している高齢者の睡眠リズムの同調効果である．高齢社会を迎えたわが国では病院や高齢者施設に入所している高齢者の日常生活動作能力（ADL）や生活の質（QOL）の確保が重要な課題となっており，自然・森林セラピーは睡眠リズムの改善を介して，ADLの低下した高齢者の睡

眠リズム同調効果が期待できるのである．また，現在のところ十分な科学的根拠の蓄積はないが，中高年の精神的ストレスやうつ病などの改善に自然・森林セラピーが役立つ可能性が示唆されている．

(3) 自然・森林セラピーの健康増進への応用

自然・森林セラピーが心理的なリラクゼーション効果がありそうだということについては，著者らも実証的データを持っている．

本節では，自然・森林セラピーの有用性に対する読者の理解を図るため，著者らが行った2つの実証的な研究結果を提示することにする．

a. 森林の色彩環境と温熱条件は健康成人の脳波特性に影響を与える－自然の映像である夕焼け，青空，動いている森林の映像は心理的な鎮静効果がある[5]

自然環境やそれに関連する色刺激が脳波や心理指標に及ぼす影響に関してはいくつかの報告があるが，温熱条件と組み合わせた影響の報告は見当たらない．そこで，この研究では，高原の保養地を想定した気候と視覚刺激が脳波と心理指標に及ぼす影響を明らかにすることを目的とした．その結果，夕焼け，青空，動いている森林（森林・動画）の映像は脳波のα_1パワーを増加させ，心理的な鎮静効果があることが認められた．

被験者はインフォームド・コンセントを得た健康な20～26歳の成人男性7名（平均年齢23.5歳）であった．色刺激には赤，緑，青，白を用いた．また，これらの色に関連した実際の自然環境の映像として夕焼，森林，青空，森林・動画も提示した．それぞれの刺激は消灯後に被験者の3m手前に設置したスクリーン（縦150cm×横200cm）にLCDプロジェクターによって投影した．実験室の温湿度条件は，高原保養地の清涼感を想定した24℃-50%の条件と，反対にやや蒸し暑い条件28℃-70%を設定した．被験者の着衣条件は短パン，Tシャツであった（図2.1）．

前室（26℃）で電極などの装着を行った後に，実験室に移動した．刺激の提示と脳波の測定および主観評価の手順は以下の通りである．1つの刺激に対して，① 刺激提示前の閉眼時脳波（20秒）と開眼時脳波（20秒）→② 刺激提示後の開眼時脳波（30秒）と閉眼時脳波（30秒）→③ 主観評価とした．刺激提示後の閉眼時の脳波をはかる際は直前に呈示された刺激を意識するように指示を与えた．

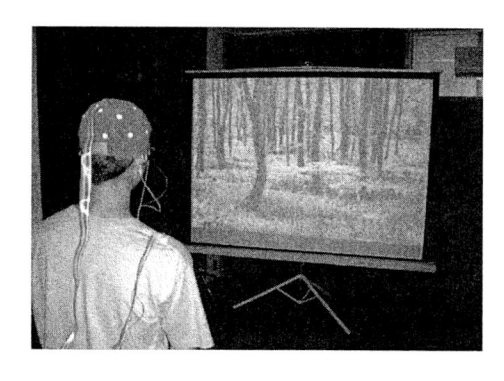

図2.1 実験風景
脳波測定のための電極を付けた被験者が森林の動画映像を見ている.

刺激の提示は色セッション（赤，緑，青，白）と映像セッション（夕焼，森林，青空，森林・動画）に分けて行った．色セッションと映像セッションの間は，前室に戻って5分間の休憩をとった．色セッションを先に行った理由は，映像を先に見せ，その後に色を見せた場合，提示された色から前に見た自然環境の映像を想起するのを防ぐためである．セッション内での視覚刺激の提示順序はランダムとした．

主観評価は視覚刺激から受ける覚醒尺度と心身の快適尺度を visual analogue scale（VAS）法で測定した．脳波は13部位（Fp1, Fp2, F7, F8, C3, C4, T5, T6, O1, O2, Fz, Cz, Pz）から耳朶を基準電極として導出した．分析には刺激提示前後の閉眼時のデータを用いた．アーチファクトが含まれない5.12秒ごとの脳波に対してFFTによる周波数分析を行い，平均スペクトル曲線からθ波（4〜7 Hz），α_1波（8〜10 Hz），α_2波（11〜13 Hz），β_1波（14〜20 Hz）のパワー値を求めた．その後，各部位ごとに刺激提示前後のデータを用いて対応のあるt検定を行い，得られたt値よりt-mapを作成した．

図2.2に色セッションの24℃と28℃におけるα_1パワーの結果をt-mapで示した．最も濃い色は刺激後に振幅が有意に増加したことを意味している．24℃では青，白，緑に刺激提示後のα_1パワーの有意な増加が認められ（$p<0.05$），特に青では全領域でα_1パワーが増加した．28℃条件でも，青，白，緑にα_1パワーの有意な増加が認められたが（$p<0.05$），有意に増加した領域が24℃にくらべて減少していた．赤では両温度条件ともに有意なα_1の変化はなかった．図2.3に色刺激に関する覚醒尺度と快適尺度の結果を示した．24℃と28℃条件と

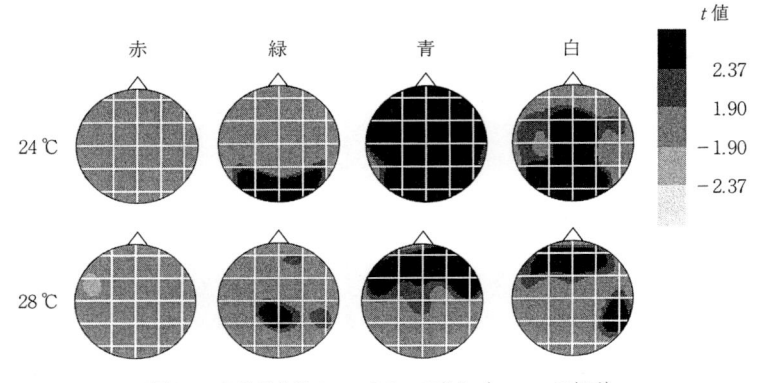

図 2.2 色呈示前後の α_1 パワーの変化（t-map で表示）

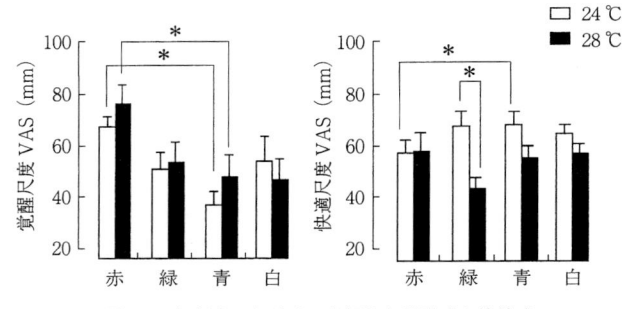

図 2.3 色刺激から受ける主観的な覚醒感と快適感

もに赤は青に比べて有意に覚醒的であった（$p<0.05$）．温熱条件間では覚醒尺度に有意差は認められなかったが，平均値では白以外の条件で 28 ℃ の覚醒尺度が高かった．快適尺度では 24 ℃ 条件で赤の快適尺度が青に比べて有意に低かった（$p<0.05$）．温熱条件間では 28 ℃ で不快感が高まり，緑の快適感が 28 ℃ で有意に減少した．

図 2.4 に環境映像セッションの 24 ℃ と 28 ℃ の結果を t-map で示した．24 ℃ では夕焼，青空，森林・動画で α_1 パワーが有意に増加したが（$p<0.05$），森林では有意差がなかった．28 ℃ では 24 ℃ で認められた α_1 パワーの増加は，夕焼と森林・動画で消失し，青空では反対に増加した．図 2.5 に環境映像に関する覚醒尺度と快適尺度の結果を示す．覚醒尺度に映像条件間と温熱条件間で有意差はなかったが，夕焼と森林・動画で覚醒尺度の平均値が低かった．快適尺度につい

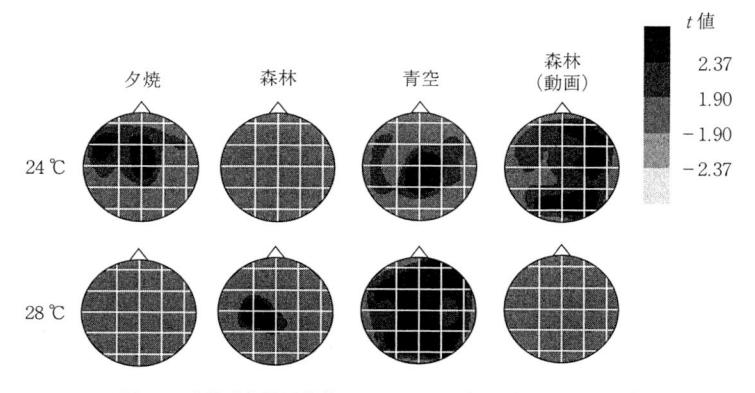

図2.4 自然映像呈示前後の α_1 パワーの変化（t-mapで表示）

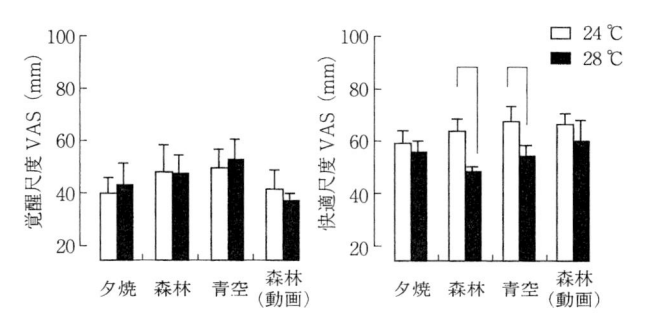

図2.5 自然映像刺激から受ける主観的な覚醒感と快適感

ては，映像条件間で有意差はなかった．温熱条件間の違いは森林と青空に認められ，28℃での快適尺度は24℃に比べて有意に低かった（$p<0.05$）．

閉眼時における α_1 パワーの増加は脳の覚醒が保たれている状態でかつ脳活動が鎮静化していると状態と解釈される．したがって，色条件において認められた緑，青，白での α_1 パワーの増加は刺激による鎮静効果の結果と解釈できる．これは色に関する主観的な覚醒尺度の低下とも対応していた．また，温熱条件はこれらの色に対する生理反応に影響を及ぼし，28℃の高温度条件で α_1 パワーの増加が小さくなっていた．これは高温条件による不快感が影響していると思われる．映像刺激に関して，夕焼，森林・動画における24℃条件での α_1 パワーの増加は，覚醒尺度の低下との対応が示唆された．そして，28℃条件で消失したこれらの影響は快適感の低下と関連していると思われる．しかし，青空では24℃でみら

れた α_1 パワーの増加が 28 ℃ で増加しており，他の条件と異なる変化を示した．これは覚醒尺度や快適尺度だけでは説明できず，他の要因が影響したのかもしれない．

b. 川べりの散策は入院患者や介護高齢者の睡眠リズムや抑うつ症状を改善させる－川の癒し研究プロジェクト－[6] 　森林や川べり（図 2.6）の自然環境の中を散策することで，入院している患者の心理的状態が改善し，結果として病気の回復過程に好影響を及ぼしうることが経験的に知られている．「川の癒し研究プロジェクト」はこのような森林や川べりの自然環境の心理的な癒し効果を科学的に検証することを目的として平成 14 年 4 月から平成 15 年 3 月にかけて，秋田県本荘市の H 病院の入院患者および老人保健施設の入所者を対象に行われた．ここでは，その研究プロジェクトのうち，日中の川べりの散策が高齢者の睡眠リズムにどのような影響を及ぼすかについて調べた研究成果を紹介する．

病院や入所施設の高齢者は，社会的接触や動作の減少から，日中の仮眠が増え，夜間の不眠を訴えるなど生活リズムの乱れを認めることが多い．不眠に加えて，健康問題や家庭から離れていることによる不安，抑うつ症状が医療管理上の問題となることが多い．日中に屋外へ出て散策することは，軽度の運動となり，社会的接触も増加する．また，天気の良い日に屋外で散策することは高照度の光を浴びることができ，生体リズム同調効果が期待できる．大川ら[7] は社会的接触や高照度の光は高齢者の睡眠障害に良い影響を与えると報告しており，若村ら[8] も高照度の光は入院中の高齢者の夜間睡眠誘導に有効であると報告している．他にも，高照度の光が認知症患者の睡眠障害に有効であることや，更年期の睡眠障

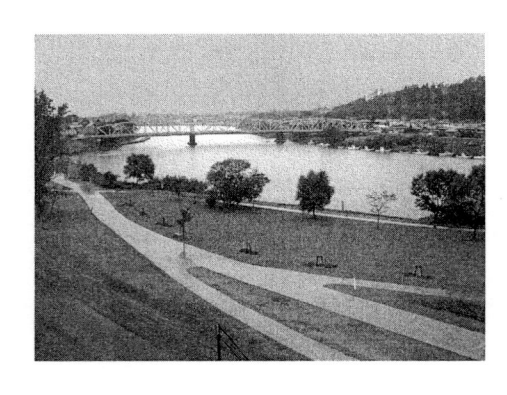

図 2.6　本荘市の病院沿いにある子吉川の屋外散策路
川沿いに快適な散策路が整備され，入院患者や入所者が病院から散策できるようになっている．

害やパーキンソン病の抑うつ症状にも有効であるとの報告もある．本研究は，「川の癒し研究プロジェクト」の一環として行われ，連続的携行行動量計（アクティウォッチ）を用いて入院患者や老人保健施設入所の要介護高齢者を対象に，川べりの屋外散策による睡眠リズムや抑うつ度の変化を調べることを目的とした．

対象者のインフォームド・コンセントを得たのち，連続的携行行動量計を前腕に装着し行動量リズムを継続的に1週間以上測定した．測定開始前と終了時に痴呆（改訂版長谷川式簡易知能スケール），抑うつ度（ツングの抑うつ尺度SDS），生活リズム同調（生活リズム質問票）について調べた．行動量計を26例に装着し，中断したものなどを除外した17人（入院患者6人，老人保健施設入所者11人）を対象に解析した．対象者は44～90歳で平均年齢75.5歳，男性6人（平均年齢68.7歳），女性11人（平均年齢79.3歳）であった（図2.7）．

散策前後で睡眠リズムに変化が認められたのは11例であった．就寝時刻あるいは起床時刻の後退が認められた者5人，就寝時刻あるいは起床時刻の位相前進が認められた者3人，中途覚醒が減少した者3人であった．照度の平均値は，散策を行った日は行わなかった日と比べて有意に高かった．SDS得点と生活リズム得点は散策前後で差は認められなかった．以上より，散策を行うことは1～3日間の短時間であっても，睡眠リズムに影響を与えると考えられた．自然空間の中を散策するという行動は，森林内の散策でも川べりの散策と同様の効果が得られるのではないかと思われる．

川辺の遊歩道を散策することにより，スタッフや他の人とより多く接触し，強い光を浴び，体を動かすことができた．認められた変化は個々の症例によって内容が異なるが，散策による睡眠リズムへの影響が認められた．これは，散策を行うことは1～3日間の短時間であっても，睡眠リズムの同調に好ましい影響を与えためと考えられた．

抑うつ度と生活リズム同調がともに改善傾向を示した者は屋外散策により就寝・起床時刻という睡眠リズムに変化を認めた者が多く，屋外散策により太陽光を浴びることにより生体リズム同調が改善し，睡眠リズムに変化が起きたのではないかと推測された．高齢者の生活の場で照度条件が生体リズム同調に重要な役割を果たす可能性があることが報告されており，今回の結果は，このような仮説をさらに裏付けるものになっていると考えられた．

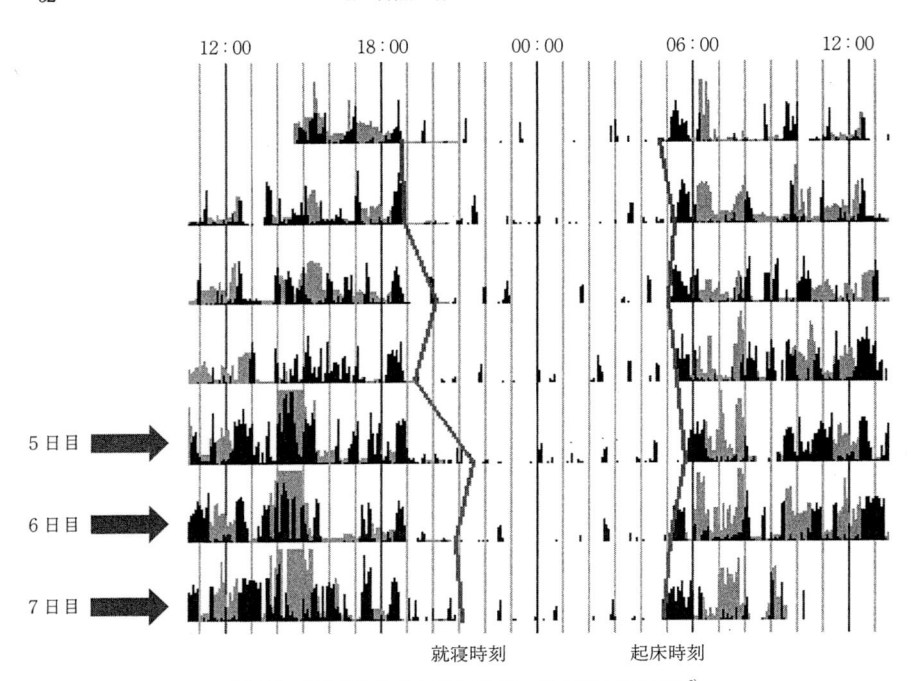

図2.7 老人保健施設入所の85歳女性の行動量リズム[6]
計測開始から4日間は散策をせず,矢印で示した5〜7日目に午後2時〜2時30分の間に川べりの散策を行った.就寝時刻は計測開始時には19時頃であったが,屋外散策後は21時頃になり,位相後退を認めた.抑うつ尺度得点は37点から28点へと減少した.

　入院や入所をしている高齢者は在宅高齢者と比べて日中の動作が少ない.また,日常生活動作能力が低下していることや医療・介護スタッフの不足のため,1人で毎日散策することは困難であることが多い.本調査では,1週間のうちの数日であっても,川べりを散策することで,睡眠リズムが改善した.家族の面会時やボランティアの協力で屋外を散策することは入院や入所の高齢者の生活の質を高めるのに有効であると考えられた.

　以上,2つの研究成果を紹介したが,これらの研究は森林環境に身を置くことや緑や川辺の散策によって,成人あるいは高齢者に健康増進効果があることを示している.

　自然・森林セラピーを求めるのは病気に悩む人々だけでなく,健康の保持増進を図りたいと考える人々でもある.自然・森林セラピーの開発と普及にあたって

は，このような健康増進時代の人々のニーズを的確に捉えることが大切である．

[本橋　豊]

引用文献

1) 渥美和彦．21世紀は統合医療になる．全日本鍼灸学会雑誌，**52**：476-485, 2002.
2) Ziment I. Recent advances in alternative therapies. Current Opinion in Pulmonary Medicine, **6**：71-78, 2000.
3) Kaptchk T. The placebo effect in alternative medicine：Can the performance of a healing ritual have clinical significance? Annals of Internal Medicine, **136**：817-825, 2002.
4) 上原　巌．ドイツバート・ウェーリスホーフェン市における森林レクリエーション．日本林学会論文集，**109**：223-226, 1998.
5) 本橋　豊，樋口重和，鏡森定信．健康保養地を想定した温熱条件と自然環境色が脳波・心理的指標に及ぼす影響．日本生理人類学雑誌，**6**（特別号）：84-85, 2001.
6) 川島　佳ほか．川べりの屋外散策が入院患者と老人保健施設入所者の睡眠リズムに与える影響について．秋田県公衆衛生学雑誌，**2**（1）：51-55, 2005.
7) Ohkawa M *et al*. Circadian rhythm disorders in sleep-walking and body temperature in elderly patients with dementia and their treatment. Sleep, **14**：478-485, 1991.
8) Wakamura T and Tokura H. Influence of bright light during daytime on sleep parameters in hospitalized elderly patients. Journal of Physiological Anthropology and applied Human Science, **20**（6）：345-351, 2001.

2.2　自然・森林セラピーのEBM

(1)　EBMとは

　EBMは医学分野でよく使用され，1990年代に急速に注目を集めた言葉である．EBMはevidence-based medicine（エビデンス・ベースド・メディシン）の略で，そのまま訳せば「科学的根拠（エビデンス）に基づいた医療」となる．また，詳細な定義として「入手可能で最良の科学的根拠を把握した上で，個々の患者に特有の臨床状況と価値観に配慮した医療を行うための行動指針」[1]とされている．これまでの医師のあやふやな経験や直感に頼ったり，妥当性の低いエビデンスに頼ったりした医療への反省から生じたものである．EBMは看護の分野でも取り入れられ，「根拠に基づいた看護」EBN（evidence-based nursing）と呼ばれてい

る.また,理学療法の分野でも EBPT (evidence-based physical therapy) という言葉が使われ,看護や理学療法にあった方法論が探求されている[2,3].

EBM の実戦は具体的に 4 つのステップに分けられる(表 2.1)[1].ステップ 1 の臨床上の疑問の定式化(抽出)では,患者の問題を明確にするために「どんな患者・対象に(patient)」,「何をすると(exposure)」,「何と比較して(comparison)」,「どうなるか(outcome)」という流れの中に自分の患者を当てはめることが行われる[4].その際に重要となるのは patient と outcome とされている.自然・森林セラピーの場合を考えるときの patient は生活習慣病やストレス性疾患などの疾病を持つ人だけではなく,疾病の予防や健康増進を目的とする人も含まれている.また,outcome も病状の改善だけではなく,生活の質(quality of life : QOL)の改善も重要な評価ポイントとなると思われる.

ステップ 2 の文献の検索は公開されている既存のデータベースを利用する.英語の文献の検索は米国の国立衛生研究所(NIH)が提供する"PubMed(パブメド,http://www.ncbi.nlm.nih.gov/PubMed/)"が最も有名である.1960 年代から今日まで 1200 万件に及ぶ医学・自然科学系の文献がデータベース化され,無料で公開されている.日本語の医学・自然科学系の文献の検索サイトとしては「医中誌 Web(http://www.jamas.gr.jp/)」がある.ここでは 1983 年からの医学関連分野におけるデータベース(抄録まで)が医学雑誌刊行会によって有料で提供されている.ただし,"PubMed"も「医中誌 Web」も全ての論文を網羅しているわけではないので,これらのデータベース以外にも広く文献を収集することが望まれる.たとえば森林浴関連のデータベースとして,NPO 団体のフィトンチッド普及センターが公開するデータベース(http://www.phyton-cide.org/database.index.html)がある.ここでは論文だけではなく書籍や新聞や雑誌の記事も登録されている.これらのデータベースを利用することで集められた自然・森林セラピーに関するエビデンスの具体例は次項で紹介する.

表 2.1 EBM の手順[1]

ステップ 1	臨床上の疑問の定式化(抽出)
ステップ 2	文献の検索
ステップ 3	エビデンスの批判的吟味
ステップ 4	エビデンスの適応性判断

2.2 自然・森林セラピーのEBM

表2.2 AHCPRによるエビデンスの分類：質の高いものから

Ia)	複数のランダム化比較試験のメタ分析による.
Ib)	少なくとも1つのランダム化比較試験による.
IIa)	少なくとも1つのよくデザインされた非ランダム化比較試験による.
IIb)	少なくとも1つの他のタイプのよくデザインされた準実験的研究による.
III)	比較研究や相関研究，症例対照研究など，よくデザインされた非実験的記述的研究による.
IV)	専門家委員会の報告や意見，あるいは権威者の臨床経験による.

ステップ3では，ステップ2で集めたエビデンスの批判的吟味が行われる．ここでは，よく引用される米国保健政策研究局（Agency for Health Care Policy and Research：AHCPR）が発表しているエビデンスの質の分類を示す（表2.2）．Ia)のメタ分析とは，あるテーマについてのこれまでの研究結果を系統的に集め，その質的評価と数量的な合成を行う研究手法である．複数の研究結果間に一致がみられない場合や，個々の研究におけるサンプル数が小さく有意な結論が見出せない場合などに有効である．文献の批判的吟味を終えた後の結果がシステマティックレビューとして公開されている．最も有名なものに"The Cochrane Library"（コクラン・ライブラリ，http://www.update-software.com/publications/Cochrane/）がある（有料）．この中には補完・代替医療の分野もあり，慢性喘息に対する鍼，痴呆に対する音楽療法，関節炎に対する温泉療法など40ものシステマティックレビューがある．しかし，森林セラピーに相当する項目は今のところ存在していない．ステップ2において自然・森林セラピーに関するエビデンスはある程度見つけられたが，質の高いエビデンスとして系統的に蓄積され，批判的な吟味を受けるには至っていないのが現状である．これは，自然・森林セラピーのEBMが発展途上の段階であり，今後の発展が期待されていることを意味する．

ステップ4ではエビデンスの適応性の判断が求められる．自然・森林セラピーのエビデンスを利用する際に大事なことは，エビデンスが得られた研究の対象者が自分の対象者と同じかどうかである．性，年齢が異なったり，生活習慣が異なったりするとエビデンスが適用できなくなることもある．また，対象者（患者）個人の健康観や人生についての価値観，社会生活状況も考慮する必要がある．患者が医療を選択する場合，西洋医学と補完・代替医療を比較すると，補完・代替医療の方が患者の価値観や好みの持つ比重が高いといわれている[4]．森林浴という行為や自然を好意的に受け止める人は多いと思われることから，自然・森林セラ

(2) 生活習慣病に関するエビデンス

将来，人口が高齢化し，社会システムがますます複雑になる中で，生活習慣病やストレス性疾患の増加が予想される．このような中で，生活習慣病やストレス疾患の治療や予防は先進諸国では重要な課題となっている．自然・森林セラピーがこれらの疾患の治療や予防にどの程度貢献できるだろうか．ここでは EBM のステップ2にあたる文献検索によって得られたエビデンスの中から，実験的研究に的をしぼり，高血圧症，糖尿病，抑うつ傾向，ストレス性疾患に分けてそれぞれのエビデンスを紹介する．また代表的な研究内容を表2.3 にまとめた．

a. 高血圧症に関するエビデンス　　上畑ら（1989）は中高年の軽度健康異常者

表2.3　生活習慣病と自然・森林セラピーに関するエビデンス

著者	森林浴条件	対象	結果
上畑ら (1989)[5]	5泊6日の保養プログラム 森林浴を取り入れた温泉浴，ハイキング，運動，禁煙・禁酒，健康教育	男性30名 平均年齢45.2歳 軽度健康異常者（高血圧症，糖尿病，肝機能障害，肥満，心身症など）	◆保養プログラム前後の比較 ・体重の減少（高肥満度群で顕著）. ・収縮期血圧の減少（高血圧群で顕著に減少）. ・HDL コレステロールの増加. ・高コレステロール群で総コレステロール値の低下，低コレステロール群で上昇. ・γ-GTP の減少.
Ohtsuka ら (1998)[6]	森林浴＋ウォーキング	糖尿病患者87名 平均年齢61歳	◆森林浴前後の比較 ・森林浴後に血糖値が低下.
今西ら (2003)[7]	2泊3日または5泊6日の健康増進プロジェクト 森林浴を取り入れた温泉浴，ウォーキング，アロマセラピー，ハーブ療法，運動療法，指圧，食事指導	29名 平均年齢62.1歳 （40〜70代）	◆保養プログラム前後の比較 ・自己評価式抑うつ性尺度（SDS）の低下. ・特性不安と状態不安の低下. ・気分プロフィール「緊張-不安」，「抑うつ-落ち込み」，「怒り-敵意」の低下. ・収縮期血圧の低下. ・拡張期血圧の低下.
下村 (2002)[8]	森林浴＋ウォーキング 2時間20分対照条件（森林浴無し＋ウォーキング）	健常成人10名	◆対照条件との比較 ・収縮期血圧の低下量が森林浴条件で大きかった. ・コルチゾールは森林浴条件で低かった.

を対象に温泉リゾート地における短期間の保養行動効果について検討している[5]．参加者は全国の個別事業所に従事し，35歳以上成人病健康診断で何らかの軽度異常所見があった者の中から，事業主の推薦と本人の承諾を得て集められた．参加者は30名で，平均年齢は45.2歳（標準偏差3.58歳），全員男性であった．具体的な疾病名は高血圧症，糖尿病，肝機能障害，高度肥満，消化性潰瘍，自律神経失調症，心身症などであった．保養プログラムは医師，保健師，体育・レクリエーション専門家，栄養士の付き添いのもと5泊6日で行われた．保養プログラムは森林浴を取り入れた温泉浴，ハイキング，運動，禁煙・禁酒，健康教育で構成され，保養効果の確認のため2日目と5日目の早朝空腹時に血圧，体重および採血が行われた．全参加者の保養プログラム前後の平均値を比較した結果，体重の有意な減少（前70.7 kg→後69.7 kg），収縮期血圧の有意な減少（前141 mmHg→後132 mmHg），HDLコレステロールの有意な増加（前44 mg/dl→後47 mg/dl）など良好な結果が認められている．

さらに，この研究の特徴は，参加者を指標ごとに生活習慣病のリスクが高い群と低い群に分けて保養プログラムの効果を検討している点にある．リスクの低い正常血圧群では保養プログラムの影響は認められていないけれども（前123.4 mmHg→後124.8 mmHg），高血圧群と境界域血圧群では保養プログラム後に有意な収縮期血圧の減少が認められている（高血圧群：前163.6 mmHg→後141.3 mmHg，境界領域群：前140.0 mmHg→後131.3 mmHg）（表2.4）．この結果は，保養プログラムにおける運動効果に加えて，森林を含む自然環境によるリラクゼーション効果と温泉浴効果が加わって血圧の低下が引き起こされたと考えられている．また，高血圧群で血圧の減少が大きかったことは自然環境下での保養プログラムが，高血圧症の症状緩和や予防に有効であると考えられる．

総コレステロールに関しては高コレステロール血症群（220 mg/dl以上）では保養プログラム後に有意に減少し（前238.0 mg/dl→後231.9 mg/dl），正常者群（180 mg/dl以上，220 mg/dl未満）では有意差が無く，低コレステロール血症群（180 mg/dl以下）では有意な上昇が認められている（前155.3 mg/dl→後166.5 mg/dl）（表2.5）．またHDLコレステロールを低値群（45 mg/dl未満）と正常群に分けて検討すると，低値群に有意な増加が認められている（前36.0 mg/dl→後40.6 mg/dl）．これらの結果は，コレステロール代謝でのホメオスタシス

表 2.4 保養プログラム実施後の収縮期血圧の変化（文献[5] より作成）

	実施前 平均値 ± 標準偏差 (mmHg)	実施後 平均値 ± 標準偏差 (mmHg)	有意差
高血圧群 ($n=9$)	163.6 ± 14.52	141.3 ± 15.94	$p<0.01$
境界域血圧群 ($n=11$)	140.0 ± 10.47	131.3 ± 9.77	$p<0.01$
正常血圧群 ($n=10$)	123.4 ± 8.59	124.8 ± 12.34	NS

各群の分類は WHO の血圧区分に基づく．NS：有意差なし．

表 2.5 保養プログラム実施後の総コレステロール値の変化（文献[5] より作成）

	実施前 平均値 ± 標準偏差 (mg/dl)	実施後 平均値 ± 標準偏差 (mg/dl)	有意差
高コレステロール群 ($n=11$)	238.0 ± 11.41	231.9 ± 7.66	$p<0.01$
正常群 ($n=13$)	199.2 ± 10.31	195.2 ± 12.60	NS
低コレステロール群 ($n=5$)	155.3 ± 15.54	166.5 ± 18.40	$p<0.01$

高コレステロール群：220 mg/dl 以上，正常群：180 mg/dl 以上 220 mg/dl 未満，低コレステロール群：180 mg/dl 未満．NS：有意差なし．

効果（生体の機能を正常値へ戻そうとする働き）を示す現象であり，運動による影響だけではなく，自然環境によるリラクゼーション効果も反映していると考えられている．

b. 糖尿病に関するエビデンス Ohtsuka ら（1998）は糖尿病患者を対象に運動療法の一環として森林浴を試み，その効果を検討している[6]．参加者は全員糖尿病患者で，参加人数は 87 名（男性 29 名，女性 58 名），平均年齢は 61 歳であった．森林浴での歩行は体力にあわせて長距離コース（6〜7 km）と短距離コース（3〜4 km）に分けられた．それぞれに要した時間は長距離が約 90 分で，短距離が約 40 分であった．森林浴の前後に採血を行い血糖値の変化を比較している．その結果，森林浴後に有意な血糖値の低下が認められている（前 179 mg/dl → 後 108 mg/dl）．運動は血糖の代謝により血糖値を低下させる．この研究では対照条件（歩行だけの条件）が設定されていないので，森林の効果がどれだけあったか厳密に知ることはできないが，Ohtsuka らは 30 分間の温水プールでの運動浴と比較して，森林浴では血糖値の低下量が大きかったことから，森林環境下でのマイナスイオンや芳香物質の作用により副交感神経が有意になり，血糖降下作用が増強した可能性を示唆している．

表 2.6 健康増進プロジェクト実施後の抑うつ傾向の変化（文献[7]より作成）

		実施前 平均値	実施後 平均値	有意差
SDS	自己評価式うつ尺度	34.48	31.56	$p<0.05$
STAI	特性不安	37.44	33.93	$p<0.01$
	状態不安	37.69	29.16	$p<0.01$
POMS	緊張−不安	8.46	5.08	$p<0.01$
	抑うつ−落ち込み	8.38	3.73	$p<0.01$
	怒り−敵意	8.42	2.65	$p<0.01$
	活気	16.50	21.12	$p<0.01$
	疲労	5.73	3.46	$p<0.01$
	混乱	7.15	4.88	$p<0.01$

c. 抑うつ傾向に関するエビデンス 今西ら（2003）は，自然・森林環境を活かした宿泊付きの短期間の健康増進プロジェクトを行いストレス軽減効果について検討している[7]．全国から募った一般の参加者29名（男性12名，女性17名）を対象としており，平均年齢は62.1歳であった．健康増進プログラムは2泊3日と5泊6日のコースがあり，森林浴も取り入れた温泉浴，ウォーキング，アロマセラピー，ハーブ療法，運動療法，指圧，食事指導などで構成されていた．健康増進プロジェクトの効果は1日目と最終日に抑うつ尺度などを含む心理学的検査（自己評価式抑うつ尺度（SDS），状態・特性不安検査（STAI），気分プロフィール検査（POMS）），血圧，採血が行われた．その結果，SDSはコース後に有意な低下が認められている．特性不安と状態不安もコース後に有意な低下がみられている．気分プロフィール検査でも「緊張−不安」，「抑うつ−落ち込み」，「怒り−敵意」，「疲労」，「混乱」のそれぞれの値が有意に低下し，「活気」の値は有意に増加していた（表2.6）．また，この研究では収縮期血圧と拡張期血圧の両方に有意な減少が認められている（収縮期血圧：前156 mmHg→後137 mmHg，拡張期血圧：前90 mmHg→後79 mmHg）．この結果は，自然を利用した健康増進（保養）プログラムによるリラクゼーション効果と考えられている．今日ストレスからうつ病を発症する人が増えている．この研究では一時的な抑うつ尺度の改善が確認できたにすぎないが，自然に触れることで，抑うつ状態が改善されるのであれば，自然保養プログラムの積極的な導入がうつ病などの精神疾患の症状緩和や予防につながるものと期待される．

表2.7 森林浴後のコルチゾール濃度(文献[8]より作成)

	森林浴条件 平均値±標準偏差 (μg/dl)	対照条件 平均値±標準偏差 (μg/dl)	有意差
コルチゾール濃度（n=10）	8.54±0.84	11.3±1.04	$p<0.05$

d. ストレス性疾患に関するエビデンス 下村は森林浴が生体のストレス状態を反映するコルチゾールや血圧に及ぼす影響を調べている[8]．参加者は10名とされているが，年齢や性別，健康状態などは特に書かれていない．森林公園のコースを歩き（約2時間20分），その間に公園内の各所で22回の血圧測定とコルチゾールが測定されている．この研究は森林浴の効果を厳密に確認するために，森林がないところで歩行を行わせたときの血圧やストレスホルモンも測定し，それを対照条件としている．その結果，森林浴条件で対照条件と比較してコルチゾール濃度が有意に低かったことが認められている（森林浴：8.54 μg/dl＜対照：11.3 μg/dl）（表2.7）．また，森林浴前と森林浴中の最高血圧の変化を調べたところ，森林浴条件で収縮期血圧の減少量が有意に大きかったことが認められている（森林浴：-16.95 mmHg＞対照：-0.81 mmHg）．森林浴によるコルチゾールの低下は宮崎らの森林浴の実験でも明らかにされている[9]．コルチゾールの有意な低下は，森林浴によるストレス軽減作用の結果と思われ，このリラクゼーション効果によって収縮期血圧の減少量も大きかったと考えられている．また，対照条件の設定が行われていることから，森林浴によるストレス軽減作用は単に歩行によるものだけではなく，森林特有の影響も加わっていると考えられる．

e. その他のエビデンス 病室の窓からの眺めが手術後の患者の回復に影響するという報告がある[10]．1972年から1981年にかけてペンシルベニア病院で胆嚢摘出術を受けた患者を対象に，窓から木が見える群（tree-view群）23名と壁しか見えない群（wall-view群）23名に分けて，術後の入院日数，看護師による患者の記録，鎮痛剤の服用量などが比較されている．この研究では窓からの眺め以外のバイアスをできるだけ排除するために，性，年齢，喫煙の有無，肥満度などに関する因子は両群でのマッチングが図られている．結果は，tree-view群はwall-view群に比べて統計的に有意に退院までの日数が短く（tree-view群：7.96日＜wall-view群：8.70日），看護師による患者のネガティブな記録も有意に少

2.2 自然・森林セラピーの EBM

表 2.8 病室からの自然の眺めと胆嚢摘出術後の回復度（文献[10]より作成）

	tree-view 群 平均値（$n=23$）	wall-view 群 平均値（$n=23$）	有意差
退院までの日数（日）	7.96	8.70	$p<0.025$
強い鎮痛剤の服用回数[*1]	0.96	2.48	$p<0.01$
中程度の鎮痛剤の服用回数[*1]	1.74	3.65	$p<0.01$
患者のネガティブな記録数[*2]	1.13	3.96	$p<0.001$

[*1] 術後 2～5 日目の服用量.
[*2] 看護師によって記録された患者の状態からネガティブな記録をカウント.

なく，術後 2～5 日目に服用した強いまたは中程度の効き目を持つ鎮痛剤の量も有意に少なかった（表 2.8）．著者は，これらの結果から，限られた患者と条件ではあるが自然を眺めることによる療養効果の存在を示唆している．この研究以外にも，病院内での自然環境の眺望は病院従事者のストレスや健康に関する不満を低減させるという報告[11]や，刑務所においても自然を眺望できる独房では，そうでない独房に比べて囚人からの病気の訴えが少ないという報告もある[12]．以上のように，建物からの自然の眺望が健康に影響を及ぼすと考えられることから，病院や療養施設ではできるだけ自然が眺望できる環境を取り入れることが重要と考えられている[13]．また，学生寮に住む大学生を対象に，部屋の窓から自然が見える群と見えない群に分けて注意力の検査を行ったところ，自然が見える群で良い結果が得られたという報告[14]や，自然との接触によって注意欠陥障害（ADD）の症状が緩和されるという報告もある[15]．

森林浴に直接関係するものではないが，日中に十分な光を浴びることが健康の維持に重要であることが分かっている．季節性感情障害（seasonal affective disorder：SAD）の 1 つに冬季のうつ病がある．冬季になると発症し，午前中の過眠，意欲低下，食欲亢進など症状を呈し，春季に全ての症状が寛解する．病因として，冬季の日照量不足が挙げられており，患者へ高照度の光を照射することで症状が軽減することが分かっている[16,17]．冬季うつ病への高照度光療法には 2500 ルクス以上の人工照明が用いられるのが一般的であるが，冬季の散歩による光曝露によってうつ症状が軽減することが報告されている[18]．この研究では，SAD の患者が散歩による自然光曝露群（20 名）と散歩なしの人工照明曝露群（8 名）に分けられている．散歩による自然光曝露群は早朝に 1 時間の散歩を 1 週間

行い，散歩なしの人工照明曝露群は早朝に30分の光照射（2800ルクス）を1週間行い，前後でハミルトンのうつ病評価尺度が測定されている．その結果，散歩なしの人工照明曝露群ではうつ病評価尺度の軽減率が25%だったのに対して，散歩による自然光曝露群の軽減率は50%であった．この結果は，屋外での散歩による自然光曝露がSADの治療に有効であることを示唆している．また高照度光療法はSADだけではなく睡眠覚醒リズム障害にも有効であることから[19]，このような症例に対しても屋外での自然光曝露の効果が期待できると思われる．

(3) 自然・森林セラピーのEBMと今後の展望

以上のように自然・森林セラピーに関する実験研究に基づくエビデンスの例をいくつか紹介したが，紹介しなかった文献を考慮しても，その数は決して十分とはいえない．エビデンスには「つくる」「つたえる」「つかう」という流れがある[4]．EBMとはその中でエビデンスを「つかう」ことであるが，自然・森林セラピーに関しては，エビデンスを「つかう」前にエビデンスを「つくる」という作業が今のところ重要な課題と思われる．そして，そのエビデンスは質の高いものでなければならない．研究結果は，つねにいくつかの要因（バイアス）によって「真」の結果から歪められてしまう．バイアスができるだけ少ない研究ほど，エビデンスのレベルは高いことになる．代表的なバイアスとその対処方法[4]についてまとめたものを示す（表2.9）．先に紹介した文献は，自然や森林浴がもたらす効果を示す貴重なエビデンスであるが，選択バイアスや測定バイアスが除かれていない研究も見受けられる．特に自然・森林セラピーの場合，心理的なバイアス（森林はからだによいという思いこみ）によって結果がポジティブにでる可能性は否定できない．この心理的なバイアスを除くことは非常に難しいが，たとえば細江ら（2000）の研究では心理的には森林浴の影響は認められなかったけれど，生理的には交感神経系の活動の抑制が認められたことを報告している[20]．この研究からいえることは，心理的なバイアスを介さない状態でもヒトの生理機能に森林浴が影響を及ぼしている可能性を示している点で興味深い．その他のバイアスの例として，対照群の設定がないことがあげられる．たとえば，数日間にわたる宿泊付きの自然保養プログラムなどでは対照群の設定が難しく，対照群の必要性がわかっていても研究の予算やマンパワーの不足から断念せざるをえないこともある

表 2.9 代表的なバイアスとその対処法

種類	内容	対処法
選択バイアス	比較する2群の背景因子（性，年齢，生活習慣など）のバランスがとれていない．	ランダム割付 乱数表を用いてランダムに振り分けることで，割り付けることで，2群の背景因子に偏りがないようにする．
測定バイアス	観察時に心理的な要因が入ること．（治療薬が効くと思ってしまう，治療群を注意して観察するなど）．	二重盲検（ダブルブラインド） 治験者だけではなく，観察者も治療薬か偽薬かわからないようにする．
出版バイアス	良い結果（ポジティブデータ）は出版されやすく，予想外のネガティブデータは出版されにくい．	臨床試験の登録・公開 臨床試験者へのアンケートなど．個人では不可能．

と思われる．しかしながら，対照群を設けずに，自然保養プログラムの前後だけで結果を比較しても，残念なことに質の高いエビデンスとはいえない．研究者はできるだけバイアスが入らない実験計画に努めなければならないし，EBMを実践する側としては，エビデンスにバイアスがどの程度存在しているかをつねに意識しなければならない．自然・森林セラピーのEBMはまだ緒についたばかりといえる．質の高いエビデンスの蓄積によって，自然・森林セラピーのEBMが幅広い対象に対して，またさまざまな局面で広く実践される時代が近く到来することが期待される．

[樋口　重和]

引 用 文 献

1) 福井次矢．EBM実戦ガイド，医学書院，1999．
2) 阿部俊子．EBMとEBNは何が違うのか．in：基本からわかるEBN（日野原重明（監修）），pp. 65-83，医学書院，2001．
3) 中澤住夫．EBMからEBPTへ．理学療法，**18**(11)：1032-1035, 2001．
4) 津谷喜一郎．代替医療とEBM．in：看護のための最新医学講座第33巻 Alternative Medicine（長尾和治（編）），pp. 41-51, 中山書店，2002．
5) 上畑鉄之丞ほか．温泉リゾート地での男子中高年軽度健康異常者の短期保養行動効果の検討．日本衛生学雑誌，**44**(2)：595-606, 1989．
6) Ohtsuka Y, Yabunaka N and Takayama S. Shinrin-yoku (forest-air bathing and walking) effectively decreases blood glucose levels in diabetic patients. Int J Biometeorol, **41** (3):

125-127, 1998.
7) 今西二郎ほか．福島県西会津町における補完・代替医療を利用した健康増進プロジェクト．京都府立医科大学雑誌, **112** (7)：475-485, 2003.
8) 下村洋之助．森林浴と健康．人間・植物関係学会雑誌, **1** (2)：11-14. 2002.
9) 宮崎良文ほか．森林浴の心理的効果と唾液中コルチゾール．日本生気象学雑誌, **27**(Suppl)：48, 1990.
10) Ulrich RS. View through a window may influence recovery from surgery. Science, **224** (4647)：420-421, 1984.
11) Verderber S. Dimensions of person-window transactions in the hospital environment. Environ Behav, **18**：450-466, 1986.
12) Moore EO. A prison environment's effects on health care service. J Environ Systems, **11** (1)：17-34, 1981.
13) Horsburgh CR. Healing by design. The New England Journal of Medicine, **333** (11)：735-740, 1995.
14) Tennessen CM and Cimprich B. View to nature：effects on attention. J Environ Psychol, **15**：77-85, 1995.
15) Taylor AF, Kuo FE and Sullivan WC. Cooping with ADD The surprising connection to green play setting. Environment and Behavior, **33** (1)：54-77, 2001.
16) Blehar MC and Lewy AJ. Seasonal mood disorders：consensus and controversy. Psychopharmacol Bull, **26** (4)：465-494, 1990.
17) 北野雅史, 山田尚登．光療法によるうつ病の治療．脳の科学, **25** (11)：1077-1082, 2003.
18) Wirz-Justice A et al. 'Natural' light treatment of seasonal affective disorder. J Affect Disord, **37** (2-3)：109-120, 1996.
19) 大川匡子, 内山　真．睡眠覚醒リズム障害．脳と神経, **55** (1)：35-43, 2003.
20) 細江雅彦ほか．森林浴の心理, 生理機能への影響について．日本温泉気候物理医学会雑誌, **64** (1)：34-35, 2000.

3
森林と運動療法

　運動は健康保持増進に必須である．森林における運動は，ウォーキングが中心になると考えられる．われわれは移動するために歩くが，それだけではなく，楽しみと交友を求めて，会話をするために，緊張をほぐすために，脳を活性化するために，神経を落ち着かせるために，そして精神を高揚させるために，歩く．森林の中を歩くことにより，自然と一体感を持つことができる．そこには単なる運動療法とは異なる効果が期待できる．しかし，森林における運動と健康との関係を研究した報告はほとんど見当たらないので，本章では，間接的ながら健康と運動の関係について総説する．

3.1　運動の生理的影響

　運動の生理的機能に対する影響は，多岐にわたると思われる．ここでは，森林でのウォーキングを想定し，運動の血圧，骨強度，免疫機構に対する効果ならびに運動と活性酸素の関係について述べる．

(1)　血圧に対する効果

　運動をすると一時的に血圧は上昇するが，運動後に骨格筋に多くの酸素を運ぶことにより顕著な血管拡張が起こるため，恒常的に有酸素運動を行っていると，血圧は低下する．これは，血圧を上げようと働く交感神経の緊張が緩和されることによるものである．それゆえ適切な運動は，高血圧症の治療法（運動療法）としても推奨されている．しかし，ウォーキングの血圧に対する効果が十分に解明されているとはいえない[1]．

　有酸素運動療法を検討したいくつかの研究を解析すると，運動による収縮期/

拡張期血圧の平均的な低下は，対照群（非運動群）に比べて運動群では，正常血圧者で3/3 mmHg，境界域高血圧者で6/7 mmHg，高血圧者では，10/8 mmHgであったと報告されている[2]．22〜59歳の正常血圧の男女が，通常強度のウォーキング（運動強度が最大酸素摂取量の50％，持続時間1時間，週5日を4週間）を行うと，座りがちの生活期間中に比べ，収縮期血圧を平均3 mmHg有意に低下した報告されている[3]（図3.1）．この研究では，最大酸素摂取量の80〜90％の運動強度の高いサイクリングを15分間・週5日・4週間行う運動と，最大酸素摂取量の65〜70％の軽度のサイクリングを30分間・週3日・4週間行う運動の血圧への影響も検討しているが，軽度のサイクリングでは血圧を平均5/3 mmHg有意に低下させ，通常強度のウォーキングよりも効果が大きかったと報告している．しかし，強度のサイクリングでは，血圧に変化を与えなかった．

一方，高血圧症患者におけるウォーキングの効果については，60〜69歳の男女の高血圧患者（＞150/85 mmHg）が，1時間・週3回（50％最大酸素摂取量に

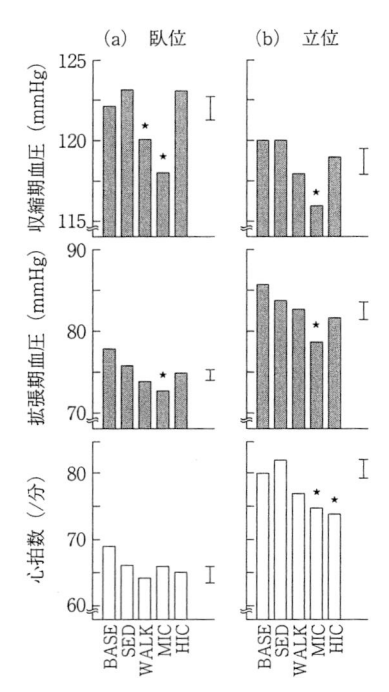

図3.1 4週間の通常のウォーキングおよびサイクリングの血圧と心拍数に与える影響（文献[3]より引用）
BASE：実験前値，SED：特別な運動をしない通常の座位の活動レベル，WALK：通常のウォーキング（50％ W_{max}）を1時間/日，5日/週，MIC：エルゴメーター（65〜70％ W_{max}），30分/日，3日/週，HIC：エルゴメーター（80〜90％ W_{max}），15分/日，5日/週．データは平均値±標準誤差．
★：SEDに対する有意差（$p<0.05$）．

相当する心拍数）のウォーキングを行うことにより，9か月後の血圧が，対照群（非運動群）では1/2 mmHgしか変化しなかったのに対して，20/12 mmHg有意に低下したと報告されている[4]．体重の変化と血圧には関連性はなかったとしている．

これらの報告から，運動は血圧を下げるのに有効であるが，その効果は運動の強度と期間により異なると考えられる．ウォーキングや軽度の運動が血圧低下には適切と思われる．

(2) 骨 強 度

フィットネスのための運動活動のうち，最も手軽にできる運動がウォーキングである．体重負荷運動における機械的荷重は，骨構築，新生骨形成および骨吸収阻害の重要な因子であり，高レベルの荷重ではより効果が高い[5]．ウォーキングは，高レベルの荷重とはいえないが，理論的に踵骨から大腿骨頸部と腰椎に荷重が移動する，最も一般的な体重負荷運動である．森林浴を楽しむ人々は，子供から高齢者までさまざまであろうが，いずれの世代にとっても，骨強度の確保は骨折や骨粗鬆症の予防に重要である．果たして，普通のウォーキングが予防的あるいは治療的な骨形成反応を誘導するに十分であろうか？ この疑問に対する明確な答えは，現在のところない[1]．

骨強度の指標としての股関節骨折と運動との関係について報告がなされている．香港の中国系婦人を対象にした研究では，上り坂のウォーキングの頻度（1回/日以上群と未満群）と股関節骨折のリスクに関連性がみられ，1回/日以上群では未満群より股関節骨折が40％低率であった[6]．これらの報告は，普通のペース（12 km/週以上）で習慣的に歩いている閉経後の婦人における足と腰部の骨密度が，1.6 km/週以下しか歩かない婦人に比べて高いという報告と一致している[7]．しかし，閉経前の婦人においては，郵便配達業務で仕事日に6 km歩く人と事務職員との間で，大腿骨頸部と腰椎の骨密度に差異がないという報告もある[8]．

ウォーキングに関する実験的研究では，閉経後の婦人を対象にした研究が多い．180分/週・52週間のウォーキング（運動強度は最大心拍数の75〜80％）により，脊椎骨梁の骨密度が上昇したが，股関節骨折のリスクには差がなかったという報告や[9]，中等度の早足（7.2 km/時）で30分間・3回/週・30週間のウォー

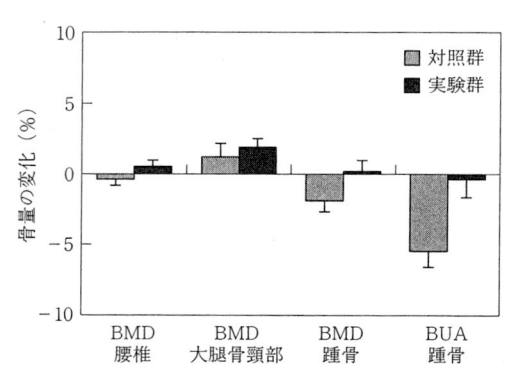

図 3.2 高齢者を対象にしたきびきびとしたウォーキングの1年間にわたる骨量（BMD, BUA）の変化（文献[11]より引用．データは平均値±標準誤差）
BMD：bone mineral density，二重エネルギーX線吸収法による骨密度の評価指標，BUA：broad-band ultrasound attenuation, 超音波減衰係数法による骨硬度や構築の評価指標．骨強度の指標としてのBMDおよびBUAが低下してくると，骨強度が下がり骨折しやすくなり，さらに進行すると，日常生活でも骨折が起きたりして，寝たきりの原因になることもある．

キングが，対照群で観察された腰椎骨密度の減少を17.7％阻止したという報告[10]などがある．さらに，60〜70歳台の高齢者を対象にした研究では，きびきびとしたリズミカルなウォーキング（5.8 km/時）を，1日20分・140分/週・52週間行うと，踵の骨密度と骨質に良好な効果が得られたと報告されている[11]（図3.2）．一方，ウォーキングの効果を見出していない報告もあり，57〜113分間/週・52週間のウォーキング（最大心拍数の60〜85％）では，対照群との差がなかったという報告がある[12,13]．

森林浴を目的としたウォーキングはこれから盛んになると思われるが，特に高齢者のウォーキングにおいては，効果だけでなく，骨折に対する予防対策も考慮に入れる必要がある．

(3) 免　疫

健康保持増進および予防医学の立場から，われわれの生体防御機能の1つとしての免疫機構の健全さは不可欠であり，運動と免疫との関係は，これまで多くの研究がなされてきた．しかし，それにもかかわらず，いくつかの疑問が残されている．なお，ウォーキングの免疫機構に対する効果に関する研究はきわめて少ないので，本項では運動全般が免疫機構に及ぼす影響を述べる．

持続的な激しい運動の免疫機構への影響は，運動選手と非運動選手の免疫機能の比較研究により検討が行われてきた．運動選手では，強化練習中あるいは競技レース後の上気道感染のリスクは上昇するが[14〜16]，通常の練習期間中は非運動選

手に比べて感染リスクは低いという報告はある[17]．しかし，他の多くの研究では，運動が免疫能の変化を誘発し，感染症の発症を修飾するという証拠は見出せていない．一般に獲得免疫機能は，激しくかつ長期的な運動トレーニングにより大きな影響は受けないようである[18〜20]．一方，自然免疫機能においては，激しい運動による慢性的なストレスに対し，好中球機能の抑制やナチュラルキラー細胞（NK細胞）活性の増強などが報告されており，免疫担当細胞により異なる反応を示すようである[21〜23]．しかし，これらの免疫機能的変化が認められてはいるが，上気道感染率と運動との関連性は見出されていない[23〜25]．Pyneら（1995）は，激しい練習をしている水泳選手では，年齢や性をマッチングさせた対照群に比べて，好中球の機能が有意に低下し，競技前の激しい練習中には，さらにその機能が抑制されることを報告しているが，その選手たちと対照群との間には上気道系感染の発症率には差異はなかったとしている[23]．

一方，軽度の運動トレーニングが免疫機能に対し恩恵があるだろうか．フィットネスに熱心な人たちの通説では，恒常的な身体活動は呼吸器疾患のリスクを下げるということである[15, 26]．しかし，この領域の研究はきわめて少ない．森林浴におけるヒトの行動は多分ウォーキングの形で行われるだろう．現在，大規模な集団において軽度な運動群と非運動群との間の上気道感染症の罹患率を比較した疫学研究はまだ少ない[27]．実験的研究の多くは，軽度の身体活動は上気道症状を低下させるかもしれないという見解を支持するデータを提供しつつある[22〜29]．たとえば，ほぼ毎日きびきびとしたウォーキングをしている婦人群は，そうでない群に比べて，秋・冬季の12または15週間の調査期間中の上気道症状のある日数がほぼ半分であったと報告されている[28]．

(4) 運動と活性酸素

活性酸素とは空気中の酸素分子より反応性が大きく，活性に富む酸素を有する分子種のことをいう．反応性の高い酸素を含有するため，多くの物質と容易に反応し，生体分子に種々の損傷を誘発する．これらの損傷の蓄積が老化やがん，動脈硬化等多くの疾病の原因や進展因子になる．ヒトや酸素を利用して生きている生物では，呼吸により取り込んだ酸素を利用して，少量の食物から多くのエネルギーを抽出している．しかし細胞内に取り込まれた酸素の2%程度が活性酸素に

変換されるといわれている[30]．

　運動は健康保持増進に必須である．しかし，運動を行うことにより，酸素摂取量は増加する．運動により酸素摂取量が増加すれば，それだけ多くの活性酸素が体内で発生することになる[31]．事実マラソンのような激しい運動の後では，体や細胞を構成する脂質や DNA に活性酸素による傷，酸化損傷が発生すると報告されている[32]．ところが適度な強さの有酸素運動では，酸素摂取量が増加するにもかかわらず，ほとんどの研究者が，酸化損傷は増加しないと報告している[34]．さらに，適度な運動をすることにより，活性酸素を消去する酵素であるスーパーオキシド・ジスムターゼ（SOD）や[34]，活性酸素が引き起こす DNA 材料の損傷を取り除く酵素が増加するという報告もみられる[33]．われわれの研究でも，水泳運動を習慣的に行ったラットでは，活性酸素に対する抵抗力が増加しているという結果を得ている[35]．これらのことから，適度な運動が，活性酸素による損傷が原因となるような健康障害を引き起こす可能性はほとんどなく，健康保持増進に有効であると考えられる．

　では森林での運動はどうであろうか？　残念ながら森林での運動と活性酸素の関係を報告した研究はいまだない．しかし森林では市街地に比べ，ディーゼル車等から排出される粒子状物質（DEP）の大気中濃度が低いと考えられる．DEP は肺や気管支の細胞の活性酸素産生を亢進し，生体分子の損傷を誘発すると報告されている[36]．運動により換気量が増えれば当然体内に吸入される DEP 量が増えるが，森林における運動ではそのような物質の影響が小さいものと思われる．

3.2　運動と精神的効果

(1)　運動の精神的健康における重要性

　保健専門家や運動家たちの多くは，運動が精神的恩恵をもたらすと考えている．また，多くの研究が，健康増進における運動の精神的恩恵を報告しており[37]，一般にも身体的運動の必要性が近年浸透しつつある．精神的健康の保持増進における運動の価値は，アメリカの国立精神保健研究所により開催された会議の統一意見として要約されており[38]，公的な見解として示されているので，ここに紹介する．

- 身体的フィットネスは,精神の安寧と関係している.
- 運動は,不安などの心理ストレスレベルを下げる.
- 不安と抑うつは,一般に精神的ストレスへの対処の失敗を反映しており,運動は不安と抑うつのレベルの低下と関連している.
- 長期間の運動は,神経症的性格と不安の軽減と関連性がある.
- 適切な運動は,神経筋緊張性,安静時心拍数,ストレスホルモンの分泌のような,種々のストレス指標の低減を誘導する.
- 最近の臨床的見解では,運動は,年齢や性には関わらず,情緒に対する有益な効果を持っていると考えられている.

20世紀後半の主要都市への人口集中,世界的な経済競争,また伝統的な雇用体制の改変により,労働者たちのストレスは増大している.わが国の労働者においては,職場や生活等における強い不安やストレスを感じている者が6割を超え,精神保健対策に関する一層の取り組みが重要な課題となっている.精神的健康の保持増進に対する運動の重要性が注目されるようになってきた.

(2) 運動の精神的恩恵

これまで運動によるさまざまな精神的恩恵が提示されてきており,最も注目されているのは,運動の抗不安・抗抑うつ効果,自己概念(self-concept)への影響である.

運動により不安が軽減されたとする研究は多い.Hilyer(1982)は,工業高校の60人の非行少年を対象に,習慣的有酸素運動の不安に対する効果を検討している[39].通常の体育科目に健康増進トレーニングを追加する群としない群に分け,20週間経過後に,3種類の不安質問票にて評価している.健康増進トレーニングはランニングと重量上げを行っている.その結果"不安"は,健康増進トレーニング追加群で軽減すると報告している.健康行動の段階的変化による身体的,精神的健康状態への効果を見たHammermeisterら(2000)の研究では,健康行動を,運動を全くしていない状態から,運動を始めた,定期的ではない状態,運動を定期的に半年以上経過している状態など4段階に分けて,段階が進むことにより不安や抑うつが軽減すると報告している[40].一方,短期間の運動の,状態不安(state anxiety)と血圧に対する影響を検討したRaglinら(1987)の研究では,

15人の対象者に対し，40分間の有酸素運動後，状態不安が運動前値に比べて有意に低下し，運動終了3時間後までその不安の軽減が持続したことを確認している[41]．

運動の抗抑うつ作用も，広く受け入れられている精神的恩恵の1つである．抑うつ症の治療は，一般に心理療法と抗うつ剤による治療が行われているが，最近では，運動療法も行われるようになってきた．しかし，この精神的恩恵は，必ずしも多くの研究で十分に実証されているわけではない[42]が，Greistら（1979）の研究は，運動の精神的恩恵を顕著に著している[43]．この研究では，軽度の抑うつから中等度の抑うつに対するランニングと心理療法の効果の比較を行い，習慣的有酸素運動が心理療法と同程度に抑うつを軽減したとしている．彼らは，軽～中程度の抑うつ症にとって，運動は1つの有効な治療法かもしれないと述べている．

自己概念とは，自分自身について，どのように受け止め，どのように思っているのかという評価である．自己概念は自尊心や自己否認の感情と密接に結びついている．有酸素運動により変化するパーソナリティのうち，この自己概念については，特定の対象者による研究で運動の効果があったと報告されている．自尊心の低い少年たちやアルコール依存症患者および非行少年たちを対象としたHilyerら（1979）の研究では，運動により自尊心の低かった少年たちに自尊心が芽生え，一方，最初から自尊心の高かった少年たちではそのような傾向は見られなかった[44]．

ここで，身体的活動と精神的健康との関連性は，一般集団でも通用するのかという疑問がわく．アメリカとカナダの4つの大きな世帯集団で，10年間それぞれ独立して行った調査研究では，前向きの気分，不安および抑うつ状態などの精神的健康度と身体的活動との関係は，教育レベルや身体的健康度とは関連がなく，男性より女性で，40歳未満より40歳以上で，密接であったとしている[45]．これは，女性は男性より活動的ではないこと，また高齢者は若者とより活動的でない傾向にあるからかもしれない．

(3) 運動とストレス対処

身体的活動により，抑うつ状態と状態不安が軽減し，自己概念が向上することに加えて，ストレスに対する対処がより効果的になるといわれている[46]．ストレ

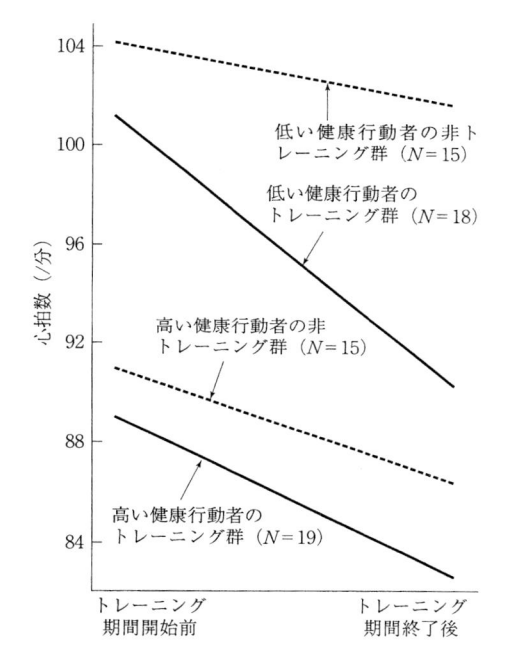

図 3.3 精神的ストレス作業における心拍数に対するトレーニングの影響（文献[48]より引用）

日頃から有酸素運動の実施度が高い等の要件を満たす対象者を高い健康行動者，そうでない対象者を低い健康行動者とした．トレーニング群は有酸素運動を週2回，13週実施した．

スの軽減のための一般的な方法は，抗不安薬の長期服用，カウンセリングおよび種々の心理療法などであるが，これらの方法は，とかく長期間にわたるため，コスト高となり，依存性が生じやすい．運動がリラクゼーションの1つの有効な手段を提供するとなれば，運動をストレスの予防と治療に導入することは望ましいことである[47]．多くの横断的比較研究により，運動はヒトを「気持ちよくさせる」という認識が得られている[42]．Niemanら（1990）は，マラソン大会によく出場するランナーを対象に調査し，ほとんど全てのランナーが，マラソンに熱心になりだして，より気分よく，より十分な睡眠がとれて，またストレスをうまく対処することができるようになったと回答したと報告している[14]．また，有酸素運動は，精神的ストレスに対する心臓血管反応を軽減する効果があり，瞑想，音楽鑑賞等の他のタイプのリラクゼーションよりもその効果は大きいとされている（図3.3）[48]．

(4) 精神的恩恵の機序

運動の精神的恩恵には，行動過程と生理学的過程が介在していることが提示されてきた[42]．

a. 行動過程と認知過程　気分転換，熟達，社会的強化等のいくつかの行動過程と認知過程が，運動の抗不安効果と抗抑うつ効果に係わっていることが提示されている．運動による認知過程の気分転換は，自己の問題から生じる不快な感情や行動から回避させてくれる．習慣的運動が，不安や抑うつを軽減するために十分な認知的気分転換を誘導するかどうかの検討は行われていない[42]が，1回の運動，瞑想および休息は，それぞれが認知的気分転換となるので，不安や抑うつを軽減するという[49]．熟達，すなわち，熟練上達は，継続的な運動により得られるものであるが，自分の向上した身体的状態に気づき，これにより個人の自信，自己制御感，あるいは問題解決能力が向上し，精神的効果として現れる[50]．また，運動者は運動する中でとかく称賛されることにより，社会的強化が発生する．この社会的強化は，心理療法の成功のための主因子であるから，運動療法の重要な有効要因かもしれない．運動群と，それと同じような社会やセラピストとの接触を持つ対照群を設定し，間接的にその仮説を検証した研究によれば，運動の自己概念と認知への効果は，社会的強化単独より，大きいことが示唆されている[51~53]．

b. 身体的過程および生化学的過程　運動の抗不安効果は，ストレスに対する身体的かつ生化学的反応の改善によるのではないかとされている[54,55]．ストレッサーは，筋緊張性，心拍数，皮膚伝導性などの身体的反応の亢進と，カテコールアミン，グルココルチコイドおよび乳酸等[56,57]の生化学的変化を誘発する．運動は，その開始を早め，その程度を軽減させ，これらの変化に対する回復時間を短縮し，不安や敵意などのストレスが誘導する情緒を軽減する[55,58]のではないかと考えられている[54,58]．多くの研究が，身体的ストレスが負荷されたとき，運動は，筋緊張性や，心拍数，カテコールアミン，グルココルチコイド，乳酸などのストレス反応を改善することを示し[59~61]，さらにいくつかの報告は，運動が精神的ストレッサーに対するこれらの反応を改善することを報告している[62~64]．

運動の抗うつ効果は，ノルエピネフリン，セロトニン，ドーパミン等の神経伝達物質を介するものではないかと考えられてきた[65]．単回の運動により，これらの神経伝達物質の伝達，ターンオーバー，排出，あるいは産生は亢進する[65]．し

かし，習慣的な運動がそれらの要因を増強するかどうかは分かっていない．

運動によって向上する気分は，内因性のアヘンの上昇のためではないかと考えられてきた．実際に，習慣的有酸素運動により内因性のオピオイド反応は上昇するが[66]，アヘン拮抗剤のナロキソンは，そのような運動の精神的恩恵を阻止しない[67]．このように，内因性のオピオイドが運動中の気分の向上に関与しているという説と矛盾する報告もある．一方，オピオイド拮抗剤は，運動が誘導する無痛覚を阻止することから[68]，運動誘発による内在性のアヘンの上昇は，積極的なというより，もっと消極的な気分をコントロールしているのかもしれない．

3.3 運動の量について

これまで述べてきたように，運動は健康保持増進に必須である．しかし激しすぎる運動は，筋骨格系の損傷や活性酸素による細胞や臓器損傷，さらには突然死を引き起こすこともある．ではどの程度の強さの運動を，どのくらい行うべきか？

最大酸素摂取量（$VO_2\,max$，個々人が行える最も激しい運動時の酸素摂取量，個々人によりその値は異なる）の60％程度（50～70％）の強さの運動が健康保持増進のためには良いとされている．しかし自分自身の$VO_2\,max$を知っている人はほとんどおらず，また$VO_2\,max$の測定は容易ではない．簡便に適切な運動強度を推測できる方法はないか？

冠動脈疾患や不整脈等の心疾患がない場合は，心拍数を目安に運動強度を設定することができる．運動強度の設定に用いられる方法にKarvonen法がある．すなわち式(1)に示す計算式で運動強度を設定する．たとえば年齢が50歳で安静時の脈拍が70拍/分の人の適切な運動は，脈拍がおおよそ130拍/分になるような運動ということになる（式(2)）．しかし，この計算式は心疾患等のない健康な人に適応できるものであり，実際に運動を行う前には，健康診断等の検査を受け，医師に運動の可否について相談する必要がある．

次に運動の持続時間や回数はどの程度が適当か？　厚生労働省は，週2回以上かつ1回30分以上の運動を行う人を運動習慣のある人としている．一般的には，持続時間20～30分以上，週3回以上が適当と考えられている．健康保持増進のためには，一度に強い運動や長い時間運動を行うのではなく，運動習慣を身につ

け，適切な強さの運動を定期的に行うことが重要である．

Karvonen法による心拍数の算出：

目標心拍数 = (最大心拍数* − 安静時心拍数) × 0.6** + 安静時心拍数　　　(1)

　*最大心拍数は (220 − 年齢) で計算される．
　**運動強度に応じ，0.5〜0.7の係数が用いられる．

年齢50歳，安静時心拍数が70拍/分の人の目標心拍数は以下のように算出される．

$$(220 − 50 − 70) \times 0.6 + 70 = 130 \quad\quad (2)$$

3.4　森林の中での運動

このように運動は身体的にも精神的にも多くの恩恵をもたらす．森林の中で運動することは，これらの恩恵に加え，さらに自然との一体感をもたらし，また，森林環境の健康への効果があるとすれば，単なる運動療法以上の効果が期待できると考えられる．ただ，その際の安全管理面の整備も必要となろう．運動療法を行う基地施設の整備と運動療法の指導員の配置，また，運動コース上の危険因子のチェックと危険防止対策，とりわけ，高齢者の転倒防止策，緊急コールの配備等が考えられる．これらの安全管理面の充実が図られることにより，森林セラピーと運動療法の良好な相乗効果が得られるものと考える．

3.5　森林で運動を行う上での留意点

森林には市街地にはない特有の香りや音，木陰や排気ガス等で汚染されていない空気があり，運動を行う上で心理的ならびに身体的な利点があると考えられる．しかし，森林で運動を行う場合に注意しなければならないこともある．

まず森林では表3.1のように2〜10月にかけて種々の花粉が飛散する[69]．それゆえ花粉症のある人は，原因花粉の飛散時期を避ける必要がある．「花粉カレンダー」をキーワードにして，ネット検索をすると，多くの花粉飛散情報を得ることができる．次に節足動物による被害である．地域により被害状況は異なるが，7〜10月には，蜂刺症が報告されている[70]．ハチ等の節足動物による死亡例は毎

表3.1 花粉症を引き起こす植物とその飛散時期[69]

植　物	時　期
スギ	2～4月
ヒノキ	3～5月
カモガヤ，ハルガヤ	5～7月
オオアワガエリ	5～8月
ブタクサ，ヨモギ	8～10月
カナムグラ	9～10月

地域やその年の気候により，時期に多少のズレがある．

年30名程度報告されている[72]．これらの動物による死亡率は高くないため，被害はかなりな数に上るものと予想される．また，東北や新潟ではおもに4～6月，それ以外の地方では秋から冬にかけ，つつが虫病の発生が報告されている．つつが虫病は，古くは特定の地域でのみ発生する風土病と考えられていたが，現在では多くの地域から，つつが虫病の報告があり，患者数は毎年数百人に上る[71]．ツツガムシは山奥のみでなく，草むら等にもいるため，素肌のまま安易に草むら等に分け入らない注意が必要である．またヘビによる被害にも注意を払う必要がある．ヘビ毒による死者は毎年10名程度報告されている[71]．蛇咬症は主に5～9月に報告されている[72]．最近ではクマやサルによる被害も報告されている．一方森林では地面に起伏があったり，切り株や岩石，さらには枯れ葉等が障害物として存在する．そのため，転倒や捻挫等の事故にも注意を払う必要がある．

このように森林利用に伴い，森林特有の疾病や被害に遭遇する可能性がある．利用する森林の特性を把握して運動を行う必要がある．健康のために森林に入るわけであるから，けがや病気にならないようにするべきである．

［青山　公治・竹内　亨］

引用文献

1) Morris JN and Hardman AE. Walking to health. Sports Med, **23** (5) : 306-332, 1997.
2) Consensus statement. in : Physical Activity, Fitness, and Health (Bouchard C, Shephard RJ and Stephens T, eds.), Champaign (IL), p.64, Human Kinetics Publishers, 1994.
3) Kingwell BA and Jennings GL. Effects of walking and other exercise programs upon blood pressure in normal subjects. Med J Aust, **158** : 234-238, 1993.

4) Hagberg JM et al. Effect of exercise training in 60- to 69-year-old persons with essential hyertension. Am J Cardiol, **64**: 348-353, 1989.
5) Lanyon LE. Using functional loading to influence bone mass and architecture: objective, mechanisms and relationship with estrogen of the mechanically adaptive process in bone. Bone, **18**: 37s-43s, 1996.
6) Lau E et al. Physical activity and calcium intake in fracture of the proximal femur in Hong Kong. BMJ, **297**: 441-443, 1988.
7) Krall EA and Dawson-Hughes B. Walking is related to bone density and rate of bone loss. Am J Med, **96**: 20-26, 1994.
8) Uusi-Rasi K et al. Walking at work and bone mineral density of premenopausal women. Osteoporos Int, **4**: 336-340, 1994.
9) Nelson ME et al. A 1-y walking program and increased dietary calcium in postmenopausal women: effects on bone. Am J Clin Nutr, **53**: 1304-1311, 1991.
10) Hatori M et al. The effects of walking at the anaerobic threshold level on vertebral bone loss in postmenopausal women. Calcif Tissue Int, **52**: 411-414, 1993.
11) Brooke-Wavell K, Jones PRM and Hardman AE. Brisk walking reduces bone loss in postmenopausal women. Clin Sci, **92**: 75-80, 1997.
12) Cavanaugh DJ and Cann CE. Brisk walking does not stop bone loss in postmenopausal women. Bone, **9**: 201-204, 1988.
13) Martin D and Notelovitz M. Effects of aerobic training on bone mineral density of postmenopausal women. Bone, **8**: 931-936, 1993.
14) Nieman DC et al. Infectious episodes in runners before and after the Los Angeles Marathon. J Sports Med Phys Fit, **30**: 316-328, 1990.
15) Peters-Futre EM. Vitamin C, neutrophil function, and upper respiratory tract infection risk in distance runners: the missing link. Exerc Immunol Rev, **3**: 32-52, 1997.
16) Nieman DC. Exercise, upper respiratory tract infection, and the immune system. Med Sci Sports Exerc, **26**: 128-139, 1994.
17) Shephard RJ et al. Personal health benefits of masters athletics competition. Br J Sports Med, **29**: 35-40, 1995.
18) Baj Z et al. Immunological status of competitive cyclists before and after the training season. Int J Sports Med, **15**: 319-324, 1994.
19) Nieman DC et al. Immune function in marathon runners versus sedentary controls. Med Sci Sports Exerc, **27**: 986-992, 1995.
20) Tvede N et al. Cellular immunity in highly-trained elite racing cyclists and controls during periods of training with high and low intensity. Scan J Sports Med, **1**: 163-166, 1991.

21) Hack V et al. PMN cell counts and phagocytic activity of highly trained athletes depend on training period. J Appl Physiol, **77**: 1731-1735, 1994.
22) Nieman DC et al. Physical activity and immune function in elderly women. Med Sci Sports Exerc, **25**: 823-831, 1993.
23) Pyne DB et al. Effects of an intensive 12-wk training program by elite swimmers on neutrophil oxidative activity. Med Sci Sports Exerc, **27**: 536-542, 1995.
24) Pedersen BK, Rohde T and Zacho M. Immunity in athletes. J Sports Med Phys Fitness, **36**: 236-245, 1996.
25) Mackinnon LT. Immunity in athletes. Int J Sports Med, **18** (Suppl. 1): S62-68, 1997.
26) Nieman DC. Exercise immunology: practical applications. Int J Sports Med, **18** (Suppl. 1): S91-100, 1997.
27) Nieman DC and Pedersen BK. Exercise and Immune function. Recent developments. Sports Med, **27**: 73-80, 1999.
28) Nieman DC et al. The effects of moderate exercise training on natural killer cells and acute upper respiratory tract infections. Int J Sports Med, **11**: 467-473, 1990.
29) Nieman DC et al. Immune response to exercise training and/or energy restriction in obese women. Med Sci Sports Exerc, **30**: 679-686, 1998.
30) Inoue M et al. Mitochondrial generation of reactive oxygen species and its role in aerobic life. Curr Med Chem, **10**: 2495-2505, 2003.
31) Sen CK. Antioxidants in exercise nutrition. Sports Med, **31**: 891-908, 2001.
32) Radak Z et al. Super-marathon race increases serum and urinary nitrotyrosine and carbonyl levels. Eur J Clin Invest, **33**: 726-730, 2003.
33) Sato Y et al. Increase of human MTH1 and decrease of 8-hydroxydeoxyguanosine in leukocyte DNA by acute and chronic exercise in healthy male subjects. Biochem Biophys Res Commun, **305**: 333-338, 2003.
34) Yamashita N et al. Exercise provides direct biphasic cardioprotection via manganese superoxide dismutase activation. J Exp Med, **189**: 1699-1706, 1999.
35) Nakatani K et al. Habitual exercise induced resistance to oxidative stress. Free Rad Res, **39**: 905-911, 2005.
36) Baulig A et al. Involvement of reactive oxygen species in the metabolic pathways triggered by diesel exhaust particles in human airway epithelial cells. Am J Physiol Lung Cell Mol Physiol, **285**: L671-679, 2003.
37) Folkins CH and Sime WE. Physical fitness training and mental health. Am Psychol, **36**: 373-389, 1981.
38) Morgan WP and Goldston SE. Exercise and mental health, Hemisphere Publications, 1987.
39) Hilyer JC et al. Physical fitness training and counseling as treatment for youthful

offenders. J Counsel Psychol, **29**: 292-303, 1982.
40) Hammermeister JJ, Page RM and Dolny D. Psychosocial, behavioral, and biometric characteristics of stages of exercise adoption. Psychol Reports, **87**: 205-217, 2000.
41) Raglin JS and Morgan WP. Influence of exercise and quiet rest on state anxiety and blood pressure. Med Sci Sports Exerc, **19**: 456-463, 1987.
42) Hughes JR. Psychological effects of habitual aerobic exercise: a critical review. Prev Med, **13**: 66-78, 1984.
43) Greist JH *et al.* Running as treatment for depression. Comp Psychiatr, **20**: 41-54, 1979.
44) Hilyer J and Mitchell W. Effects of systematic physical fitness training combined with counseling on the self-concept of college students. J Counsel Psychol, **26**: 427-436, 1979.
45) Stephens T. Physical activity and mental health in the United States and Canada: evidence from four population surveys. Prev Med, **17**: 35-47, 1988.
46) Morgan WP. Affective beneficence of vigorous physical activity. Med Sci Sports Exerc, **17**: 94-100, 1985.
47) Shephard RJ. Exercise and relaxation in health promotion. Sports Med, **23**: 211-217, 1997.
48) Holmes DS and McGillery BM. Influence of a brief aerobic training program on heart rate and subjective response to a psychologic stressor. Psycholom Med, **49**: 366-374, 1987.
49) Bahrke MS. Exercise, meditation and anxiety reduction: a review. Am Correct Ther J, **33**: 41-44, 1979.
50) Bandura A. Self-efficacy: Toward a unifying theory of behavioral change. Psychol Rev, **84**: 191-215, 1977.
51) Chasey WC, Swartz JD and Chasey CG. Effect of motor development on body image scores for institutionalized mentally retarded children. Am J Ment Defic, **78**: 440-445, 1974.
52) Powell E. Psychological effects of exercise therapy upon institutionalized geriatic mental patients. J Gerontol, **29**: 157-161, 1974.
53) Stamford BA, Hambacher W and Fallica A. Effects of daily physical exercise on the psychiatric state of institutionalized geriatric mental patients. Res Quart, **45**: 35-41, 1974.
54) Mobily K. Using physical activity and recreation to cope with stress and anxiety: A review. Amer Correct J, **36**: 77-81, 1982.
55) Selye H. Stress and physical activity. McGill J Educ, **11**: 3-14, 1976.
56) Hall VB and Brown DA. Plasma glucose and lactic acid alterations in response to a stressful exam. Biol Psychol, **8**: 179-188, 1979.
57) Pitts FN. The biochemistry of anxiety. Sci Amer, **220**: 39-75, 1969.
58) Burchfield SR. The stress response: A new perspective. Psychosom Med, **41**: 661-667, 1979.

59) Hartley LH et al. Multiple hormonal responses to prolonged exercise in relation to physical training. J Appl Physiol, **33**：607-610, 1972.
60) Shrepard RJ and Sidney KH. Effects of physical exercise on plasma growth hormone and cortisol levels in human subjects. Exer Sports Sci Rev, **3**：1-29, 1975.
61) Tharp GP. The role of glucocorticords in exercise. Med Sci Sports, **7**：6-11, 1975.
62) Keller S. Physical fitness hastens recovery from emotional stress. Med Sci Sports, **12**：118, 1980.
63) Sinyor D et al. Aerobic fitness level and reactivity to psychosocial stress：Physiological, biochemical, and subjective measures. Psychosom Med, **45**；205-217, 1983.
64) Starzec JJ, Berger DF and Hesse R. Effects of stress and exercise on plasma corticosterone, plasma cholesterol, and aortic cholesterol levels in rats. Psychosom Med, **45**：219-226, 1983.
65) Ransford CP. A role for amines in the anti-depressant effect of exercise：A review. Med Sci Sports, **14**：1-10, 1982.
66) Carr DB et al. Physical conditioning facilitates the exercise-induced secretion of beta-endorphin and beta-lipoprotein in women. N Engl J Med, **305**：560-562, 1981.
67) Markoff RA, Ryan P and Young T. Endorphins and mood changes in long distance running. Med Sci Sports, **14**：11-15, 1982.
68) Haier RJ, Quaid K and Mills JSC. Naloxone alters pain alterations in response after jogging. Psychiatr Res, **5**：231-232, 1981.
69) シオノギ製薬ホームページ．
70) 国立感染症研究所の月報記事，vol. 210.
71) 厚生労働省発表統計資料．
72) 堺　淳．群馬県における毒蛇咬症調査．第18回日本中毒学会総会抄録，1996.

3.6　運動と健康－冠動脈疾患とがんの予防に関する疫学的知見

　規則的な運動が心筋梗塞などの冠動脈疾患に予防的であることはよく知られている．最近は，運動が大腸がん（特に，結腸がん）に対しても予防的であると考えられている．しかし，どのような運動をどれくらい行えば健康の維持・増進に役立つのかについては必ずしも明確ではない．心肺機能の指標である最大酸素摂取量を高める観点からは，息が少しはずむくらいの有酸素運動を週2～3回以上，1回に20～30分以上行うことが必要であるとされているが，肥満防止の観点からは運動の種類にかかわらずエネルギー消費を高めることが肝心である．米国の

専門家パネルは心臓病予防の観点から，中等度の強さの運動（足早なウォーキングなど）をほぼ毎日30分以上行うよう推奨している[1]．一方，世界がん研究基金（WCRF）と米国がん研究財団（AICR）のがん予防指針では，毎日1時間以上歩き，週1回は汗をかくくらいの運動が必要であるとされている[2]．ここでは，冠動脈疾患と大腸がんに対する運動の予防効果に関する疫学研究の知見を解説する．

(1) 運動と冠動脈疾患予防

a. 歴史的研究 ロンドン・バスの車掌は運転手に比べて冠動脈疾患死亡率が半分以下であることが1953年にMorrisら（1953）により報告された[3]．運動が冠動脈疾患に予防的であることを示した世界ではじめての疫学研究である．2階建てロンドン・バスの車掌は1年50週，週5.5日，毎日階段を昇り降りしており，座りづくめの運転手よりもはるかに運動量の多い職種であった．また，Morrisらは郵便配達職員は事務職員より冠動脈疾患死亡率が低率であることも指摘している（表3.2）．Paffenbargerら（1970）が行ったサンフランシスコ港湾作業者の研究はその後の代表的な研究である[4]．荷役作業者の冠動脈疾患死亡率の低下が見られた．これらの研究では同一職業の異なる職種で死亡率を比較している点が注目される．運動量以外の要因は大きく異なっていないであろうと想像される．

b. 余暇の運動 余暇の運動でもMorrisら（1980）は先駆的な研究を行っている[5]．仕事での身体活動量が少ない管理職男性公務員を対象にしたコホート研究（追跡調査研究）である．強度な運動を行っている者でのみ冠動脈疾患罹患率の低下が見られた．この結果を受けて，Morrisら（1990）はさらに管理職男性公務員の別のコホート研究を行った[6]．水泳，ジョギングなどの強度な運動の頻度別に冠動脈疾患罹患率を見たものである．喫煙，高血圧，糖尿病，肥満度な

表3.2 運動と冠動脈疾患との予防的関連を示した歴史的研究[3,4]

対象集団	比較集団	相対危険度
ロンドンバス車掌	バス運転手	0.70
ロンドン郵便配達職員	座位事務職員	0.75
米国港湾荷役作業者	軽度労働	0.75

どの他の冠動脈危険因子の影響を除いても，強度な運動の頻度と冠動脈疾患罹患率との間に予防的関連が見られた（図 3.4）．Morris らの研究では，かなり強い運動をすることが冠動脈疾患に予防的であり，軽度あるいは中等度の強さの運動では効果がないと考えられた．

Morris らの研究結果とは対照的に，Paffenbarger ら (1978) のハーバード大学卒業生のコホート研究では，余暇の運動の種類にかかわらず，エネルギー消費の総量が冠動脈疾患に予防的であることが示された[7]．運動量週 2000 kcal 未満の者の危険度を 1 とした場合の週 2000 kcal 以上の者の冠動脈疾患危険度（相対危険度）は 0.61 と報告されている．さらに，英国男性住民のコホート研究でも，ウォーキング，ガーデニング，家庭大工などの軽い運動を週に 1 回以上するくらいでも心血管疾患の死亡率が低まることが観察されている（図 3.5）[8]．米国看護婦の研究では運動強度と運動時間の累積量が MET-hr で評価されている[9]．MET-hr は，運動の種類ごとの運動時間と対応する運動強度の MET 値を掛け合わせたものである．通常の徒歩の運動強度は MET3.0，足早な徒歩の強度は MET4.0 となる．累積運動が多いほど冠動脈疾患罹患の危険度が直線的に低下している（図 3.6）．これらの結果は軽度あるいは中等度の強さの運動でも十分に効果があることを示すものである．

c. ウォーキングの効果　　1970 年代はいわゆるフィットネスを高めるため

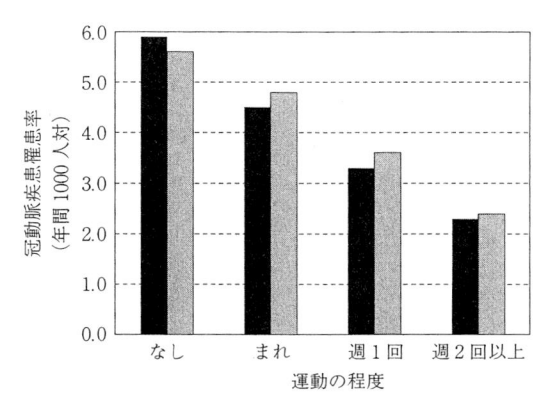

図 3.4　強度の高い運動と冠動脈疾患罹患率（英国管理職男性公務員のコホート研究）[6]

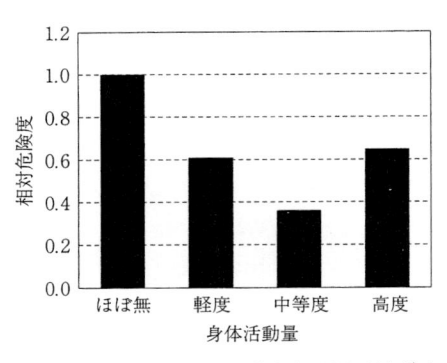

図3.5 身体活動量と心臓血管疾患死亡相対危険度（英国男性のコホート研究）[8)]

図3.6 身体活動量と冠動脈疾患罹患相対危険度（米国看護婦のコホート研究）[9)]

表3.3 ウォーキングと冠動脈疾患予防[8〜10)]

集団	比較[*1)]	相対危険度 （95％信頼区間）
ハーバード卒業生	≧5区画/日（＜5）	0.79（$p=0.02$）
米国看護婦	≧10MET-hr/週（≦0.5）	0.65（$p=0.47〜0.91$）
ハワイ日系高齢者	＞1.5マイル/日（＜0.25）	0.43（$p=0.24〜0.77$）
英国男性[*2)]	＞60分/日（0）	0.62（$p=0.37〜1.05$）

[*1)] カッコ内は比較基準群.
[*2)] 総死亡.

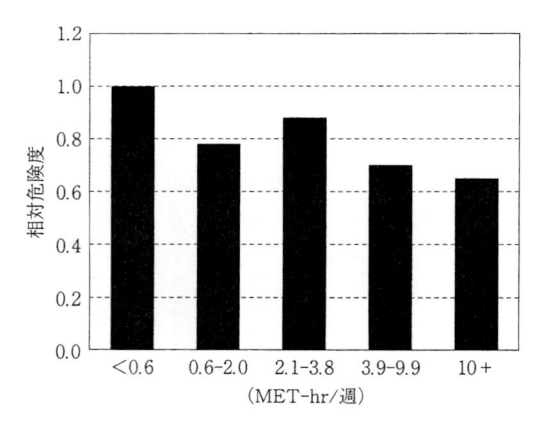

図3.7 ウォーキングと冠動脈疾患罹患相対危険度（米国看護婦のコホート研究）[9)]

にジョギングが流行したが，ジョギングなどの強度の高い運動は関節障害などを起こす危険が高いので，現在はウォーキングが推奨されている．運動量の総和，あるいはエネルギー消費量を増やす効率的な運動である．実際，ウォーキングだけでも冠動脈疾患に予防的であることがいくつかの研究で実証されている（表3.3)[8~10]．米国看護婦の研究では，強度な運動をしている人を除いて，ウォーキングによる運動量と冠動脈疾患との関係が検討され，予防的関連がみられている（図3.7)．週あたり10 MET-hr以上の運動をしている人ではほとんど歩かない人に比べて冠動脈疾患の危険度は0.65（95%信頼区間は0.45～0.91）であった．この運動量は週あたり3時間以上足早に歩く運動量に相当する．

d. 急激な運動の危険性 運動習慣のない人が，急に激しい運動をすると心筋梗塞の危険度が高まるであろうことは多くの臨床医が経験的に知っていることである．急激な運動による心筋梗塞の危険度の高まりと規則的な運動習慣との関係がアメリカの疫学研究で検討されている[11]．この研究では，1228名の患者のうち4%が心筋梗塞発症前1時間以内に強度な運動を行っており，強度な運動による心筋梗塞発症の危険度は5.9倍（95%信頼区間は4.6～7.7）高まると推定された．一方，習慣的運動の頻度が週1回未満，1～2回，3～4回，5回以上の者での急激な運動と関連した心筋梗塞発症の相対危険度は，それぞれ107，19，8.6および2.4であった．習慣的運動の重要性を示す結果である．

e. 運動の予防的メカニズム 運動が冠動脈疾患に予防的であるメカニズムとして，最大酸素摂取量の高まりのほかに，善玉コレステロールであるHDLコレステロールを高めることによる動脈硬化の予防，高血圧の予防，糖尿病の基礎病態であるインスリン抵抗性の改善，肥満防止などが挙げられる[12]．冠動脈疾患の予防では，ジョギング，ウォーキング，エアロビクスのような有酸素運動の重要性が強調されがちであるが，ストレッチや筋肉トレーニングも筋肉量を高めることでインスリン抵抗性を改善させる．肥満防止にはエネルギー消費量を高めることが最も重要である．

(2) 運動とがん予防

運動ががんに予防的であることはあまり知られていない．世界がん研究基金（WCRF）と米国がん研究財団（AICR）の報告書（1997年）では，大腸がん（結

表3.4 運動と結腸がん（文献13)を改変）

米国保健職男性の研究		米国看護婦の研究	
MET-hr/週 (5等分の中央値)	調整相対危険	MET-hr/週 (5等分の範囲)	調整相対危険
0.9	1.00	<2	1.00
4.8	0.73 (0.48〜1.10)	2〜4	0.71 (0.44〜1.15)
11.3	0.94 (0.63〜1.39)	5〜10	0.78 (0.50〜1.20)
22.6	0.78 (0.51〜1.20)	11〜21	0.67 (0.42〜1.07)
46.8	0.53 (0.32〜0.88)	>21	0.54 (0.33〜0.90)

いずれの研究でも，喫煙，飲酒，BMI，家族歴，アスピリン使用歴，赤身肉摂取などの影響が統計学的に調整されている．METは運動強度の指標で，普通に歩く(MET=3) 時間が5時間の場合 15 MET-hr と算出される．

腸がん）の確実な予防的要因とされている[2]．肺がんと乳がんについても運動が予防的である可能性があると判断されている．

a. 大腸がん

従来から，欧米型食事の特徴である高脂肪・低繊維の食事が大腸がんの危険因子として重要視されているが，最近の疫学研究の結果は脂肪および食物繊維と大腸がんの関係について否定的である．むしろ，運動不足や肥満が大腸がん，特に結腸がんの危険因子として注目されている．運動が結腸がんに対して予防的であることは多くの疫学研究でほとんど例外なく観察されている（表3.4）．仕事での運動，余暇の運動，1日エネルギー消費量などさまざまな身体活動量の指標との間に予防的な関連が一致して認められており，疫学的にはきわめて強い証拠といえよう[13]．一方，直腸がんに予防的であるとする研究はほとんどなく，結腸がんと直腸がんでは成因が異なることを示す一例でもある．

b. 大腸腺腫

大腸腺腫は大腸の前がん病変である．大腸がんの場合ほど多くはないが，運動が大腸腺腫に予防的であることがいくつかの疫学研究で一致して認められている．わが国では，自衛官の研究において比較的強度の運動がS状結腸腺腫に予防的であることが観察されている（表3.5）．この研究ではS状結腸内視鏡検査を受けた者を対象にした研究であるので，S状結腸腺腫についてのみ検討されている[14]．

表 3.5 運動と S 状結腸腺腫（前がん病変）：自衛官の研究[14]

運動時間 （分/週）[*1]	症例/対照 （人数）	調整相対危険[*2] （95%信頼区間）
0	35/391	1.00
1〜59	19/238	0.88 （0.49〜1.58）
60〜119	14/218	0.70 （0.37〜1.34）
120＋	12/301	0.44 （0.22〜0.87）

[*1] MET＞5.0 の比較的強度な運動．
[*2] 階級，喫煙，飲酒，肥満度の影響が統計学的に調整されている．

c. がん予防のメカニズム

運動が大腸がんに予防的であることのメカニズムは定かでない．運動不足あるいは肥満に起因する高インスリン血症が大腸発がんを促進するのではないかと考えられている．この点で，糖尿病と大腸がんとの関係が注目されていることになる．北欧では疾病登録を活用した糖尿病患者の追跡調査研究が行われており，1.5〜2.0 倍の結腸がんリスクの増加が報告されている．男性自衛官の研究においても，75ｇブドウ糖負荷試験にもとづいて診断された 2 型糖尿病（インスリン非依存型糖尿病）と関連した腺腫リスクの高まりが観察されている[15]．

おわりに

先進諸国における主要な死因である心疾患やがんに対して運動が予防的であれば，全体の死亡を減らし，寿命延長をもたらすことが期待される．Paffenbarger ら（1986）によるハーバード大学卒業生のコホート研究では運動と総死亡との関係が詳細に検討されている[16]．運動量が多い者ほど，死亡率の減少が顕著である（図 3.8）．

運動が多くの病気に予防的であることは明らかであるが，森林での運動がより予防的であるかは定かではない．しかし，市街地でのジョギングやウォーキングには自動車排気ガスによる悪影響や交通事故の危険もある．登山や森林ハイキングにはこのような悪影響はなく，望ましい運動であると指摘されている[12]．

運動不足と肥満は先進国の深刻な健康問題である．わが国における運動不足の動向を示す直接的な統計資料はないが，1950 年代以降，男性はどの年齢層でも肥満型の体型へ向かっており（図 3.9），男性での運動不足がより深刻であるこ

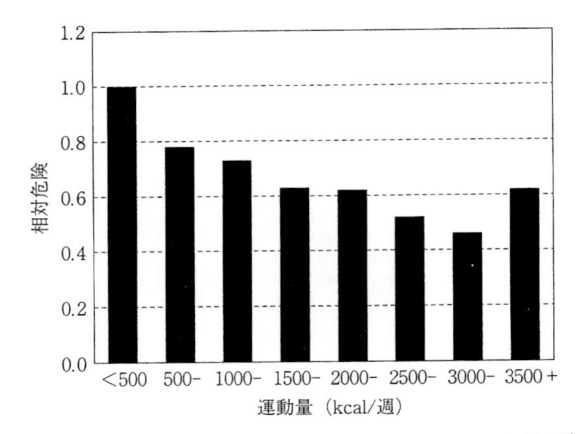

図 3.8 運動量と死亡危険：ハーバード大学卒業生コホート研究[16]

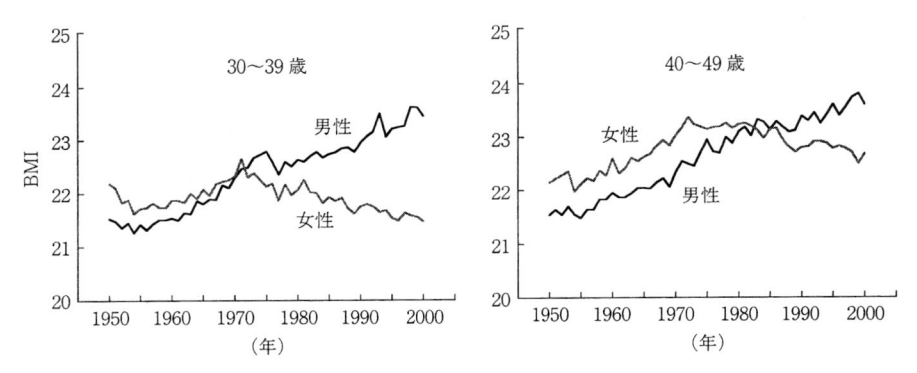

図 3.9 平均的日本人の BMI の動向（1950〜2000 年）：各年の平均身長と平均体重に基づく BMI (kg/m^2)[17]

とがうかがえる[17]．　　　　　　　　　　　　　　　　　　　　　　　　　　　　　[古野　純典]

引 用 文 献

1) Powell KE and Pratt M. Physical activity and health. Lancet, **313**：126-127, 1996.
2) World Cancer Research Fund and American Institute for Cancer Research (WCRF/AICR). Food, nutrition and the prevention of cancer：a global perspective, American Institute for Cancer Research, p. 216, 1997.
3) Morris JN *et al*. Coronary heart disease and physical activity of work. Lancet, **ii**：

1053-1057, 1111-1120, 1953.
4) Paffenbarger RS Jr et al. Work activity of longshoremen as related to death from coronary heart disease and stroke. N Engl J Med, **282**:1109-1113, 1970.
5) Morris JN et al. Vigorous exercise in leisure-time : protection against coronary heart disease. Lancet, **ii**:1207-1210, 1980.
6) Morris JN et al. Exercise in leisure-time : coronary attack and death rate. Br Heart J, **63**:325-334, 1990.
7) Paffenbarger RS Jr, Wing AL and Hyde RT. Physical activity as an index of heart attach risk in college alumni. Am J Epidemiol, **108**:161-175, 1978.
8) Wannamethee SG, Shaper AG and Walker M. Changes in physical activity, mortality, and incidence of coronary heart disease in older men. Lancet, **351**:1603-1608, 1998.
9) Manson JE et al. A prospective study of walking as compared with vigorous exercise in the prevention of coronary heart disease in women. N Engl J Med, **341**:650-658, 1999.
10) Hakim AA et al. Effects of walking on coronary heart disease in elderly men. The Honolulu Heart Program. Circulation, **100**:9-13, 1999.
11) Mittleman MA et al. Triggering of acute myocardial infarction by heavy physical exertion. Protection against triggering by regular exertion. N Engl J Med, **329**:1677-1683, 1993.
12) Morris JN and Hardman AE. Walking to health. Sports Med, **23**:306-332, 1997.
13) 古野純典．大腸癌の社会疫学．現代医療，**35**：170-175, 2003.
14) Kono S et al. Physical activity, dietary habits and adenomatous polyps of the sigmoid colon : a study of self-defense officials in Japan. J Clin Epidemiol, **44**:1255-1261, 1991.
15) Marugame T et al. Relation of impaired glucose tolerance and diabetes mellitus to colorectal adenomas. Cancer Causes Control, **13**:917-921, 2002.
16) Paffenbarger RS Jr et al. Physical activity, all-cause mortality, and longevity of college alumni. N Engl J Med, **314**:605-613, 1986.
17) Kono S. Secular trend of colon cancer incidence and mortality in relation to fat and meat intake in Japan. Eur J Cancer Prev, **13**(2):127-132, 2004.

コラム 1
森林セラピーと精神療法

1. はじめに

　近年，中高年のうつ病，食行動の異常やアルコール依存などの多彩な嗜癖行動などストレスによると思われる障害は徐々に増加を示しており，医療機関における受診者数も同様に増加を示している．精神科外来のみならず，一般科の外来者の20〜30％は精神疾患を有しているという報告もあり，軽度のうつ状態，神経症，心身症などのストレスなどによる障害は多くの人々が抱える問題となっている．自殺者数は平成10年以来3万人を下回ることはなくなってきた．これらの原因として文化・社会・経済的の影響が考えられ，ストレス社会の象徴ともいえる．そして，勤労者において，自分を精神的に健康と思っている人は驚くほど少なく，おおむね3分の2の者は自分を不健康と思っている．何らかのストレスを感じながら生活している人が多いのであろう．このためであろうか健康志向ブームの中，多くの代替療法が盛んに注目を浴びている．

　WHOにおいて，健康とは，身体的，精神的ならびに社会的に完全に良好な状態であり，単に病気や虚弱でないことに留まることではない，さらにスピリチュアリティーという概念を入れるべきとされている．身体的健康，精神的健康のほかに魂の健康の存在までを含んだ概念である．つまり全人的健康を意味している．

　現在は，近代科学，自然科学中心の医療となっている．近年ストレス社会の到来により，心身両面の問題がクローズアップされている．いままでは感染症の時代，血管障害の時代，さらに悪性腫瘍や変性疾患の時代であったが，近年では精神障害の時代になりつつある．時代や医学，さらに社会の変化とともに疾病は変化しつつある．近年精神疾患の罹患率や受診率は急激に増加している．

　そして病気に対するさまざまな療法のみならず，予防医学に対する関心も高まっている．そのために，現代西洋医学領域外の医療の試みも各方面で行われ

つつある．つまり，近代医学の盲点を補うさまざまな療法，つまり漢方医学，温泉療法，色彩療法，光療法，催眠療法，呼吸法，太極拳，各種サプリメント，多種多彩のマッサージ，アロマセラピー，食餌療法（食養生），音楽療法，絵画療法などの各種代替医療であり，挙げれば数限りない．

　人は長期的にストレスを受けた場合，身体面および精神面で多彩な障害を呈することはよく知られている．これらの障害はストレスにより免疫系，自律神経系，さらに内分泌系の障害をうけるために生ずるものである．よく一般に健全なる精神は健全なる身体に宿るというが，しかし病は気からともいい，健全なる身体は健全なる精神に宿るということもいえるのである．

　ストレス性疾患の治療法や予防法は存在するのか，このようなストレスの対処の仕方はどうすればいいのか，が問題である．ストレスの悪影響を受けずにすむにはどのようにすればいいのであろうか．まずはストレスの根源を断ち切ること，ストレスから遠ざかること，またストレスの解消法を身につけること，あるいはストレスを受け過ぎないようにすることである．要はそのような対処法を身につけることであろう．問題解決能力を身につけること，精神・心理療法的技術を身につけることやストレス解消となる各種療法もまた解決法であろう．

　解決法の中には，いろいろな精神療法やまた代替療法があるが，その中で森林セラピーを紹介しよう．

　以前より森林浴とメンタルヘルスに関して森林セラピーが挙げられている．森林浴や，その中で活動することが精神的および身体的健康の改善に効果を示す療法である．ヨーロッパでは各種代替医療は比較的認知度が高いが，森林セラピーに関して，特にドイツではクナイプ療法として評価をうけており，100年以上の歴史があるという．クナイプ療法は5つの治療法から成り立っている．つまり，①水療法，②運動療法，③植物療法，④食事療法，⑤秩序療法の5つである．主として自律神経系，運動神経系の刺激に生活の正規法を加えており，精神面の安定や身体面の改善・向上に効果を示している[4]．今回この森林浴と精神科療法との関連性について述べたい．

2. ストレスと免疫機能

　セリエ（Selye）により，ストレスによって胸腺の萎縮を指摘し免疫機能の

抑制が報告されてから，多くの研究者が精神的な苦悩を受けたものに免疫機能が低下することを報告している．

　精神的なストレスによる怒り，攻撃，不安，焦燥，抑うつ，恐怖，そして喜び，快感などが生理的機能に及ぼす影響は大きい．主として自律神経系の臓器の反応や内分泌系および免疫系のホメオスタシスに大きく影響を及ぼしている．

　精神をつかさどる脳を中心とする神経系，内分泌系そして免疫系との間に密接な相互作用があり，共通のリセプターや伝達物質を介して影響を及ぼしている．

　神経系による免疫機能の調整の経路は2種類に大別できる．内分泌系を介した全身の調節，そして交感神経，副交感神経などを介した末梢の調節である．

　免疫系の臓器である脾臓，骨髄，リンパ節，胸腺などは交感神経および副交感神経などの自律神経系の支配を受けている．自律神経は血管を介したリンパ組織の微小循環の調節のみならず，リンパ球や免疫担当細胞に直接作用し，多種の神経ペプチドを産生し，それらは免疫系の調節物質や伝達物質としての役割を担っている．

　一般に心理的ストレスを与えると自律神経の交感神経が興奮し，ノルアドレナリンの上昇が見られ，内分泌系を介して副腎皮質ホルモンの分泌を促進し，NK細胞の活性は低下する．つまりストレスを与えると交感神経系は興奮し内分泌系に作動して免疫機能は抑制される．副腎皮質ホルモンのグルココルチコイドは免疫抑制作用，抗炎症作用，抗腫瘍作用などを有する．

　ストレスにより視床下部のニューロンが活性化され，下垂体からACTHが放出され血中のACTHより副腎皮質よりグルココルチコイドが分泌される．

　一般に急性のストレスの場合，増加したグルココルチコイドはフィードバック機構により調整されるが，ストレスが持続した場合，フィードバック機能は低下して，高グルココルチコイド血症は維持される．その結果，免疫機能の持続的抑制によるさまざまな生体内変化がもたらされることになる．短期間の絶食や疼痛刺激によって免疫機能は増強されるが，その刺激が長期にわたると免疫機能は低下する[2]．

　近年，うつ病やPTSD（外傷後ストレス障害）において免疫機能の低下が次々と報告されている．PTSDの重症度と免疫機能の変化には負の相関があり，災害にあった人の心理的ダメージの強さとNK細胞の活性は負の相関関係を示した[11]．

NK 細胞の活性は災害を受けていない健常者と受けた被災者との比較において，被災者では有意に低下しているが，NK 細胞数に関しては被災者において有意に増加していた[5]．

そしていろいろな心労や悲哀，抑うつ状態にて，慢性の風邪，蕁麻疹や気管支喘息などのアレルギー疾患，自己免疫疾患，さらに悪性腫瘍などの発症率の増加が報告されている[1]．それらの原因は多因子によるものであり，ストレスなどの心理的因子の関与も明らかである．さらに配偶者の死別等のストレス，生活上の不安やうつ状態，さらに睡眠障害による T 細胞の活性低下，NK 細胞の活性低下，好中球の貪食能の低下，リンパ球 PHA 反応低下などの免疫機能の低下が見られている[1]．

また免疫不全をきたす AIDS 患者では，うつ状態になると進行が速くなるとの報告がある．HIV では免疫機能を示す T 細胞などが感染の標的となりその低下により発症するが，うつ状態が悪化すればするほどそれらの免疫機能の低下が見られている．さらに AIDS 患者に対して精神療法的介入を行ったほうが行わなかった患者より免疫機能抑制の進行を抑えられている[6]．

悪性黒色腫の術後の患者に対して，精神療法（精神科的介入）を行ったほうが，精神症状の改善，免疫機能の向上，再発率の抑制，生命予後の向上などにおいて有意な改善を示している[7]．このことは中枢神経内に免疫機能の活性化を左右する部位が存在することが示唆される[1]．

またインフルエンザに罹患し，以前かかったうつ病を再発する例はよく目にする．過度の飲酒により，免疫機能を作働している NK 細胞や T 細胞の活性などは急速に低下し，その後うつ病を誘発することもよく知られている．そしてインフルエンザが治癒することにより，また断酒することにより徐々に改善を示す．

また視床下部の破壊により NK 細胞の成熟が抑えられるが，このことは視床下部に免疫系を左右する部位が存在していることを示していると思われる．ここは大脳辺縁系皮質とともに感情や情動の中枢でもある．

以上述べたように，免疫機能の変動が感情に与える影響は強く，免疫機能と感情・情動とは互いに影響を及ぼしているものと思われる．

ストレスの免疫機能に及ぼす影響には内分泌系，神経系が関与している．また，心理的ストレスなどを伴う情動行動の違い，程度，継続時間，さらにストレスを受けたときの生体側の条件により免疫機能は異なる影響を受けており，

疾病の予後・発症に大きく影響を与えている.

心理的ストレスは神経系,内分泌系あるいは免疫系を通して精神状態に影響し,精神状態は上記神経系,内分泌系そして免疫系のホメオスタシスの変化を引き起こし,病気の発症や経過に多大な影響を及ぼしている.

また特定の脳の部位の興奮により引き起こされる認知機能や行動,快感などのよりポジティブな情動行動が免疫機能の増進と関連していることは明らかであり,疾病に関しても,心理・精神医学的介入は神経系,免疫系に非常に強い影響を与えていることは明白である.

3. ストレスとホメオスタシス(恒常性)

ホメオスタシスとは,個体全体から細胞にいたるまで,生命体内部において,あらゆる部分で一定の均衡状態が保たれること(恒常性が維持される現象)であり,生命現象の法則である.この法則を支えるものとして個体では神経系や内分泌系の機能が挙げられる.細胞レベルでは細胞膜現象なども挙げられ,この恒常性維持機能は生体が全機能を総合して行う生命現象そのものである.この恒常性維持機能の自己調節機能が失われるときに,病気や細胞死などが現れる.

したがって,病気による症状とは外界より受けるさまざまな細菌やストレスなどの侵襲に対して,それらによる損傷に抵抗して自ら治癒していこうとする状態であり,言い換えれば恒常性の維持のために,生体維持機能つまり自己治癒機能との間の抵抗と解釈できる.

セリエにより唱えられたストレスは一般的となった.彼は外界からの侵襲の種類を問わず侵襲を被った動物には一定の全身的変化が見られることを見出した.この変化は外界からの侵襲のあるたびに共通して生ずるものであり,これを一般的適応症候群(general adaptation syndrome)と名づけた.これは胸腺・リンパ腺の萎縮,胃・腸管の潰瘍,副腎皮質の肥大の3徴候からなっており,外界からの侵襲の種類に関係なく生じる非特異的な病気の状態であった.つまり,慢性的なストレスにより免疫系の障害,自律神経系の障害,内分泌系の障害が起こることが証明された.

一般的適応症候群は侵襲の度合いおよび継続において,警告反応期,抵抗期,疲憊期に分かれる.抵抗期までは防衛力(適応力)は高められるが,疲憊期で

は侵襲力が抵抗力を上回り急速に機能不全となる．ストレス状態とは，適応しようとする生体のエネルギー負荷状態を意味している．

また生体はそれぞれ一定の適応エネルギーを元来有しており，適切な量のストレスに出会ったときには，適応エネルギーの消費は少なく，それ以前に比べて適応力を増すとされる．そこから，有益なストレスと有害なストレスという考えがでてくる．

4. 感覚刺激と免疫機能およびストレス反応に及ぶ影響

人間の大脳の中で最も発達しているのは，知性をつかさどる新皮質つまり大脳皮質であり，その内部に本能や情動をつかさどる大脳辺縁系，内臓などをコントロールし情動などをつかさどっている間脳などがある．新皮質，特に前頭葉は意思，創造，情操などの「うまく生きる」知的機能を支配しているが，生きていく上で人間の脳の働きにより，「生きる」，「たくましく生きる」，「よく生きる」といった働きが調和を保ちホメオスタシスを維持している．

現代人では外界からの刺激に対してより知的に対応して，「うまく生きる」脳の働きが優位をしめている．そのために，内臓などのコントロールに必要な身体からの信号に反応して健康を維持する「よく生きる」，本能や情動への刺激に対して創造的なエネルギーや情操などの表出するような「たくましく生きる」働きがおろそかにされている傾向がある．そのために精神的および身体的健康を維持することが度々困難となっているといえよう．

多彩な刺激のうち，脳中枢の働きかけではなく身体末梢からの働きかけにより，精神を含む脳機能の正常化が行われる．筋肉の収縮および弛緩，呼吸の安定，視覚，聴覚，触覚，味覚などの各感覚器からの刺激の変化が，脳幹網様体賦活系を介して，それによって脳内各部の機能の再調整が行われるものとされている．

座禅などの東洋的な作法の場合その効果は，知性の座である新皮質の過剰な興奮が鎮静化され，新皮質の興奮によって抑えられていた大脳辺縁系や間脳の働きが賦活されることにより，脳全体の正常なバランスがとれるものと思われる．座禅の手技は身体を整えること，呼吸を整えること，心を整えることといわれるように，脳全体の働きを整えるものである．座禅をすることにより，筋の緊張はほぐれ，呼吸数，脈拍は減少して整えられる．また脳波検査により，

覚醒時のβ波は減少し，α波およびθ波が増加することが確認されており，精神機能は鎮静される．また脳波検査のこのような現象は，座禅のみならず，森田療法臥褥期においても同様に確認されている．

池見（1986）によれば，座禅により脳のセルフコントロールが活性化される．ストレスフルな社会に生き，精神的に疲労困憊して失感情，失体感に陥った人はこの脳機能のセルコントロールを失った人であり，人間として情動や肉体への気づきを失うことは，自然の生命界に生かされていることへの気づきも忘れてしまっていることである．人間的な自然への復帰，瑞々しい身体感覚や情操感を保ち，自我と知性によって生きる人間的な生活を可能とするのは，身体を整え，呼吸を整え，心を整えることであるとしている[8]．

情動行動での快感とは，本能の欲求が充足されたときであり，不快感とは本能の欲求が充足されなかったときであると表現できる．感覚刺激での快とは本能による正の感情であり，不快とは負の感情である．

本能による正の感情つまり快とは，自然希求であり，人間に対する優しい音や色彩であり，母親のぬくもり，故郷の森や川の流れ，澄んだ空気，懐かしい香りなどであろう．このような感覚刺激による快が免疫機能の活性化さらに自己治癒能力の活性化に影響を及ぼしているものと思われる．感覚刺激のうち，森林浴に関連の深い，においおよび緑などの色彩による刺激と免疫について述べる．

(1) においと免疫機能

近年，アロマセラピーは一般的によく知られるようになってきた．中国，インド，ギリシャなどでは古くから，樹木，草花の香りや精油が心身の障害の療法として使われてきた．わが国でも，お香は平安時代より使用され，治療にも使われている．

植物から気体ないし液体の化学物質が放出されており，それが他の植物の生育に影響を与えているものもある．これらのフィトンチッドには抗菌作用や殺菌作用が存在する．

神山（1983）は，森林の気散物質であるテルペン化合物質が疲労回復あるいは疲労感軽減の効果があることを報告している．また同様の化合物の動物実験で，自発的運動量の亢進を報告している[9]．

またにおいを感じる場合，においの感覚器に刺激が入りインパルスに変わり，

それが大脳皮質へ到達し，快および不快，また懐かしいにおいと感情を表出できるのである．電気生理学的研究では，におい刺激による誘発電位（感覚器の受容体に刺激を受け大脳皮質に到達するまでの反応時間）の測定により感情の定量化が可能，と報告されている[10]．

またストレス下においてマウスの胸腺萎縮がみられるが，芳香剤を用いての同様の実験では胸腺萎縮は見られなかった[10]．においによる嗅覚刺激がストレスによる免疫機能の低下を修復，阻止する効果のあることを示している．においによる嗅覚刺激は，嗅球から大脳辺縁系と視床下部へと伝えられ，免疫中枢を刺激し活性化させることにより，抗ストレス作用を生じるものと思われる．

大脳辺縁系は，発生学的に，嗅球との間に密接な関係があり，別名嗅脳と呼ばれていた．高等動物では大脳辺縁系と嗅覚との関連性は少なくなっているが，森や植物の香りであるフィトンチッドなどによる脳のこの部分を刺激することにより免疫機能に働きかける．これは，自然への気づきを失いかけている現代人にとって効果的な療法であると思われる．そしてこれらの香りは，気分の爽快感や安定，精神疲労の回復，不定愁訴の軽減，睡眠リズムの改善などに効果が認められている[8]．

さらに，菅野ら（1986）の報告では，森林浴の香りであるテルペン系化合物および香水の吸入による電気生理学的比較研究において，どちらの香りも当初末梢血管の収縮作用，脳血流減少作用はあるが，テンペル系化合物の香りでは吸入後 20〜30 分後には末梢血管の拡張，および脳血流量の増大が確認され，また脳波により α 波の増強作用も認められている[11]．

においは鼻の嗅覚受容体により感受され，インパルスとして嗅球を介して大脳辺縁系，視床下部，大脳皮質，その後脳幹部へ伝達されていく．そのため，各器官の働きや感情，そして性的刺激などと関連がある．このような香りの血管拡張作用や血流量の増大作用は，末梢神経作用なのか中枢神経作用なのかは明らかにされてはいないが，両者の相互作用であると考えられる．また筋肉の電気生理的研究においてテルペン系の香りは緊張緩和作用があり，入浴剤として使用した場合，脳血流量は著しい増大が見られたとの報告がある[11]．森の香りであるテンペル系の香りは心を鎮静化させ，脳血流を向上させ，筋の緊張をほぐす作用がある．

(2) 色と免疫機能

　色彩が生体に与える影響は少なからず存在する．つまり光の波長が人体に及ぼす影響は心理的および生理的にもあり，治療に関してもその効果は存在する．すでに色彩療法や光療法として行われている．目から入ってくる光の刺激は，神経系や内分泌系の中枢の視床下部を通り，心理・精神状態に大きく作用することは周知の事実である[12]．視覚的な刺激のみならず皮膚からの刺激も受け，皮膚からの光の波長による刺激は自律神経に作用し，身体機能の調節やホルモン分泌に影響を与えている[13]．

　光の波長により色彩が決定し，その波長の程度によって，意識レベルや感情・情動に変化を与え，またホルモンの分泌や血圧などの循環器などにも影響し，免疫機能にも影響を及ぼすことが知られている．

　たとえば，光療法をうつ病患者に使用した，その効果は実証済みであり，現在行われている．また，青色系の光は冷感を導き，血圧降下作用，精神の鎮静作用，免疫力の亢進作用を引き出す．

　さらに赤や黄色系は暖感を導き，波長によっては鎮静作用や血圧の上昇，意欲に影響を与える[13]．

　色彩は精神に少なからず影響を与えるが，個体が快と感じる波長に関しては個人差があると思われる．快と感じる波長は，精神的に鎮静させ，免疫力を高め，ホメオスタシスの活性を高めると思われる．

5. 森林セラピーと精神療法

(1) 森林セラピー

　　森林セラピーとは，森林を総合的に利用しながら，健康増進を図る療法である．つまり森林浴の効果を取り入れながら，その中で各種療法を組み合わせることにより健康増進や精神療法などの，有効性の強化を図ることである．

　前述したように特にドイツでは森林セラピーに関して，クナイプ療法として評価を受けている．クナイプ療法は5つの治療法から成り立っている．つまり，①水療法により自律神経特に交感神経の刺激を行い，②運動療法により運動神経系を刺激しリラクゼーションや感情の高揚を目的とし，③植物療法により精神状態の安定を図り，④食事療法により身体面の調整を図り，⑤秩序療法により生活のリズムを整えることによりホルモンのリズム調整を図っている．この

ように主として自律神経系，運動神経系の刺激プラス生活の正規法を取り入れており，精神面の安定や身体面の改善・向上に効果を示し，予防的医学的にも評価されている．

　森林浴の効果的な要素となるものは何であろうか．マイナスイオン，気圧，適度な湿度を感じる気温，みずみずしい緑の香り（におい），酸素濃度の高い爽やかな空気の流れ（風）などであろうか．これらの要素が組み合わされ，人の五感への刺激となる．その感覚が，正の感覚であり，快の感覚であろう．自然との同化つまり自然になじむ感覚になることが重要と思われる．快と感じ，自然と同化することにより，免疫力の活性化を導き，結果，自己治癒能の活性化を刺激するものと思われる．

　森林セラピーでは上記森林浴のみならずカウンセリングや運動療法や作業療法，各種精神療法，さらにその他の代替療法などを総合的に組み合わせながら，効果をさらに向上させている[3]．

　現代人は情報過多の世界で生活を余儀なくされており，さらにスケジュールも過密となり，追い詰められたストレスフルな生活を営んでいることが多い．特にIT化により情報入手は容易となり，仕事や生活のテンポは非常に速くなっている．つねに氾濫した情報の中で生活しており，対応することに四苦八苦している状態であろう．

　森林セラピーで効果を十分に発揮できるのは，ストレスの根源となっているこれらの情報刺激からの隔絶であろう．隔絶された環境下で森林浴に囲まれ，自然に同化しながら，精神療法的アプローチを受けたり，何らかの目的を持った運動や作業をすることによりメンタルヘルスの改善がより効率よく達せられる．特に集団で行う場合，運動や作業の目的は決められていたほうがよく，皆が同じ目的で行動し，上下関係は無く対等な立場で参加することである．各自はこの集団になじみ，また自然環境になじむことが重要であり，そのことにより，より集中力は高められ目的を達成することが可能となる．それによって，充実感を得ることができ，脳の活性は高まり，結果として免疫力の活性化，さらには自己治癒能力の活性化は強まる．

　このような療法は，精神的な障害のうち，ストレスによる要因の強い心身症，神経症，そしてうつ病の症状改善に大いに期待できる．

　森林セラピーでは森林浴の中において，個人の療法と集団の療法があり，それらの併用療法はさらに効果を示すであろう．

個人の療法として，カウンセリング，森田療法や自律訓練法なども効果的であろう．

また集団としての療法は，さらに効果が期待できると思われる．はじめは単独にてリラクゼーションを目的として，その後集団で目的を持った行動・作業，運動，遊戯などの組み合わせにより，さらなる効果が期待できる．これは森田療法での実践からも証明されている．

ここで森林セラピーに関係の深いと思われる，運動療法，作業療法，カウンセリング，森田療法，自律訓練法，水療法，アロマセラピー，プレイセラピー，集団療法の中より，いくつかの精神療法を紹介する．

(2) 精 神 療 法

精神療法とは，精神あるいは身体に心を通して働く治療法である．効果的に治療を受けた者は，一様に，治療者は自分に対して何らかの興味を持ってくれており，共感的でサポートしようと感じてくれている，と思う．治療的態度が，よい治療同盟を生み出しているということである．

治療場面において治療者が支持的，共感的および受容的な態度で患者に接すると，自ら患者とはよい治療同盟が生まれ，コンプライアンス（受け入れ）も高くなる．それが治療効果を生み出すものである．

どのような精神療法にも共通した技法として，支持，表現，洞察，訓練といった要素がある．

治療者の治療的態度の前提として，患者の状態や治療の進行過程の段階に応じて示唆や支持を与えること，患者が自分の感情や思考や状況についての洞察を得られるように援助すること，また思考パターンや行動パターンを変化させるために学習したり訓練したりする場を提供することが，精神療法に共通する一般的な技法であろう．今から述べる各精神療法はすべてこのような共通する技法を有している．

a. 森田療法 安静療法と作業療法との組み合わせであり，認知行動療法の一種ともいえる．患者が休みたいときに休むのではなく，外界からの刺激から隔絶した絶対臥褥が効果を示す．また作業療法により心身の調和が得られ，さらに生活正規法によりスケジュールに従って生活させることとし，仮定的な環境下で絶対臥褥，自発性を重視した作業療法を体得させる．

治療の目標は「自己の存在に対する自己の態度の転換」としている．これは，

症状にとらわれた自我中心的態度から脱却し，外界に応じて臨機自在に変化する心的態度への転換である，としている．あるいはそのままの自分を受け入れ，性の欲望になりきることによって自己実現を図るようになること，としている．

森田療法は本来入院治療を基本としてきた．入院は4期の治療期間から構成される．

第1期は絶対臥褥期で通常1週間程度であり，外界からの刺激から隔離され心身の安静を目的とし，不安や症状は起こるままにさせておく．そのような状態において時に強い不安や恐怖，苦悩に襲われるが，そのような状態は徐々に軽減していく．そしてその後，徐々に活動欲が高まっていくようになる．

第2期は軽作業期であり，1週間程度，活動欲を満たす程度の作業であり，自発的に自らの意思で行っていくことが原則．この時期から日記指導を開始する．不安やこだわりの観念をそのまま抱きながら経過させる．

第3期は作業期であり，比較的重い作業を1〜3か月間程度弾力的に行う．他の患者との共同的な作業が中心となる．作業期の目標として，やればできるという達成感を獲得すること，とする．現実的に臨機応変な行動が望まれ，神経症者などの観念的，自我中心的態度から事実に即した態度への転換を図る．

第4期は社会復帰期であり，1週間〜1か月間くらいである．

治療技法の特色は，この間の治療者の不問的態度であり，症状を細かく取り上げなく，症状の意味を追求しない姿勢を示すことである．症状を受け入れ，「あるがまま」で常態とする森田療法の治療哲学を貫く．作業療法は，軽作業から始まり，目的中心の作業に移行するが，その場合自然に溶け込み，自然の季節感を感じ，自然と同化しながら目的本位の作業を行うことが重要である．

b. 自律訓練法　　ドイツの精神科医Y.シュルツにより創設された．彼はヨーガや禅から影響を受けたといわれている．集中的自己弛緩法とも述べており，自己暗示により緊張を取り除くのが基本的な課題となっている．催眠を基にして創られた生理学的訓練法であり，心身の弛緩を目的としている．

自律訓練法は，標準練習，瞑想練習，特殊練習などに分かれるが，ここでは基本となる標準練習について述べる．標準練習は，安静練習を入れると，次の7段階に分かれる．

背景公式（安静練習）：「気持ちがとても落ち着いている．」
第1公式（重感練習）：「両手両足が重い．」
第2公式（温感練習）：「両手両足が温かい．」

第3公式（心臓調整）：「心臓が静かに規則正しく打っている．」
第4公式（呼吸調整）：「呼吸が楽だ（楽に呼吸している）．」
第5公式（腹式温感練習）：「お腹が温かい．」
第6公式（額涼感練習）：「額が気持ちよく涼しい．」

　このような公式を繰り返しながら暗示にかけていく．これらの暗示はきわめて簡素化されており，緊張を解すことにより生理的変化を目指している．このように単純化された短い言葉を何度も繰り返すことにより，暗示にかかりやすくし，意識状態を変化させる．

　自律訓練法は，一般的に健康回復や健康維持に役立っているのみでなく，次のような効果も期待できる：蓄積された疲労回復，いらいら感の解消，自己統制力が増し，衝動行為などが少なくなる，仕事や勉強の能率向上，身体的苦痛や精神的苦痛の緩和[14]．

　自律訓練法を行う環境は，集中力を増すような環境，静寂な外界からの刺激の少ない弛緩しやすい環境であり，森林浴などはその意味でよい環境といえる．

　c. 座　　禅　座禅はもともと，釈迦生誕より以前に用いられていた一種の瞑想法であるという．座禅をすることにより，身体的疾患や精神的不安定さにも効果が得られている．座禅の科学的研究はいくつかあるが，電気生理学的研究を紹介しよう．平井（1974）によれば，座禅に入る前β波だった脳波は，座禅を開始すると開眼しているにもかかわらず，すぐにα波が出るようになるという（開眼時にはほとんどβ波が中心となる）[15]．さらに時間の経過に従いα波の分布量，規則性，持続性が増加し振幅も増大する．座禅をすると脳の働きは興奮状態から鎮静され休息した状態となるが，脳活動の低下とは必ずしもいえない．心身機能の調和の取れた平衡状態への変容の働きがあると思われる．座禅は，日常生活の食生活や睡眠などの調整，姿勢の調整，呼吸の調整，そして心の調整を目指している．

　森林セラピーに取り入れることにより，さらに効果的療法となると思われる．

　d. 行 動 療 法　行動療法の先駆者の1人であるアイゼンクは，行動療法を「現代の学習理論の諸法則に準拠して人間の行動ならびに情動を有益な形で変える試み」としている．また別な観点より「生活上の諸問題を対処する上で困難に直面している人々を治療するための行動変容の過程に行動科学の研究成果を適応する試み」としており，身体的健康ならびに疾患の理解に必要な行動科学の知見と技法を開発し，これを予防，診断，治療およびリハビリテーショ

ンに応用することを目標にしている[16].

行動療法は,その基盤となる学習の形態によって,レスポンデント的方法(自らの意図とは無関係に,環境条件の変化により受動的に行動変容を図る方法),オペラント的方法(自らの意思により能動的に環境へ働きかけ,行動変容を図る方法),認知的方法があり,さらにこれらの組み合わせなどの方法も効果を示している.

学習とは「経験による行動の変容」,「経験の反復により生ずる持続的な行動変容過程」という.この場合,行動とは一般的な外顕的行動のみならず,認知や心機能変容をも含んだ内潜的な過程も含んでいる.

行動療法的技法のいくつかを紹介しよう.

① 自己観察法:治療者の指示によるのではなく,自ら自己の行動をコントロールすることであり,自己の行動を観察して自らその行動の変容を図る.自己の問題となる行動や症状などを観察・記録し,結果を自己自身にフィードバックすることにより自らをコントロールする方法である.バイオフィードバックを利用して,意識的に諸反応をコントロールすることを容易にすることも,よく臨床的に応用される.

② 環境の操作:外的な環境を変えることによりオペラント行動の変容を図る方法.飲酒や喫煙などの問題行動を変容するために環境を変える,周囲にアルコール類を排除したり,周囲を禁煙に吸えない環境に変えたりすること.

③ 随伴管理:問題行動を制御するために行動変容を図り,その結果に引き続いて起こる行動を管理する方法.問題行動を解決するために,行動変容を図り,結果に応じて報酬と処罰を決めそれにより行動変容の管理をする方法.

④ リラクゼーション法:身体各部に漸進的に筋弛緩を施し,徐々に全身の深部の筋弛緩を達成し,精神的安定を図ったり,自律神経系のホメオスタシスの回復を図ったりする方法で,漸進的弛緩法と呼ばれる.

また,メトロノームやバイオフィードバックを利用した条件付けリラクゼーション法がある.さらに,ヨーガやAT (autogenic trainning,自律訓練法)などの方法もある.

森林浴の中で行う作業や運動などの行動は,このような学習理論に基づいた行動が必要となる.

e. 音楽療法　　人間はさまざまな音の中で生きており,危険な音,そうでない音等を認知し反応しながら生活を営んでいる.つまり,交感神経の緊張

を引き起こすような音や副交感神経の働きを高めるような音の中で生活している．

　一方，音楽を聴くことは交感神経の興奮を抑え，安らぐ心を楽しむあるいは喜ぶ行為として発展する．つまり副交感神経の働きを高めるために音楽は用いられてきた．しかし，戦闘意欲を高めること，つまり交感神経を緊張させるためにも用いられている．音楽には交感神経系および副交感神経系への作用があり，音楽の世界で音が人間にとって危険と安全のシグナルとして自律神経系に作用を引き起こし，音楽による感情反応は個人差を減じて同じ自律神経作用が現れると考えられる．

　また，音楽は従来，聴覚的刺激に限って論じられてきたが，音楽のbio-physiologicalな知見として，植物の成長やワインの熟成に促進的に作用を及ぼすことが明らかになってきた．音楽が，聴覚細胞のみならず人間の身体細胞にも作用を及ぼしている，と思われている．とりわけ音楽の免疫機能に対する促進的効果は，自己治癒能力を高めることにつながっている．

　音楽療法において，音楽が何らかの心理的効果を発揮するためには，まず相手にその音楽が受け入れられねばならない．外来刺激に対する好悪は，音楽に限らず，この「同意の原理」に支配されている．自分に好ましくない刺激は何物も受け入れたくない傾向を，万人が有していると思われる．

　音楽はいったん受け入れられると，人間の感情を動かし，淀んだ心の状態に働きかけ抑圧されている感情を発散させる．音楽を受け入れるということは生物体がその刺激によりそれまで心の中の感情的負荷を減少中和させる意味がある．精神にもホメオスタシス機能があることが推定できる．森林セラピーの中に取り入れることにより，より効果的となると思われる．

6. ま と め

　森林セラピーは，森林浴やその中でのレクリエーション，運動，作業，カウンセリングなどを通して，療法として効果を示している．これらの療法に共通するのは，「自然的」であり，自然的な生活への回帰により人間がよりたくましく生きるための人間性の復活，活動性の回復，そして健康的な心身の再生を図ることである．

　森林浴については，人間は郷里や祖国を感じ，本能的に欲するものである．

すなわち人間本来が認知している身体的および精神的な「快」という感情反応であり必要と欲しているものであろう．

　社会経済の発展とともに近年，ストレスが原因と思われる多種多彩の症状や病態が日常社会の中に，生活の中に，普通に見られている．ストレスにより免疫力の低下をきたし，人間の精神や身体的な自己治癒能力が低下すれば，体調を崩し，抑うつ，不安・焦燥，恐怖，嗜癖・依存症，心身症などに発展する．

　ストレスを軽減する方法として，ストレスを回避する，ストレスを解消する，ストレスに対する耐性を強化するなどの方法がある．解消あるいは耐性の強化を図るために，免疫力の活性化，自己治癒能力の活性化が必要であり，そのための各種療法を含めて，ここまで森林セラピーを説明してきた．

　植物精油（フィトンチッド等）の香り，小鳥などのさえずり，森の中の静寂や風の音，川のせせらぎ，木漏れ日，酸素濃度の高いマイナスイオン，森の緑中心とした色彩，心地よい湿気等は精神的ストレスの緩和および集中力の増強に効果が認められている．また，この環境下において，自然のなかでの運動やレクリエーションなどの遊戯療法，各種精神・心理療法は単独療法よりはさらに効果をもたらすと思われる．

　森林浴の中での座禅，作業療法，遊戯療法，運動療法，温泉療法，集団療法的なアプローチ，あるいはカウンセリング等により，大脳皮質，大脳辺縁系，間脳などの賦活刺激はさらに効果的となる．特に免疫機能の活性化につながり，そのため自己治癒力の活性化をもたらす．これらのことにより，精神的ストレスの解消およびストレス耐性の強化になり，特にストレス性精神障害の治療効果が期待できる．

[新貝　憲利]

引　用　文　献

1) 久保千春．免疫と心身医学．in：臨床精神医学講座6，中山書店，1999．
2) 久保千春ほか．免疫機能に及ぼす絶食の影響．心身医，**22**：250，1982．
3) 上原　巖．森林療法序説－森の癒しことはじめ，林業改良普及双書，2003．
4) 上原　巖．自然散策が医療・保養に取り組まれているドイツのクナイプ療法．森林科学，**19**：84，1997．
5) Ironson, G *et al*. Posttraumatic stress symptoms, intrusive thought, loss, and immune function after hurricane Andrew. Psychosomatic Medicine, **59**：142-143, 1997.
6) Leserman J *et al*. Progression to AIDS：The effects of stress, depressive symptoms, and

social support. Psychosomat Med, **61**：397-406, 1999.
7) Fawzy FI *et al*. A structured psychiatric intervention for cancer patients. Arch Gen Psychiatry, **47**：726-730, 1990.
8) 池見酉次郎．セルフコントロールとアロマセラピー．フレグランスジャーナル，**77**, 1986.
9) 神山恵三．森の不思議，岩波新書，1983.
10) 印藤元一．見直されつつあるにおいの機能．香料，**168**：43-62, 1990.
11) 菅野久信ほか．香りと生体．in：アロマテラピーの効用，フレグランスジャーナル，**77**：21-25, 1986.
12) 勝木保次．感覚・視覚における神経情報．in：現代精神医学大系 神経生理学II, 中山書店，1977.
13) 山本竜隆．統合医療のすすめ，東京堂出版，2004.
14) 佐々木雄二．自律訓練法の実際，創元社，1976.
15) 平井富雄．座禅健康法，ごま書房，1974.
16) Eysenck HJ. Behaviour Therapy and the Neurosis. Pergamon Press, 1960.（異常行動研究会（訳）．学習理論と行動療法．in：行動療法と神経症，誠信書房，1965.）

4
アロマセラピー

4.1 定　　義

　アロマセラピーとは，植物の花，果実あるいはその他の部分から得られた天然オイルである精油を使って，身体および心理・精神的な健康増進をもたらす自然療法の1つである．イギリスにおけるアロマセラピーの先駆者である Robert Tisserand は著書 "*The Aromatherapy*"（1977年）において「アロマセラピーの原理とは，まず補助的（complementary）で，そして生命から始まって自然の理解に基づいている．森羅万象は創造されたものであり原則で貫かれており，真実は矛盾せずただ1つである．その原則は生命の力(life force)，陰・陽（Yin-Yan），そして生命力ある食品（organic foods）である」と述べている．Patricia Davis は "*Aromatherapy an A-Z*"（The C. W. Daniel, 1988）で「アロマセラピーとは植物油を使用した療術であり科学である」と定義し，心身の状態そして生活習慣をも考慮した真に包括的な療法であることを強調している．

4.2 歴　　史

　紀元前1000年以前から，エジプトで植物から得られる高分子の多糖類であるガムの芳香性に着目し，これを香料として使用していた歴史がある．その後の香膏や香油の製造法の発達とともに，香料としてだけではなく薬品としてもさまざまな方法で利用されていたと推定される．その後ギリシャそしてローマに引き継がれ，ローマ人の香料商は固形の香膏，液状の香油そして粉体の香材の3種を取り扱っていたという．

一方，中国でもすでに紀元前から不老長寿，疾病治療を目的に，医学，薬学，化学，植物学，鉱物学など広範囲の知識を網羅した「本草学」が発達しており，後漢時代（紀元前25〜紀元220年）にはその集大成である『神農本草経』が編集された．16世紀末には明の名医，李時珍が『本草綱目』全53巻を完成させ，今日でいうところの植物性香料，スパイス，薫香として使用されるものなど1871種が記載されている．また薬用植物も取り入れた古代インドの健康増進医学である「アーユルベーダ」にも香料を含んだ多数の処方が記載されており，ビャクダン（サンダルウッド）が薫香や美容に用いられ，そしてアロエ，バラ，ジャスミンの入った軟膏などもすでに使用されていた．しかし，中国やインドでは香りを心理・精神的にとらえ，物質として精油（エッセンシャルオイル）を取り出して使用するという方向には進まなかった．

　10世紀に入ると圧搾や油による抽出といった方法に加えて，アラビアを中心に蒸留水を用いて植物から精油が抽出されるようになり，製造量が飛躍的に増大した．それらが十字軍によってヨーロッパに持ち込まれ貴婦人たちに広まった．12世紀に入るとフランスで香料として使用されたローズマリーなどは，独自の蒸留法により得られた初期の精油であった．15世紀にはすでに，ビターアーモンド，スパイクラベンダー，シナモン，シダーウッド，ローズマリー，ジュニパー，乳香，バラ，サルビアの精油が知れわたっており，16世紀にはプロヴァンス地方の香料製造者がラベンダーとスパイクラベンダーの精油をつくり，これらが盛んに取引され，17世紀はじめには今日知られている精油のほとんどが出揃った．

　イギリスでは13世紀にラベンダー水が出廻っていたとの記録があり，14〜15世紀に出版された本には，油に浸した薬草を加熱し溶出した成分に含まれる薬用植物油について記録がある．ロンドンでハーブの本（"*British Herbal*"）を以前に出版したカルペパー（Nicholas Culpeper）が，1660年に"*ARTS master-Piece or the beautifying part of PHYSICK*ー"という美容のための医術に関する本を出版した．これには美容のための薬用植物，ガム，芳香油および芳香水，あるいは治療のために体に塗る植物油のことなど美容と医学についての内容が渾然と記載されている．

　その後18世紀以降，ヨーロッパで薬草や香水に関する本の出版が相継いだ．ミラー（Joseph Miller）の薬草誌（1722年），リムネル（Eugene Rimmel）の香

水の本（1865年），ウイットラー（William Whitla）の薬用物質（1882年），ピーセ（Charles Piesse）の香水製造術（1891年）などがそれであり，精油の主成分の1つであるテルペン炭化水素が5個の炭素と8個の水素からなる点で共通であることなど化学的分析についても情報が入手できるようになった．

20世紀に入るとガットフォセ（René Mauricé Gattefossé）が『アロマセラピー』（"Aromathérapie"）なる本を1928年に出版し，これが今日のアロマセラピーの語源とされている．彼は精油の成分について研究するとともに，精油を使用したいろいろな治療法を提示した．それは，彼が実験中に火傷した手をラベンダーが入っていた染色液の桶につけたところ，治りがはやかったという経験から出発しており，第1次から第2次世界大戦にかけて，彼はタイム，カモミール，クローバー，レモンなどを消毒用あるいは外科手術用器材の滅菌に使用した．ガットフォセは，実験的に精油の各作用成分を合わせてもその精油全体の作用よりは決して大きくならないことを確認し，天然の精油の作用と同じ作用を有するものを人工的に製造することの困難さをすでに指摘している．

彼のアロマセラピーは同じくフランスの軍医であるバルネ（Jean Valnet）に引き継がれ，医学的治療のための『アロマセラピー』（"Aromatherapie"）なる本として1964年に出版された．この本は，大戦中の戦傷の治療に精油を広く使用した経験に基づいており，彼はアロマセラピーの父（ガットフォセはアロマセラピーの祖父）と呼ばれている．しかしながら，戦地から帰国したバルネは，このアロマセラピーがもとでフランス医師会と対立しそのリストから除外される寸前までに至ったものの，彼の患者の厚生省の有力者のおかげでそれは回避された．現在彼の著書は版を重ねており，日本（『植物アロマセラピー』，フレグランスジャーナル社），イギリス（"The Practice of Aromatherapy"，The C. W. Daniel）の他ドイツ，イタリア，スペインなど各国で翻訳出版されている．美容に力点をおいたものとしては，医師の妻で自らも外科手術の助手であったモーリー夫人（Marguerite Maury）がその経験に基づいて1964年に『生命と若さの秘訣』（"The Secret of Life and Youth"）を出版し，医粧療法（medico-cosmetic therapy）の基礎を築いた人として挙げられている．

わが国では，香（アロマ）の伝統的養生法における有用性について，江戸時代に出版された貝原益軒の『養生訓』第7巻に，以下のように簡潔に述べられてい

る.「香の衛生的価値：諸香の鼻を養う事，五味の口を養なふがごとし．諸香は，是をかげば正気をたすけ，邪気をはらひ，悪臭をけし，けがれをさり，神明に通ず．いとまありて，静室に座して，香をたきて黙座するは，雅趣をたすけて，心を養ふべし．是亦，養生の一端なり」．また，伝統的薬物学のわが国における代表的なものに，小野蘭山の『本草綱目啓蒙』があるが，第30巻の木部には，香木類として柏，松，杉，桂，楠など35種が認められる．このようにわが国において，香の用途は，宗教的方面や風雅遊びのみならず，養生法の方面からも発達してきたことがうかがわれる．そして，香気によって一種の清浄感を覚えるところは，人が森林の放つ芳香に包まれながら，散策するときに感ずるすがすがしさと似ているといえよう．

4.3 方 法

(1) 精油の製造法

アロマセラピーで使用される精油は，植物から得られる油性で揮発性を有する芳香物質である．植物における基本的代謝は，炭酸ガスと水，そして日光を利用してエネルギー源を得る光合成にある．この代謝における2次産物として，アルカロイド，ビター，グリコシド，ガム，ムアラジ，サポニン，ステロイド，タンニンそして精油がつくられる．これらの代謝産物の生成には，それぞれに特異的な酵素が必要であり，これらの酵素反応にはマンガンやエネルギー源としてのリン結合体そして鉄も不可欠である．これら植物の代謝産物のなかで精油は一番商品価値の高いものである．これらの代謝産物，特に精油が植物にとって必要な理由あるいは利点を表4.1に示した．

アロマセラピーに使用する精油はその植物の種類によってその成分そして効果が異なる．一般に同じ名前で呼ばれているものであっても相違があり詳細な分類が必要である．なお，分類は同じでも栽培地の条件あるいは収穫時期により精油の成分に相違が生じる．世界にはそれぞれの精油の特産地があり（図4.1参照），また，同じ産地でも季節によって成分が異なることもある．サルビアの葉を蒸留して得られるセージオイルの春と秋に収穫した場合の成分比では，春には，秋ではほとんどでみられない cryophyllene（カリオフィレン；ウッディ，スパイシー

香を有する無色液体）と camphene（常温で結晶，合成サンダルオイルの原料）がみられる．また一般的に植物の特定の部位から精油を抽出し，植物全体を使って抽出する場合は少なく，同じ植物でもその部位によって得られる精油の内容が

表 4.1 植物における精油の役割

1. 草食動物からの攻撃の防止．
   草食昆虫の発育を阻害するホルモン様作用，あるいは虫や動物を追い払う匂いや味．
2. 精油腺の反応性増加
   昆虫から攻撃を受けた際の精油腺の増加．
3. 細菌，真菌に対する抗微生物作用
   多くの揮発性精油の試験管内抗微生物作用．
4. 受粉の促進
   ハチやガなどの昆虫を引き寄せて受粉．
5. 外傷治療の促進
   植物自身の受けた傷の治癒のエネルギー源．
6. 成育の促進
   発育困難な環境での生存領域確保．
   （例：1,8-eucalyptol や camphor といった自己に存在しない複合体をつくり，それを周囲に拡散し，他の植物を寄せつけないようにして土地を確保）
7. 脱水の予防
   高温時に揮発性精油の層を葉の表面につくり，水分の蒸散を防止．

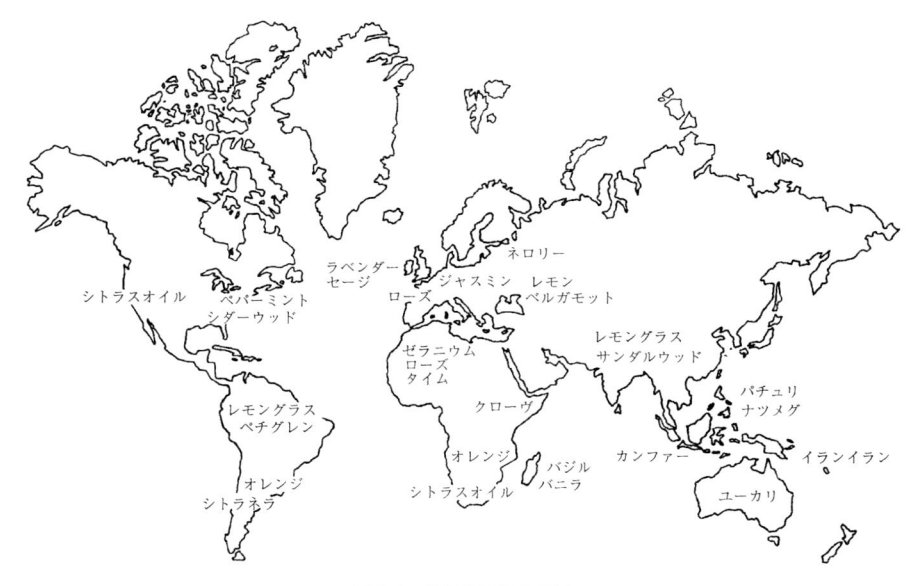

図 4.1 世界の精油の産地

違ってくる.

　精油は大量の植物からごく少量しか採れないので，その採取方法がいろいろ工夫されている．採取法には大きく分けて圧搾法，水蒸気蒸留法および乾留法があり，得られる植物精油は一般に水より軽い揮発性の油である．どの植物も精油を含んでいるが，天然芳香物質あるいは合成原料として使用されているのは数百種類位といわれている．植物性の芳香物質としてはこの精油のほかに不揮発性あるいは難揮発性の物質があり，これらは溶剤抽出法，吸着法，浸出法などにより採取される．

(2) 精油の性質と分類

　19世紀の末に有機化学が進歩し，精油について多くのことが明らかにされてきたが，未だにその解明が十分とはいえない．現在までに精油の成分が同定され，すでに合成されたものも多い．しかし天然の精油に匹敵する効果がそれで得られるわけではない．たとえば，ユーカリ油の殺菌作用はその主成分であるユーカリプトール（eucalyptol）の合成品に比較して著しく強い．合成品は天然のものに比較して作用が弱いばかりでなく，時には有害作用すら示す．天然ラベンダー油で治りかけていた痔瘻が合成ラベンダー油でかえって悪化したり，皮膚炎，神経症状，めまいなどの副作用が合成油でしばしばみられたりする．天然の精油の分類についてはいろいろあるが，イギリス最大の薬局チェーン店であるBootsが取り扱っている処方では次の5つに分類されている（表4.2参照）．

　精油の原液を希釈せずに皮膚に湿布すると火傷反応を起こしたりするので通常はキャリアオイルで1〜5％の割合になるよう調整する．キャリアオイルとして

表4.2 天然の精油の分類（Bootsの資料より作成）

シトラス（Citrus）	グレープフルーツ，レモン，ベルガモット，マンダリンなど柑橘類の爽快なフルーツの香り．
フローラル（Floral）	ゼラニウム，ラベンダー，イランイラン，オリーブ，パチュリなど花の香り．
グリーン（Green）	ローマンカモミール，クレイセージ，ユーカリ，スイートマジョラム，ペパーミント，ローズマリーなど緑の葉の香り．
スパイシー（Spicy）	ジュニパーベリー，没薬（もつやく），ティーツリー，ブラックペッパーなどスパイシーな香り．
ウッディ（Woody）	イトスギ，シダーウッド，乳香，マツなど木の香り．

はスイートアーモンドやホホバがよく使用される．前者は粒子が細く乾いた皮膚からも容易に吸収される．またタンパクに富み，乾性あるいは油性などいずれのタイプの皮膚にも適している．後者も皮膚の浸透性が高く，そして前述のいずれのタイプの皮膚にも使用されている．精油は脂溶性であり，20～40分以内に吸収されるが，その速さは分子量，極性，光学的特性などの物理化学的因子により左右される．これに加えて，精油の吸収は皮膚を温めたりマッサージ，皮膚に水あるいはオイルを塗る，皮膚表面の擦過や被覆などにより促進される．たとえば，お湯に手を漬けて温度を10℃以上上昇させると精油の吸収は数倍上昇するという[1]．また，水，石鹸，界面活性剤，オイルなどは精油の種類にもよるが，精油の皮膚からの浸透性を高めるという[2]．これは皮膚の外層が水溶性および脂溶性の両方の性質を有していることから，精油の水性および油性成分がそれぞれ溶け込むことによると考えられている．皮膚を擦過したり傷があると精油の吸収が速く，また皮膚を覆うことによって吸収率4%程度の精油のそれが75%にまで上昇したとの報告もある[3]．一方粘稠度の高い場合には吸収が制限されるので，キャリアオイルで薄めて使用する．この場合吸収に時間を要するが，吸収率は上昇する．なお，体の部位によって吸収率に差異があり，手掌，足蹠，額，腋窩そして頭皮などでは吸収がよい[4]．

アロマセラピーの目的によって精油の使用法は異なり，吸入，湿布・注入・飲用，マッサージ，入浴などの方法で利用されている．

a. 吸　　入　2～3 l の湯に精油を数滴落とし，ボールの真上に顔を持っていき眼を閉じて自然な呼吸を数分間行う（図4.2参照）．この場合の湯としては，

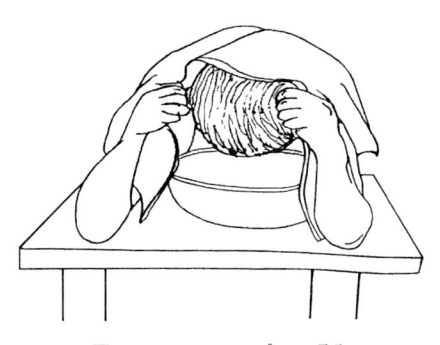

図4.2　アロマセラピーの吸入

沸騰したものは使用しない．また，蒸発してくる芳香成分が周辺へ拡散しないように，ボール全体を被うように頭からタオルなどをかける．もし温かい蒸気を吸入して気分が悪くなるようなら，ボールの湯に水を加えて少し冷やす．このような方法とは別に，精油を直接ハンカチなどに浸みこませて，それをかぐというやり方もある．なお，吸入の場合のようにタオルなどで頭を被うことなく，部屋全体に芳香成分を拡散させて行う方法もある．比較的長時間にわたり拡散させるので，精油を落とした水の入った容器を蠟燭で温めたり，超音波による蒸気発生装置を使ったりする．芳香による気分転換，刺激・興奮，疲労回復などのために使用されている．

b. 湿布・注入・飲用 精油の抗菌作用を期待して皮膚や粘膜に使う場合である．ティーツリーオイル以外は火傷の危険があるため精油原液の直接塗布は一般には行わない．皮膚に塗布する場合は，一般にキャリアオイル溶液，軟膏あるいはゲルなどの形状で使用する．塗布した局所を通気性の悪い布で被って吸収を高めるなどの工夫も行われる．また局所に塗布した場合でも精油の揮発性のため吸入効果もあるので，局所のみならず全身リラックスや抗けいれん作用も期待できる．精油の注入としては，キャリアオイル溶液としたものを膣内に入れたり，あるいは直腸や肛門に注入したりして使用する．これらの方法は泌尿・生殖器系に特に有効とされる．また，精油を経口摂取して消化器系の治療に使用することも考えられる．しかし，精油には有害なものもあり専門家の処方による以外，ハーブ茶などで香りを楽しむ程度とし，飲用による治療は賢明と思われない．なお，飲用することなく口腔洗浄液として使用する場合もある．

c. マッサージ キャリアオイルで1~5%に希釈した精油を塗りマッサージを行う．通常5~25 mlのキャリアオイルを使用する．その吸収率は4~25%なので精油成分としては0.002~0.3 mlに相当する．一般的にはキャリアオイルの10 mlに数滴の精油を落として使用する．吸収の時間的経過をみると，たとえば，ラベンダーオイルによる10分間のマッサージのあとの血漿中の精油成分（リナロールと酢酸リナリル）は20分前後に最高濃度を示し，90分後にはほぼ消失している．マッサージを併用するアロマセラピーでは，体をさする，圧迫するそして揉むといった動作により，心身のリラックスや血液循環の増加がさらに期待できる．また，がん患者に対して，カモミールオイル（Roman chamomile oil）を

キャリアオイルに加えてマッサージ療法を施すと，不安感が低下することが確認されている[5]．なお，進行がん患者に対して，スイートアーモンドオイル（キャリアオイル）にラベンダーオイルを1%希釈で加えてマッサージ療法を施した場合，睡眠の質が向上することが報告されている[6]．

d. 入　　浴　浴槽に10滴くらいの精油を落としてよく攪拌してから入る．10〜15分位は入浴するので湯の温度はあまり熱いものは勧められない．精油を浴槽に入れた場合その吸収率は2倍くらいになるとの報告もあり[7]，マッサージなどで使用する以上に希釈してもその吸収の良さから精油の効用が期待できる．たとえば，39℃のお湯150 l にラベンダー精油5 mlを入れて入浴すると男性の心拍数が有意に低下し，女性においても快適な気分を増加させるなどリラクゼーション効果が示されている[8]．また，ラベンダー湯入浴は交感神経系の緊張を低下させることによって末梢血管の拡張，皮膚血流の増大を生じ，皮膚温の上昇をもたらすことが知られている[8]．伝統的に日本では，杉の葉や菖蒲，枇杷の葉などをお風呂にいれて芳香浴を行う習慣があった[9]．南北朝時代の『庭訓往来』には，「五木八草湯治風呂……」とある．五木とは梅，桃，柳，桑，杉，または，槐（エンジュ），柳，桃，桑，構（カジノキ）のことで，八草とは菖蒲（ショウブ），艾葉（ヨモギ），車前（オオバコ），荷葉（ハス），蒼耳（オナモミ），忍冬（スイカズラ），馬鞭（クマツヅラ），繁縷（ハコベ）であり，日本各地の森林や果樹園，野原にみられる．特に菖蒲湯による芳香浴は，5月5日の端午の節句に全国的に行われていた風習である．このような，日本各地の森林に自生する香木や薬草をもちいた芳香浴は伝統的であるがゆえに人々の意識に目新しいものとしては映らないかもしれない．しかしながらアロマセラピーを日本での森林医学に導入するにあたり，文化的な意味合いにおいて広く人々に受け容れられる可能性を持っている．

4.4　適　　応

(1) 一般的適応

a. 鎮静・鎮痛・弛緩　緑の葉では炭素数6個のアルコールやアルデヒド8成分が産生され，「みどりの香り」と総称され，ストレスを受けているときにこ

の「みどりの香り」をかぐとストレスを緩和する作用のあることが報告されている[10〜12]．また，「みどりの香り」の主成分の cis-3-hexenol および trans-2-hexenal を用いてアカゲザルに嗅覚刺激を与え，陽電子断層撮影法（PET）で局所脳血流量が増加する脳領域を検索したところ，高次機能領域（前梨状皮質，眼窩前頭皮質）および小脳の局所脳血流量の増加したことが報告されている[12]．このことは，中枢神経系において，上記の賦活領域のいずれかが，ストレスの緩和に関与している可能性を示唆している[12]．さらに，ヒノキやスギの若い葉から水蒸気蒸留法により抽出した葉油成分（ヒノキでは，主に α-テルピニルアセテート，スギでは主に α-ピネン）の匂いを曝露させ，運動負荷後に血圧を測定すると，最高血圧が有意に低下するなどの鎮静的作用が分かっている[13]（図4.3参照）．また，タイワンヒノキ材油は，自然感が強いと評価されており，血圧を低下させ，R-R間隔変動係数を減少させる傾向が認められている[14,15]．また，紅茶，緑茶，コーヒーの飲料の香りは，ヒトを一過性に覚醒させ，コーヒーはその後，リラクゼーション効果をもたらすことが α 波の増加などから認められている[16]．しかし，同時にコーヒーの嗜好性（好き，嫌い）によって α 波出現のパターンに違いが報告されており[16]（たとえば，α 波は，コーヒーの嫌いな場合，抑制されている），ヒトの香りの感受性の相違にも注意を払う必要があろう．また，精油が人の心理面に及

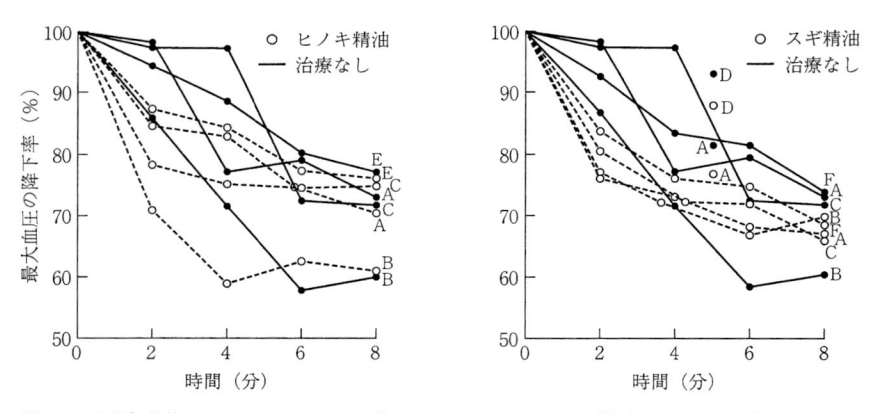

図4.3 運動負荷後のヒノキおよびスギの葉油成分の血圧への影響（鈴木・青木（1994），葉油揮発成分の運動後の血圧への影響について，木材学会誌より転載・英語部分翻訳）
最大血圧（P_{max}）の降下率（%）を経時（分）的に示す．ヒノキ葉の精油およびスギ葉の精油を使用．
被験者：A, B, C, D, E, F.

ぼす影響として，タイワンヒノキ材油，ヒノキ葉油およびヒノキ材油は自然感があり理知的と感じられている[17]．また，タイワンヒノキ材油の香りが男性の被験者群では最も女性的であると評価されたのに対し，女性群では，最も男性的だと評価されている．また，男女間で感じ方に相違が観察される精油もある[17]．また，バラ (Rosa gigantea) に含まれる，1,3-dimethoxy-5-methylbenzene (DMMB) には鎮静効果が認められ，同香料を用いた被験群ではストレス負荷後の血液および唾液中のコルチゾールの増加が抑制されることから，ストレスを緩和する効果を持つことが報告されている[18]．またカモミール茶の飲用によって，心拍数の減少，末梢皮膚温の上昇がみられ，同時にリラックス感がもたらされることが報告されている[19]．その他，ラベンダーの高濃度原液1滴（約 0.05 ml）を両手首の内側に塗布すると，心拍数および血圧は有意に低下し α 波帯域の振幅も有意な増加を示すなど[20]，ラベンダー精油にはリラックス・鎮静効果が認められている[21]．さらにローズオイルやパチュリオイルの芳香吸入は，アドレナリンレベルを低下させ交感神経系の活動を抑制させて鎮静的に作用することが知られている[22]．

b. 刺激・興奮 ペパーオイル (Pepper oil)，タラゴンオイル (Estragon oil)，フェンネルオイル (Fennel oil)，グレープフルーツオイル (Grapefruit oil) は収縮期血圧で評価された交感神経系の活動を増加させる方向，すなわち刺激・興奮的に作用した[22]．また，ローズマリーは，一時的に収縮期血圧および心拍数を有意に増大させ，血流量を低下させた[23]．すなわち，ローズマリーは刺激・興奮的に作用する．

c. 殺菌・静菌 きわめて多種類の精油が，殺菌および静菌作用を有することが知られている．ただし，その際の濃度は，日常的に使用する場合にくらべて著しく濃いので一般的ではないが，例を挙げると，ラベンダー精油がメチシリン耐性黄色ブドウ球菌 (MRSA) に効果的であることが報告されている[24]．また，in vitro で 25 種類の属の細菌に対して 50 種類の精油を試験してみたところ，そのうち，クローブ (Clove)，ベイ (Bay)，シナモン (Cinnamon)，タイム (Thyme)，マジョラム (Marjoram)，ピメンタ (Pimento)，ゼラニウム (Geranium)，ロベジ (Lovage) において，強い殺菌効果が認められた[25]．また，タイム精油は，Moraxella spp, Clostridium sporogenes の菌類に殺菌作用が認められ，セージ (Salvia) 精油は，Acinetobacter calcoacetica, Brevibacterium linens, Clostridium *sporogenes*, *Moraxella* spp の細菌類に, セイバリー (Savory, *Satureja*) 精油は, *Brevibac-terium lines*, *Enterobacter aerogenes*, *Klebsiella pneumonia*, *Moraxella* spp の細菌類に, ラベンダー (Lavandula) 精油は, *Brevibacterium lines*, *Clostridium sporogenes*, *Moraxella* spp, *Staphylococcus aureus* に対して, それぞれ殺菌作用が認められている[26,27]. なお, ユーカリオイルに抗菌作用があることは広く知られているが, ユーカリ由来の21種類の精油を検査してみると, *E. coli* および *B. megaterium*, *S. aureus* に対して最も高い抗菌作用を示したのは, Lemon gum (*Eucalyptus citriodora*) の揮発精油分であることが報告されている[28]. もっとも, 全精油を用いたものでは, Sugargum (*Eucalyptus cladocalyx*) が最大の殺菌効果を示した[28]. このことは, 全精油を用いた場合と, その一部分を取り出して用いたものでは殺菌効果に違いがあることを示しており注意すべきである.

d. 催　　眠　　伝統的にラベンダー (*Lavandula angustifolia*) 精油は不安感を緩和しリラクゼーションをもたらし入眠を促進するために使用されてきた. オックスフォードのチャーチル病院のパサント (Helene Passant) 看護師は, ラベンダーやマジョラムの吸入あるいはマッサージと組み合わせた療法により鎮痛剤を3分の1まで減量している[29]. シトロネラ (*Cymbopogon nardus*), レモンガム (*Eucalyptus citrodora*), ナローリーブドペパーミント (*Eucalyptus radiata*), レモン, ローズ, メリッサ, レモングラス, バジルそしてゼラニウムの鎮静作用は, これらにシトロネラル (Citronellal) が含有されていることによる[30]. また最近の研究成果から, ローマンカモミール (Roman chamomile, *Chamomelum nobile*) およびスイートマジョラム (Sweet marjoram, *Origanum majorana*) に催眠作用が認められることが報告されている[31]. また, サワーオレンジとして知られている *Citrus aurantium* L. の精油も, 催眠作用を示し不眠症の治療に有効であることが確認されている[32].

e. 有 害 作 用　　精油は天然とはいえ濃縮されており, また抽出に際して有機溶剤を使うものもあり有害な作用を示すことがある. 服薬中であったりアレルギー体質である場合, 特にそれが出現しやすくなる. したがって使用前にパッチテストで有害な作用の有無を確かめておく必要がある. 以下に主な有害作用と使用時の安全指針を示す (表4.3, 4.4参照).

4.4 適　　応

表 4.3 病態・状況別にみた使用をひかえる精油のリスト（文献[33]より作成）

病態・状況	使用をひかえる精油	備考
発熱時	Annual wormwood, Balsamite（Camphor CT）, Camphor（white）, Ho leaf（Camphor/Safrole CT）, ヒソップ, Lavender cotton	
妊娠	Balsamite（Camphor CT）, Camphor（white）, Ho leaf（Camphor/Safrole CT）, ヒソップ, Indian dill, Parsley leaf, Parsley seed, セージ（Seanish）, Savin	皮膚湿布, 経口, 吸入いずれの経路でも胎児への影響と流産の可能性あり
過敏症・皮膚病	ガリック, Massoia, オークモス, トリーモス, Verbena Abies alba（Cones）, Abies alba（needless）, フェネル（bitter）, パインオイル, Spruce oils, Terebinth	2歳以下の幼児はこれらの精油を避ける
日光曝露	アンジェリカ根（0.78%）, ベルガモット（0.4%）, Cumin（0.4%）グレープフルーツ（expressed；0.4%）, レモン（expressed；2.0%）, ライム（expressed；0.7%）, Opopanax（未確定）, オレンジ（bitter, exprressed；1.4%）, Rue（0.78%）, Taget（0.05%）	12時間以上日光を曝露する場合の最高許容濃度（%）

表 4.4 精油使用の安全指針（文献[33]より作成）

小児	2歳以下では皮膚は特に敏感なので避ける．また5歳以下では点鼻を避ける．
入浴	精油がよく溶解していることを確認する．時として凝集していて皮膚を刺激することがある．新しく精油を使うときは小児で1滴として成人で2滴, 増しても5～10滴とする．
コンドーム	植物オイルや精油はコンドームの強度を低下させるので使用しない．たとえばコーンオイルは15分間でコンドームの強度を77%弱めると報告されている．
X線照射	がんなどでX線照射を受けている皮膚は脆弱になっているので強いマッサージは避ける．
運転	クラリセージ精油マッサージのあとの運転は避けるようにいわれているが, 精油を使ったマッサージのあとでは時として方向性を失うことがあることがあるという．
灌注	粘膜は皮膚よりも一層敏感なので, 精油がよく溶けていない場合に問題を起すことがある．1lに2滴くらいでも刺激症状を起こすことがある．
吸入	長時間または高濃度の吸入により吐気, めまい, 複視などの症状をもたらすことがある．
経口投与	溶剤でうすめて使用するが, 吸入率も高いので専門家と相談の上使用することが望ましい．直腸や膣内投与も経口と同様に考えて注意する．さらに精油は胎盤を通過するので胎児も影響を受ける．
皮膚湿布	傷, 腫瘍, 炎症などの皮膚が通常の状態でない場合, 希釈しないで精油を使うことは避ける．

① 皮膚障害：刺激症状, 過敏症および光毒性が主なものである．2～5%に精油を希釈すれば, 通常刺激症状はみられない．ただし, アレルギー体質ではどのような場合でも過敏症の出現することがある．また光, 特に紫外線が精油と皮膚

の両者に作用して光毒性を生じることもしばしばある．この光毒性を引き起こす精油の成分は furanocoumarin であり，たとえばレモンオイルに比較的多く含まれている．またライムやビターオレンジもこれを含有するが，その量は少ない．他にアンジェリカ根オイルにもこの光毒性がある．これらの皮膚反応が疑われパッチテストで刺激反応をみる場合は，キャリアオイルで精油を2倍に希釈し，その2滴を絆創膏に浸して48時間後の反応で判断する．また，過敏症をみる場合には，同じように希釈した液を浸した絆創膏を使用する．もし刺激症状や発赤・硬結反応が生じた場合は普通の石鹸でよく洗い乾燥させたあと，レモンオイルを塗ると治りがはやい．

② 吸収性障害：希釈された低濃度の精油でもその使用が長期にわたる場合，肝臓や腎臓に障害を及ぼすことがまれに起きる．ただしこの場合でも，精油を使用している局所に症状が出てくるので，それを前兆として対応すれば大事には至らない．なお，通常2週間以上にわたり漫然と同じ精油を使用することは避ける．精油は，過去数百年にわたって，妊娠中の婦人に対して，芳香や入浴精油剤，あるいは芳香石鹸などとして安全に使用されてきた．吸入および経皮的に用いた場合の流産や異常形成児の出産等の記録は皆無であるが，経口的に精油を大量（数 ml）に用いる方法は避けた方がよい．Burns らの妊婦8058人の8年間の調査[25]によれば，不安解消にはローズが最も高い効果を示し，陣痛促進にはクラリセージを好む者が一番多かった．ただし，精油1%の療法でも，頭痛，嘔気，かゆみ等を訴えた者もいたという[34]．

4.5　治療への適応

(1) 心理・精神科領域

感情，不安，不眠症，認知症などへの適用が心理・精神科領域において検討されている．快適あるいは不快な匂いはヒトの感情に強く作用し，それはまた過去の記憶と深く結びついている．米の焦げる匂いや味噌汁の香りは，台所で食事の準備をした思い出とともに郷愁の念を呼び起こすが，それとて万人共通とはいえず匂いの印象には大きな個人差がある．90人の成人被験者にレモンまたはイランイランをかがせて，不快な匂いあるいは何もかがせなかった対照群と比較

し，仕事の達成感，気分そして感覚などについて比較した研究がある．しかしそれらの結果は一致していない．一般にストレスの解消には精油を4種くらいまでブレンドして使用することが勧められており，不安の程度によって組み合わせを変えるという処方も紹介されている[35]．ラベンダー（True lavender, *Lavandula angustifolia*）が不眠を改善するとのいくつかの報告[36]があるが，適正なラベンダーであることを確認しないまま，病棟でリラクゼーションや不眠治療のためのアロマセラピーが行われることも多い．また適正なラベンダーオイルを使用しても量が多すぎるとかえって不眠を憎悪させることもありうる．ネブライザーが正しく作動していない場合でもこのようなことが生じる．また匂い袋として使用する方法もあるが，香りの感じ方には個人差があり，一部の高齢者では，死人の傍で以前かいだラベンダーの香りの記憶が悲しい思い出を呼び起こすこともあり，一般的に芳香といわれる精油でも注意が必要である．

イングランドのDerbyshireのDales作業療法センターでは，アルツハイマー患者にアロマセラピーを実施してそのQOL（生活の質，quality of life）を高めている．その際，ユーカリ，ペパーミントは会話と記憶を呼び起こす作用，そしてラベンダーとゼラニウムが料理や植物を思い出させる作用の点で有用であったという[37]．また，12人の認知症患者の機能的な不安定やコミュニケーションに対するラベンダーおよびレモンバウムの作用についてグレープシードを対照に比較したところ，多少効果がみられると報告されている[38]．

また，禁煙による離脱症状（不安，不眠，各種身体症状）が，ブラックペパーの精油を吸入することによって緩和された実験では，48人の喫煙者を3群に分けてブラックペパー，ミントそして空気のみを3時間吸入して比較したところ，離脱症状の軽減を示したのはブラックペパーだけであった[39]．なお，医師や看護師などの医療従事者そしてボランティアでは，終末医療マッサージと併用したアロマセラピーを積極的に導入しようとの動きもみられる[40]．また，認知症患者の不安・動揺や神経・精神的症状に対して，ラベンダー，ローマン・カモミール，ローズマリー，マジョラムなどのアロマセラピーが有効との報告もある[41]．さらに，植物精油ではないが，ヘリオトロピン（heliotropin）という香料が，MRIの検査中に，不安感を顕著に減少させたという報告がある[42]．スパニッシュ・セージ（*S. lavandulaefolia Vahl*）の精油は，アルツハイマー病患者において，認知

症の治療に有効であるだけでなく,薬理学的に抗酸化作用,抗炎症作用,女性ホルモン様活性および催眠作用を示した[43]. また,シトラスの芳香療法を行った群では,抗うつ薬を投与した群よりも,NK（ナチュラルキラー）細胞活性が有意に高いなど,ストレスが誘起した免疫力低下を修復させる働きがあることが認められている[44]. さらに,レモンバウム（*Melissa officials*）は,重度の認知症のせん妄に対して,安全で有効な治療法であることが示されるなど,認知症においては,従来の精神薬との併用,もしくは択一的な治療法として,アロマセラピーの臨床研究を長期的に進めていく必要のあることが指摘されている[45].

(2) 救急および外科的治療の領域

アロマセラピーが補助療法の1つであることから,いわゆる直接外科的な適用はなく,術前および術後における患者への心理・精神的な対応が主となる.

Dunn ら（1995）は,集中治療室へ入院した122人の患者を無作為に3群に割り付けラベンダーを含むキャリアオイルによるマッサージまたはキャリアオイルのみによるマッサージあるいは安静のみのそれぞれ3回にわたる療法を比較した[46]. 身体所見（心拍,呼吸,血圧）や行動スコアでは各群に差はみられなかったが,1回目の精油によるマッサージにより,安静のみの群に比較して各群とも不安,気分そしてストレスコーピング等のスコアで改善がみられた. ただし,精油のみによるアロマセラピーの効果について検討されていないので,この成績ではマッサージと精油の相互作用を知ることはできない. また,心臓手術を受けた患者に,ネロリーを加えたマッサージオイルとマッサージオイルのみで5日間にわたり足マッサージを行い比較した研究では,前者では後者に比較して不安と危険度がより減少したと報告されている[47].

リバプールの Marie Curie センターでローマン・カモミールを使ってマッサージを受けたがん患者では,精油なしのマッサージの場合に比較して不安の軽減とQOLの改善がみられたとの報告がある[48].

また,ホスピスのがん患者51人を2群に分け,カモミール1.0%を含むアーモンドオイルによるマッサージで不安,身体症状およびQOLが改善され,キャリアオイルでは不安が多少改善したのみであったとの報告がある[49].

(3) 皮膚科領域

皮膚科領域での精油の使用にあたっては，特定の精油に感作されている場合もあるので，使用時にはパッチテストによるチェックも必要となることがある．また，接触皮膚炎や食事アレルギーを有する者に対しては原則として使用しない．

ジャーマン・カモミールに含まれ抗ヒスタミン作用を有する sesquiterpene, azulene および bisabolol と抗炎症作用を有する farnassen の両者が一緒になって湿疹に効く[50]．なかでも α-bisabolol を含有する種類が最も効果があると考えられている[51]．ローマン・カモミールにも抗炎症作用があり[49]，精油の色もジャーマン・カモミールのように青黒くなく香りも刺激性が少ない．

皮膚科領域で汎用されるティーツリーオイルではニキビ，水虫，真菌症などで治療効果が検討されている．Bassett ら（1990）は，5％の精油を含有するオイルをニキビの部位に塗った場合，ニキビ治療薬である benzoylperoxide（5％）を塗布した場合に比較してより有効であったと報告している[52]．しかし，プラセボ効果についての検討はなされていない．Tong ら（1992）は，10％のティーツリーオイル（ゲル）による水虫の掻痒に対する有効性を水虫治療である tolnaftate（100％）と無作為割り振り実験で，比較して確認した[53]．また，Buck ら（1994）は，爪の真菌症の治療効果をティーツリーオイルと抗真菌薬の clotrimazole とで比較し，6か月治療後の真菌の陰性化は前者で18％，後者で11％で統計的に有意差があるとはいえなかったと報告している[54]．しかし，これもプラセボ効果をみるための対照が設定されていない実験であった．

ヘルペス（Herpes simplex I 型および II 型）については，水疱ができる前兆のヒリヒリする段階で精油を塗ると水疱を予防できる，あるいはまた，水疱が出現したあとでも精油を塗ると痛みがやわらぐといわれている．実際に培養実験でヘルペスウイルスに作用を示したのは，ジュニパー（Juniperus communis），レモンバウム（Melissa officinalis），バイロウレル（Laurus nobilis），ユーカリ（Eucalyptus globulus），クベブス（Piper cubaba），ローズマリー（Rosmarinus officinalis）などである[55]（表4.5参照）．レモンバウムについては，1964年に Mayo クリニックでニワトリの胎芽に植え込んだ単純性ヘルペスに対する抗ウイルス作用がすでに報告されている[56]．またレモンバウムの乾燥粉末入りクリームを1日数回塗ったところ50％でヘルペスの症状が緩和したとの成績もある[57]．またこれ

表 4.5 ヘルペスウイルスに対して有効な精油リスト[55]

ジュニパー（*Juniperus communis*）
レモンバウム（*Melissa officinalis*）
バイロウレル（*Laurus nobilis*）
ユーカリ（*Eucalyptus globulus*）
クベブス（*Piper cubaba*）
ローズマリー（*Rosmarinus officinalis*）

ら以外にも，たとえばクローブ（*Syzygium eromatica*）の芽のタンニン成分に抗ウイルス作用がみられたとの報告もある[58]．いずれにしても精油の抗ウイルス作用に加えて，それを局所に塗布することによるリラックス効果や痛みの緩和作用も症状の改善につながるものと考えられる．

イギリスの国民保健サービスのもとで，Barker(1994)はニアオリー（*Malaleuca viridiflora*），レモン（*Citrus limon*），ティーツリー（*Melaleuca alternifolia CT terpineol*），グレープフルーツ（*Citrus paradisi*）などの精油を水に落とし，これを傷に塗る刺激療法で皮膚治療を行っている[59]．放射線治療後の皮膚火傷（皮膚炎，紅斑，痛み）の治癒を促進するためにも各種のキャリアオイルや精油が使用されている．キャリアオイルとしてはタマヌ（*Calophyllum imophyllum*，皮膚の回復に有効），ローズヒップ（*Rosa rubiginosa*，皮膚の脱水症に有効），アロエゲル（*Aloe badenisi*，深部熱火傷の48時間以内処置で火傷を2度以内に軽症化，瘢痕を残さず治癒）などがそれぞれの目的にそって選ばれる．精油としては，ラベンダー（*Lavandula angustilia*），ジャーマン・カモミール（*Matricaria recaria recutitia*），ローマン・カモミール（*Chamaemelum nobile*）単独またはこれらの内2種を半々に混ぜたものをキャリアオイルに溶かして使用している．またゴトコラ（*Centella asistica*，特に潰瘍に有効）コムフレ（*Symphytum officinale*，皮膚状態の改善）などは浸透性の高いキャリアオイルに溶かして使用している[60]．

これらの特異的な作用の他に一般的なものとして，トゥルーラベンダー（*Lavandula angustifolia*）の瘢痕形成抑制や細胞の保護作用[61]，またジャーマンカモミール（*Matricaria recutitai*）の皮膚の傷の治癒促進作用が報告されている[62]．

(4) 内科的治療領域（呼吸，循環，消化，泌尿器の各系）

呼吸器系に対する精油の吸入療法の有効性が急性気管支炎および喘息を含む慢

性閉塞性呼吸器疾患で検討されている．たとえば，前者では商品名 Vicks Vapo Rub 吸入剤（ユーカリ，メントール，カンファーそしてターペンチンの各精油を含有）を急性気管支炎患者に使用した後 70 分追跡したところ症状の軽減や皮膚温上昇がみられたことを示す無作為割り振り実験がある[63]．また，カモミールの吸入により感冒症状の改善がみられ，その程度は使用した精油の量に比例していたという報告，あるいは喫煙者に感冒時カモミール吸入を実施して肺活量が増加したことを示す成績などもある[63]．慢性閉塞性呼吸器疾患では，カンファー，ユーカリ，メントールそして 2 種類のパイン（*Pinus silvestris* と *Pinus pumilia*）などの精油の胸部や背部への塗布を 1～2 週間続けることにより，呼吸機能や喘鳴，呼吸困難，咳などの症状の改善がダブルブラインド実験でみられたとの報告がある[64]．しかしながら，ぜん息の精油吸入法は効果がみられなかったとの報告も多くあり，全体として呼吸器系に対する吸入療法の効果はまだ確定的ではない．

最近のヒトの吸入実験で，ラベンダーは収縮期血圧を一時的に低下させる作用を有し，一方，ローズマリーは収縮期および拡張期血圧を一時的に上昇する作用を有することが示されている[65]．同様にヒトの吸入実験で，イランイラン（*Camanga odorata*）にも，収縮期および拡張期血圧低下させる作用が認められている[66]．また，ペパーミントも刺激作用を有するが，スペインの天然産の *Mentha rotundifolia* と *Mentha longifolia* にはネズミの実験において鎮静作用およびバルビタール系睡眠剤の作用を増強するという成績がある[67]．なおペパーミントは香りが強いので長時間の使用には適さない[68]．また，抗不整脈剤使用中の患者がメントール香料タバコやペパーミント菓子で心房細動が誘発されたとの報告[69]もあるので注意が必要である．

消化器系に対しては経口によるアロマセラピーが行われている．一般に過敏性大腸炎症候群，胆石，便秘などで有効とするものが多い．過敏性大腸炎症候群に対しては 0.2 ml のペパーミント精油を食事の前に 1 日 3 回経口投与するが，その効果はペパーミント精油の主成分であるメントールが平滑筋へのカルシウム流入を抑制することによると考えられている[69]．また，大腸ファイバーの際の腸管の痙攣を抑えるためにもこのペパーミントが使用されている[70]．胆石に関しては，Rowachol（オリーブ中に menyhol, menthone, pinene, forneol, camphene, eucalyptol 含有）が胆汁の分泌を促す作用があり[71]，その成分であるユーカリプ

トールが試験管内で胆石の溶解作用を示したとの報告がある[72]．便秘に対しては，個人の好みにあった精油を選択し，それを腹部に2滴くらい落としてから，上行結腸にそって上昇しながら腹部をさすり，横行結腸そして下行結腸に沿って下がっていく方法を1日5回位行うことが勧められている．一般的に，ブラックペパー（*Piper nigrum*），ジンジャー（*Zinguber officinale*），フェンネル（*Foeniculum vulare*），マジョラム（*Orignum majorama*），グレープフルーツ（*Citrus paradisi*）などが使用される[73]．

尿管結石に対するRowatinex（オリーブ油中にpinene, camphene, borneol, anerthol, fenchone, eucalyptol含有）の効果を急性結石疼痛で緊急入院した82人の患者を無作為に2群に割り振って実験したところ，結石の消失はRowatinex投与群で81%，プラセボ群で59%であり，この差は有意であったという[74]．

(5) 代謝・内分泌系領域（高コレステロール血症，糖尿病）

コレステロールについてはElsonら（1989）が高コレステロール血症の患者に1日140mg以上のレモングラス精油を投与し，その一部に血清コレステロールの低下がみられた成績を示している[75]．

ゼラニウムに抗糖尿病作用のあること[76]，またイランイランが糖尿病患者に有用であることが報告されている[77]．なお，ローズマリー（*Rosmarinus officinalis*）には血糖値上昇やインスリン反応抑制作用があるので糖尿病患者には使用をひかえる[78]．

(6) 関節炎・リウマチ性疾患

変形性関節炎の痛みに対する治療には，局部を温めて血行を促進したり，また鎮痛作用のある精油が伝統的に使用されたりしている．

リウマチ性関節炎に対して抗炎症作用や鎮痛作用を有する精油が使用されている．抗炎症作用を示すものとしては，bisanolとchamazuleneの抗炎症作用によるジャーマン・カモミール（Matriceria recutitia）[79]，ローズマリー（*Rosmarinus officinalis CT borrneol*）やユーカリ（*Eucalyptus globulus*）などがある[80]．ただしローズマリーには昇圧作用があるので血圧がかなり高いリウマチ性関節炎の患者には使用を避ける．鎮痛作用を目的に使用される精油としては，ラベン

ダー（*Lavandula angustifolia*），テルペンの1種である myrcene の鎮痛作用によるとされる西インドレモングラス（*Cymbopogon citrates*）[81]，そしてペパーミント（*Mentha piperita*）[82]，などがある．なお，変形性関節炎の場合は，一般に局部を温めると症状の軽快することが多いのに対して，リウマチ性関節炎では冷やした方がよい場合が多い．もちろんその反対のこともある．温めることを目的とする場合に使用する精油としてはブラックペパー（*Piper nigrum*）やショウガ（*Zingiber officinale*）が伝統的に使用されている．

(7) 歯科・口腔領域

天然のメントール（menthol），ユーカリプトール（eucalyptol）およびチモール（tymol）を含むうがい薬の Listerine（Warner-Lambert 社製）については，プラークと歯肉炎の有意な減少をもたらしたとの報告がある[83,84]．この効果はこれらの精油の抗菌作用と考えられている．ただし，歯肉炎に比較してプラークの場合には精油が歯とプラークとの間に十分に浸透した際にのみ効果があったという．また，Moran ら（1992）はオイゲノール（eugenol），チモール（tymol），カモミール（camomile）および没薬（myrrh）を含むうがい薬がプラークの再発に対して偽薬より有効であることを示した[85]．この作用は広範囲の微生物に作用し，グラム陽性菌には低濃度でも迅速な殺菌作用を示し，手指・皮膚の消毒や手術部位，皮膚の創傷の消毒などに使用されるクロルヘキシジン液に次ぐ効果であった．ただし，しばしば粘膜びらんの副作用を引き起こすので注意を要する．

(8) 産科・婦人科領域

アロマセラピーは生理痛，更年期症状，心理的不安感などの緩和にもよく使われる．たとえば，イブニングプリムローズの精油（Evening primrose oil）は，重度の月経前緊張症を持つ患者たちの間で，最も効果的な治療方法の1つとされている[86]．また，出産時における精油の使用に関しての Burns ら（2000）の調査によれば，出産中の婦人に対して疼痛，不安感および嘔吐感の緩和，また陣痛の強化を目的としてアロマセラピーを施術したところ，50％以上の婦人がアロマセラピーは効果的であると回答しており，14％の婦人で効果なしと回答していた．また，出産中に共通してみられる頭痛，嘔吐感，皮膚の痒みを含む副作用

は，1％と低かった[34]．この臨床研究では，ローズ，ラベンダー，ジャスミンなど10種類の精油が有効であったという．ところで，*Candida albicans*は膣感染症を引き起こす代表的な真菌であるが[87]，このカンジダ症に有効なティーツリー（Tea tree）[88]は，*Melaleuca, Leptospermum, Kunzea, Baeckea*の各植物の総称であり，この中で治療上有効なものは，*Melaleuca alternifolia*であることに注意すべきである[88]．また，月経前症候群や更年期障害についてもアロマセラピーが適用されている．フェンネル（*Faeniculum vulgare*）やクレイセージ（*Salvia sclarea*）は女性ホルモン様作用を有し，スコットパイン（*Pinus sylvestris*）や没薬（*Commiphora myrrha*）もそのホルモン作用を期待して使用される．月経前症候群では，エストロジェンとのバランス上，レモングラス，レモンバウム，バーベナに含まれるアルデヒドのcitralがアンドロジェン作用を有するので症状改善のために使用されることもある[34]．更年期障害でもホルモン作用を有する精油が使用される．ほてりには顔面にローズ，イトスギ，クレイセージなどをスプレーし，盗汗には防臭作用のあるホルモン様成分を含有するイトスギが適しており，不眠にはリラックスおよび鎮静作用を有する精油やアンジェリカ（*Angelica angelica*）の根の有効性が報告されている[89]．ジャスミンは母乳の分泌を抑制する作用を有し，インド西部のケララ州ではその花（*Jasminum sambac*）を体にまとい使用しており，臨床実験でもこの方法が化学的な抑制剤であるBromocriptineと同程度の効果を示した[90]．また授乳マウスを使った動物実験でもその乳汁分泌抑制効果が確かめられている[91]．

4.6 アロマセラピーの森林セラピーへの導入

以上，アロマセラピーの歴史，方法，一般的適応とみてきた．アロマセラピーは，薬草医学と同様に長い歴史があり，精油の産地は地球の各地域に広がりを持っている．加えて伝統的な使用法に科学的な検証が加えられており，洗練された治療法として体系づけられつつある．しかしながら，アロマセラピーの森林セラピーへの導入にあたり，われわれが念頭におかなければならないのは，単に現代の洗練されたアロマセラピー体系を直接的に森林セラピーの施設内で活用するだけでなく，日本の各地域の森林が持っている特色・特性をアロマセラピーの応用的観

4.6 アロマセラピーの森林セラピーへの導入

点から十分に活用することであろう.

周知のごとく，日本列島は南北に広がり，気象学的にも亜熱帯から亜寒帯までを含むだけでなく，高山地帯の森林もあれば海岸地帯の森林もあるため，植物の生態もきわめて多様である．そこで，森林セラピーのできる日本各地の森林群は，その地域に独特な樹木や草花を生かした特色をもっており，われわれはそれをアロマセラピーの観点から応用できると考えられる．たとえば，先に述べたように伝統的に日本では，杉の葉や菖蒲，枇杷の葉などをお風呂に入れて芳香浴を行う五木八草による湯治風呂の習慣があった．これら，梅，桃，柳，桑，杉，槐（エンジュ），構（カジノキ），菖蒲（ショウブ），艾葉（ヨモギ），車前（オオバコ），荷葉（ハス），蒼耳（オナモミ），忍冬（スイカズラ），馬鞭（クマツヅラ），繁縷（ハコベ）などの草木は，日本各地の森林や果樹園，野原に共通にみられるので，森林セラピーにあたる施設内の芳香浴の湯治施設に使用できる（表4.6参照）.

また，地域特産の香草や薬草を使用した各地に独特な芳香浴を創造することもできよう．風光明媚な各地の森林は，川や海が望め，その新鮮な瀑流水が見事な音を立てて流れていることが多いが，そのような場所で芳香浴を味わうことは日常の繁忙から解放されて，リラクゼーションをはかるためにきわめて有効であろう．なお，森林セラピーの遊歩道の途中に，ヒノキなど，その地域特産の樹木・草花の精油をつくる工房および精油の販売所があってもよい．そこでは，芳香療法の専門家やその他の医療専門家が，精油の活用方法の説明や衛生・養生法を広めることもできよう．そうすることで，森林浴を満喫した人々は，自宅や職場などで日常に戻ってからも，用途に合わせてその森林からの芳香を使用することができ，健康増進を継続的に行う動機付けともなる．また，このように香木の間伐材や薬草からの精油精製所を適切な環境マネジメントのもとに創設するならば，各地域の美しい自然をそのままに活かした保養産業が振興してゆく一環となることも考えられる．

表4.6 芳香浴に用いられる五木八草[9]

五木	梅, 桃, 柳, 桑, 杉, または, 槐（エンジュ）, 柳, 桃, 桑, 構（カジノキ）
八草	菖蒲　ショウブ（サトイモ科）, 艾葉　ヨモギ（キク科）, 車前　オオバコ（オオバ科）, 荷葉　ハス（ヒツジグサ科）, 蒼耳　オナモミ（キク科）, 忍冬　スイカズラ（スイカズラ科）, 馬鞭　クマツヅラ（クマツヅラ科）, 繁縷　ハコベ（ナデシコ科）

このようにして，近代の工業化社会がもたらした，自然との隔絶感を回復することに，アロマセラピーが森林セラピーに導入される意義があると考えられる．また，森林が発する芳香に満たされながら散策をすることは，自然への回帰感を促進しながら，生命（いのち）のあること，死んでいくことの輪廻を感じ「我にかえる」契機になるかもしれない． [鏡森　定信・直井　明]

引用文献

1) Hotchkiss SAM et al. Percutaneous absorption of benzylacetate through rat skin in vitro 2. Effect of vehicle and occlusion. Food and Chemical Toxicology, **30**：145-153, 1992.
2) Franz TJ. Percutananeous absorption on the relevance of in vitro data. J Investigative Dermatology, **64**：190-195, 1975.
3) Valette G and Cavier R. Absorption percetanée et constitution chimique. Cas des hydrocarbire des alcoolset des eters. Arch Int Pharmacodyn Ther, **97**：232-243, 1954.
4) Weiley J, Moleyar V and Narasimham P. Antibacterial activity of essential oil components. Int J Food Microbiology, **16**：337-342, 1992.
5) Wilkinson S et al. An evaluation of aromatherapy massage in palliative care. Palliative Medicine, **13**：409-417, 1999.
6) Soden K et al. A randomized controlled trial of aromatherapy massage in a hospice setting. Palliative Medicine, **18**：87-92, 2004.
7) Lewis WH and Elvin-Lewis MRF. Medical Botany, 1977.
8) 宮島成江，森谷　潔，阿岸祐幸．心拍応答と気分の指標から見たラベンダー入浴のリラクセーション効果．日本生気象学会雑誌，**34**：131-138, 1997.
9) 小根山隆祥．日本人とおふろ．in：矢数道明先生喜寿記念文集，pp. 333-334, 温知会, 1983.
10) 中島敏博，清原壽一．緑葉が発する「みどりの香り」の生理作用．日本生気象学会雑誌，**39**：S73, 2002.
11) 山岡貞夫，富田晃代，渡辺和人．緑の香り及びテルペン類の生理作用－無処置動物による検討．日本生気象学会雑誌，**39**：S57, 2002.
12) 笹部哲也，小林真之．みどりの香りによって賦活される脳領域の同定：PET 研究．歯科基礎医学会誌，**44**：491, 2002.
13) 鈴木正治，青木太郎．葉油揮発成分の運動後の血圧への影響について．木材学会誌，**40**：1243-1250, 1994.
14) 宮崎良文，本橋　豊，小林茂雄．精油の吸入による気分の変化（第2報）－血圧，脈搏，R-R 間隔，作業能率，官能評価，感情プロフィール検査に及ぼす影響．木材学会誌，**38**：

909-913, 1992.
15) 宮崎良文, 島上和則, 小林茂雄. 異なる濃度のタイワンヒノキ材油の吸入が自律神経反射と作業能率に及ぼす影響. 感情心理学研究, **1**: 75-81, 1994.
16) 安田恭子, 亀井 宗, 杉本助男. 飲料の快適度と脳波. 生理心理, **20**: 106, 2002.
17) 宮崎良文, 谷田貝光克, 小林茂雄. 精油ならびに精油成分の官能評価. 木材学会誌, **39**: 843-848, 1993.
18) 細井純一ほか. 香りのストレス緩和効果の血中および唾液中コルチゾールを指標とした評価. 自律神経, **39**: 260-264, 2002.
19) 森谷 潔ほか. カモミール茶摂取による自律神経機能と感情指標の変化－青年男性における検討－. バイオフィードバック研究, **28**: 61-70, 2001.
20) 韓在都, 内山明彦. 香りによる臭覚刺激が生体に及ぼす影響－精神生理学的検討－. J Intl Soc Life Info Sci, **20**: 592-593, 2002.
21) Motomura N, Sakurai A and Yotsuya Y. Reduction of mental stress with lavender odorant. Perceptual and Motor Skills, **93**: 713-718, 2001.
22) Haze S, Sakai K and Gozu Y. Effects of Fragrance Inhalation on Sympathetic Activity in Normal Adults. Jpn J Pharmacol, **90**: 247-253, 2002.
23) Saeki Y and Shiohara M. Physiological effects of inhaling fragrances. Int J Aromatherapy, **11**: 118-125, 2001.
24) Nelson R. *In vitro* activities of fire plant essential oils against methicillin-resistant *Staphylococcus aureus* and vancomycin-resistant *Entericoccus faecium*. J Antimicrobial Chemotherapy, **40**: 305-306, 1997.
25) Dorman H and Deans S. Antimicrobial agents from plant: Antibacterial activity of plant volatile oils. J Applied Microbiology, **88**: 308-316, 2000.
26) Deans S and Ritchie G. Antibacterial properties of plant essential oils. Int J Food Microbiology, **5**: 165-180, 1987.
27) Deans S and Svoboda K. Antibacterial activities of French tarragon (*Artemisia dracunculs*) essential oil and its constituents during ontogeny. J Horticultual Science, **63**: 503-508, 1988.
28) Zakarya D, Fkih-Tetouani S and Hajji F. Antimicrobial activity of twenty-one *Eucalyptus* essential oils. Fitoterapia, **64**: 319-331, 1993.
29) Tisserand R. Lavender beats benzodiazepines. Int J Aromatherapy, **1**: 1-2, 1988.
30) Sheppard-Hangar S. Aromatherapy Practitioner Reference Manual, vol. II, Atlantic School of Aromatherapy, 1995.
31) King P. An insomnia study using Origanum majorana and Chamomelum nobile. unpublished dissertation, RJ Buckle Associates, 2001.
32) Isabel M, Carvalho-Freitas and Costa M. Anxiolytic and sedative effects of extracts and

essential oil from citrus aurantium L. Biol Pharm Bulletin, **25** : 1629-1633, 2002.
33) Tisserand R and Balacs T. Essential oil safety, Churchill Livingestone, 1995.
34) Burns E *et al*. An investigation into the use of aromatherapy in intrapartum midwifery practice. J Alternative Complementary Medicine, **6** : 141-147, 2000.
35) Price S. The aromatherapy workbook, Thorsons, 1993.
36) Hardy M, Kirk-Smith MD and Stretch DD. Replacement of drug treatment for insomnia by ambient odour (letter). Lancet, **346** : 701, 1995.
37) Henry J. Dementia : Aroma groups improve the quality of life in Alzheimer's disease. Int J Aromatherepy, **5** : 27-29, 1993.
38) Michell S. Dementia : aromatherapy's effectiveness in disorders associated with dementia. Int J Aromatherapy, **3** : 20-23, 1993.
39) Rose JE and Behm, FM. Inhalation of vapor from black pepper extract reduces smoking withdrawal symptoms. Drug and Alcohol Dependence, **34** : 225-229, 1994.
40) Arnold L. The use of aromatherapy and essential oils in palliative care : risk versus research. Positive Health, Aug/Sept, 32-34, 1995.
41) Thorgrimsen L *et al*. Aromatherapy for dementia (Cochrane Review) (2003). In : The Cochrane library, issue 3, John Wiley & Sons, 2004.
42) Redd WH *et al*. Fragrance administration to reduce anxiety during MR Imaging. JMRI, **4** : 623-626, 1994.
43) Perry N *et al*. Salvia for dementia therapy : review of pharmacological activity and pilot tolerability clinical trial. Pharmacology, Biochemistry and Behavior, **75** : 651-659, 2003.
44) Komori T *et al*. Effects of Citrus fragrance on immune function and depressive states. Neuroimmunomodulation, **2** : 174-180, 1995.
45) Ballard CG *et al*. Aromatherapy as a safe and effective treatment for the management of agitation in severe dementia : The results of a double-blind, placebo-controlled trial with Melissa. J Clin Psychiatry, **63** : 7, 2001.
46) Dunn C, Sleep, J and Collett, D. Sensing an improvement : an experimental study to evaluate the use of aromatherapy, massage and periods of rest in an intensive care unit. J Adv Nurs, **21** : 34-40, 1995.
47) Stevensen C. The psychophysiological effects of aromatherapy massage following cardiac surgery. Comp Ther Med, **2** : 27-35, 1994.
48) Wikinson N. Aromatherapy and massage in palliative care. Int J Palliative Nurs, **1** : 21-30, 1995.
49) Mille S. Out of the earth, Viking Arobana, 1991.
50) Carle R and Gomaak K. The medicinal use of *Matricaria fols*. British J Phytotherapy, **2** : 147-153, 1992.

51) Rossi T, Melegari M and Blanchi A. Sedative, anti-inflammatory and anti-diuretic effects induced in rats by essential oils of rarieties of *Anthemis nobilisi* in comparative study. Pharmacological Research Communications, **20** : 71-74, 1988.
52) Bassett I, Pannowitz DL and Barmetson RS. A Comparative study of tea-tree oil versus benzoylperoxide in the treatment of acne. Med J Aust, **153** : 455-458, 1990.
53) Tong MM., Altman PA and Barnetson RS. Tea tree oil in the treatment of tinea pedis. Australias J Dermatol, **33** : 145-149, 1992.
54) Buck DS, Nidorf DM and Affino JG. Comparison of two topical preparations for the treatment of onychomycosis : *Melaleuca alternifolia* (tea tree) oil and clotrimazole. J Fam Practice, **38** : 601-605, 1994.
55) May VC and Willuhn G. Antivirale wirkung waβriger pflanzenextrakte in gewebekulturen. Arzneimittel-Forchung (Aulendorf), **28** : 1-7, 1978.
56) Cohen RA *et al*. Antiviral activity of Melissa officinalis (lemon balm) extract. Proceedings of the Society for Experimental Biology and Medicine, **117** : 431-434, 1964.
57) Wobling RH and Leonhard K. Local therapy of herpes simplex with dried extract from *Melissa officinalis*. Phythmedicine, **1** : 25-31, 1994.
58) Takechi M *et al*. Structure and anti-herpetic activity among the tannins. Phytochemistry, **24** : 2245-2250, 1985.
59) Barker A. Pressure sores. Aromatherapy Quarterly, **44** : 7-10, 1994.
60) Rovath B. Burns and aloe vera. Industrial Medicine and Surgery, **28** : 364-368, 1959.
61) Tisserand R. The book that launched aromatherapy. Int J aromatherapy, **4** : 20-22, 1992.
62) Hitchin D. Wound care and the aromatherapist. J Tissue Viability, **3** : 56-57, 1993.
63) Saller R *et al*. Does dependency of symptomatic relief of complaints by chamomile steam inhalation in patients with common cold. Eur J Pharm, **183** : 728-729, 1990.
64) Linsenmann P and Swonoda M. Therapeutische wirksamkeit atherischer öle bei ehronisch-obestruktive bronchitis. Therapiewoche, **36** : 1162-1166, 1986.
65) Saeki Y and Shihora M. Physiological effects of inhaling fragrances. Int J Aromatherapy, **11** : 118-125, 2001.
66) Freund D. Does ylang ylang inhalation have a hypotension? Unpublished disertation, RJ Buckle Associates, 1999.
67) Raya P, Utrilla MP and Navaro MC. CNS activity of Mentha rotundifolia and Mentha longifolia essential oils in mice and rats. Phytotherapy Research, **4** : 232-235, 1990.
68) Thomas JG. Peppermint fibrillation. Lancet, **27** : 222-223, 1962.
69) Hawthorn M *et al*. The actions of peppermint oil and menthol on calcium channel dependent processes in intestinal, neuronal and cardiac preparations. Aliment. Pharmacol Ther, **2** : 108-118, 1988.

70) Leicester RJ and Hunt, RH. Peppermint oil to reduce colonic spasm during endoscopy. Lancet, **ii**: 989, 1982.
71) Ellis WR et al. Pilot study of combination treatment for gallstones with medium dose chenodecycholic acid a terpene preparation. Br Med J, **289**: 153-156, 1984.
72) Leuschner U et al. Methyl-tert-butyl-ether (MTBE) treatment of cholesterol stones; toxicity and dissolution of stone debris. Gastroenterology, **92**: 1750, 1987.
73) Barker A. Bowel care. Aromatherapy Quarterly, **44**: 7-10, 1995.
74) Engelstein D, Kahan E and Servadio C. Rowatinex for the treatment of ureterolithiasis. J Urologie, **98**: 98-100, 1992.
75) Elson CE et al. Impact of lemongrass oil, an essential oil, on serum cholesterol. Lipids, **24**: 677-679, 1989.
76) Valent J. The practice of arromatherapy, Saffron Walden, 1980.
77) Price S. Aromatherapy for the health professional. Chrchill Livingstone, 1995.
78) Al-Hader AA and Hasan ZA. Hyperglycemic and insulin release inhibitory effects of Rosmarinus officinalis. J Ethnopharmacology, **1**: 112-117, 1994.
79) Tubaro A, Zilli C and Redaeli C. Evaluation of anti-inflammatory activity of a chamomile extract topical application. Planta Medica, **50**: 147-153, 1984.
80) Mascolo N et al. Biological screening of Italian medicinal plants for anti-inflammatory activity. Phytotherapy Research, **1**: 28-31, 1987.
81) Lorenzetti B et al. Myrcene mimics peripheral analgesic activity of lemongrass tea. Ethnopharmacology, **34**: 43-48, 1991.
82) Gobel H, Schmidt G and Soyka D. Effect of peppermuint and eucalytus oil preparations on neurophysiological and experimental algesimetric headache parameters. Cephalogia, **14**: 228-234, 1994.
83) Fornell J, Sundin Y and Lindhe J. Effect of Listerine on dental plaque and gingivitis. Scand J Dent Res, **83**: 18-23, 1975.
84) Gordon JM, Lamster IB and Seiger MC. Efficacy of Listerine anti-septic in inhibiting the development of plaque and gingivitis. J Clin Periodontol, **12**: 697-704, 1985.
85) Moran J, Addy M and Roberts S. A comparison of natural product, triclosan and chlorhexidine mouthrinses on 4 day plague regrowth. J Clin Periodontal, **19**: 578-582, 1992.
86) Hardy M. Herbs of special interest to women. J Am Pharm Assoc, **40**: 234-242, 2000.
87) Belaiche P. Treatment of vaginal infections of *Candide albicans* with essential oil of *Melaleuca alternifolia*. Phytotherapie, **15**: 13-15, 1985.
88) Guenther E. The Essential Oils, Krieger Publishing, 1972.
89) Duke J. Handbook of Medicinal Herbs, CRC Press, 1985.

90) Shirivastav R et al. Suppression of puerperal lactation using jasmine flowers (*Jasminum sambac*). Australia and New Zealand Journal of Obstetrics and Gynecology, **28** : 68-71, 1988.
91) Abraham M, Devi NS and Sheela R. Inhibiting effect of jasmine flowers on lactation. Indian Journal of Medical Research, **69** : 88-92, 1979.

コラム 2
森林の音セラピー

1. 音楽療法の効果

　聴覚刺激によるセラピーについての研究は心身医学領域を主体とする音楽療法を機軸に展開されてきたが，森林の音がもたらす癒しについて考えるにあたり，医学分野における近年の研究動向について触れてみる．

　音楽が人の病や苦しみを和らげることは遠い昔から体験的に知られており，世界中で特有の用い方がされてきたが，音楽の効果に関する科学的取り組みの歴史は新しい．音楽を医学臨床に活かす技術の習得機関がアメリカにはじめて誕生したのは20世紀半ばのことである．以来，音楽療法の体系的な研究がなされるようになってきた．

　Lipe（2002）は精神保健医療分野における精神性と健康の関わりに着目し，MEDLINE, CINAHL, PsycInfo ならびに CAN Citation Index を使って電子検索を行い，1973～2000年に刊行された52の関連文献をもとに総説としてまとめている[1]．この中の文献内容は，体験談的なもの，事例研究，臨床的なものと多岐にわたっているが，約8割は1990年以降に発表されたもので，社会全体としても，医療の場においても，音楽療法の精神面に及ぼす影響や治癒への効果に対する興味が増大する傾向を示している．この論文においては，要約として，52の文献中に示されている音楽の個々人にもたらす効果として，希望や目的などの抽象的概念が具体化され成長や治癒に展開し，想像，新生，自己実現などへの方法を導くこと，より安全な環境下で開放感を体感でき，個々人の在るべきより深い内的状態に近づき，体験と意識の統合を促すこと，さらに個人と神のコミュニケーションの道を開くこと，心地よさ，安心感ならびに解放感を与えることなどを挙げている．

　また，筒井（2002）はわが国における音楽療法の歴史と発展について概説し，心身医学の立場から，音楽療法の目的として，治療者と患者の関係の円滑化とコ

ミュニケーションの促進,言語化の促進,怒りや攻撃性などの情動反応の緩和,社会適応へ向かうための健全な自我の促進を挙げ,心身のリラクゼーションを目的に音楽と緊張感緩和療法との併用が多用されていることを述べている[2].

音楽療法の臨床の場におけるストレス緩和や苦痛緩和の研究事例についてもいくつか発表されている.別所ら(2002)は心臓カテーテル検査中の患者に対し音楽療法を行い,質問紙法によってリラクゼーション効果を調べ,心臓カテーテル検査をはじめて受ける患者群に音楽を流すことによる緊張の緩和,検査時間の短時間自覚感が確認できたことを報じている[3].

音楽が人の精神性や健康に寄与する効用は確かであり,音楽療法の意義について改めて論ずることは不要であると思われるが,音楽聴取は人に対してどのような変化をもたらすのだろうか.Lipeも総説のまとめで,事例的な報告に対し検証や詳細な調査の必要性を提言している.

2. 音楽療法の評価

医療分野における音楽療法の検証例はPubMedならびに医学中央雑誌による検索では現時点で多いとはいえない現状である.板東ら(2002)は音楽療法の評価に関し,心理学的見地から交流分析,エゴグラム(TEG),自己評価式抑うつ尺度(SDS),気分状態プロフィールテスト(POMS)などの検査法について詳述しており[4~6],活用の場の広範さと患者の有用な情報源となる利点を認めた.

最近になって,このような自己申告を主とした手法から,人の生理的変化を客観的かつ科学的に追究する手法を用いた研究報告も見られるようになってきている.

Oohashiら(2000)はバリ島の伝統音楽であるガムランを用い,可聴範囲を超えた20kHz以上の高周波コンポーネントを含む音がヒトの脳活動に及ぼす効果について,脳波計測と脳磁計(PET)により明らかにしている.可聴標準を超えた高周波複合音に対する反応として,後頭部α波パワースペクトルの増加とPETによる脳活動ならびに局所脳血流量(rCBF)の脳幹および左視床で顕著な増加を確認し,主観評価においても心地よさが感じられたと報じている[7].

また,上田ら(2002)は同様に局所脳血流量(rCBF)の変化に着目し,音

楽による痛みの緩和についての研究発表を行っている．痛みの単独刺激は脳内の広範囲で血流の増加が見られたが，Western pops 系音楽を聴取した場合は痛み刺激による脳賦活の一部増加が見られた一方で，Western classic 系音楽は右一次知覚野，右一次運動野の rCBF の減少と前頭前野，右視床，左一次知覚野における rCBF の増加の抑制を報じている[8]．

現在，音楽聴取に伴う生理応答変化を調べる方法は脳内応答計測が主流になってきている傾向であるが，生化学的指標を用いた研究も多い．その例として，音楽のジャンルによる心理的，身体的影響への違いに関する研究が田川ら（2002）によって報じられている．整形外科領域で同じ体動制限を受けている患者を対象に，クラシック音楽聴取群とロック音楽聴取群に対する受動的音楽療法を行い，心理的ストレス反応と血液中の細胞性免疫能を検討した．クラシック群はほとんどの症例において快感を感じ，空想，回想のため思考低下を認め，免疫能の指標である CD4/CD8 は音楽療法開始時より終了時に低値を示した．一方，ロック群は快−不快の個人差を呈し，空想，回想は認められず，CD4/CD8 には個人差があり，快感を感じた症例では終了時に低値を認めた[9]．

聴覚への刺激としての音に対する研究も行われており，大倉ら（2002）が総説を著している．病棟内で発生する音の中から看護者が発生させる音に対する生理応答変化の指標に血圧や心拍数などの自律神経活動を用い，不快音と心拍数の増加，血圧の上昇の関係について論じている[10]．

3. 自然環境由来の音に関する研究の現状

これまで示したように音楽がヒトにもたらす効用についての多様な研究例は見出されるが，自然環境由来の音が人の生理応答に及ぼす影響について報じた研究は非常に少ない．日本人の特質を語る際には，必ずといってよいほど自然の移ろいを愛でる感性について言及され，自然との共生から生まれた固有の文化について論じられることが多いにもかかわらず，自然由来の音がもたらす人の状態の変化については十分な研究がなされていない．

その一方で，ヒーリング，リラクゼーションというキーワードのもとに自然由来の音を収集した多様な CD が出回っている現状である．このような実態に着目し，著者らは音・音楽聴取に伴う生理応答変化を計測し，快適感や鎮静−覚醒感などの主観との相関について明らかにする研究を行ってきた．生理応答

変化を連続的、定量的にとらえることは、音・音楽聴取により現象として生じるリラクゼーションの効果を実証することであり、受動的な音・音楽療法への応用、医療現場などの多方面での応用を可能にしうるものと考えられる。以降に著者らが試みた研究事例を紹介する.

4. 森林の音がもたらす生理応答計測法

環境からの刺激を受け、人は感覚器を通して脳で「意味ある認知」をほぼ無意識的に行っている。著者らはこの一連の流れについて把握するために、生理応答変化を中枢神経活動と自律神経活動に着目して計測した[11～17]. 中枢神経活動の指標には近赤外線分光分析法による酸素化ヘモグロビンならびに脱酸素化ヘモグロビン動態を、自律神経活動の指標にはフィナプレス™法による収縮期血圧、拡張期血圧、脈拍を用いた.

音・音楽聴取によるリラクゼーションに着目した研究においては、計測は非侵襲的であること、計測時ストレスを可能な限り低減させること、リアルタイムな毎秒連続計測が可能であること、脳活動状態の計測が可能であることなどの条件を充たす必要があるが、特に近赤外線分光分析法はこれらの条件を充足しうる手法であった[18,19]. 同時にPOMSによる気分状態の把握ならびに快適感や鎮静感などの主観評価をSD法により実施し、傍証として用いた. 一連の実験においてはヘルシンキ宣言に則した対応を行った.

被験者は20代男子とした. 事前に被験者の幼少期からの音環境や音楽聴取習慣、好みの音楽ジャンルや音楽経歴、体調などを把握した. 計測は室温、相対湿度、騒音、照度、風向などを制御した人工気候室内で閉眼座位で行った. 聴取実験に用いた森林にまつわる音は、「せせらぎ音」「滝の音」「カッコウの鳴き声」「ウグイスの鳴き声」であった. 比較のためにラテンポップス系音楽ならびにクラシック音楽も併用した.

人の脳は活動に伴うエネルギー消費を行っており、その際に脳内酸素供給ならびに消費の増大を伴う. 近赤外線分光分析法を用いると、計測部位における脳表層の活動状態を経頭蓋的に透過する近赤外光によって把握することができる. 酸素との結合の有無により光学特性が変化するヘモグロビンを指標にして、吸収帯の吸光度変化を解析することで、脳内の活動状態を把握する方法である. 本実験においては、主として前頭前野の活動を測定していると考えられ

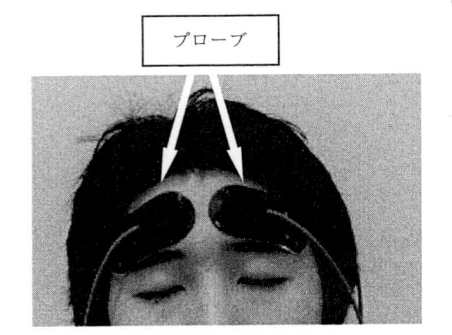

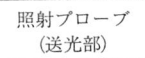

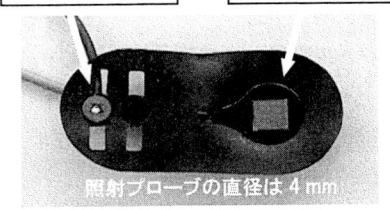

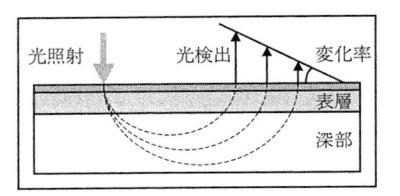

図 c2.1 近赤外線分光分析装置のプローブ

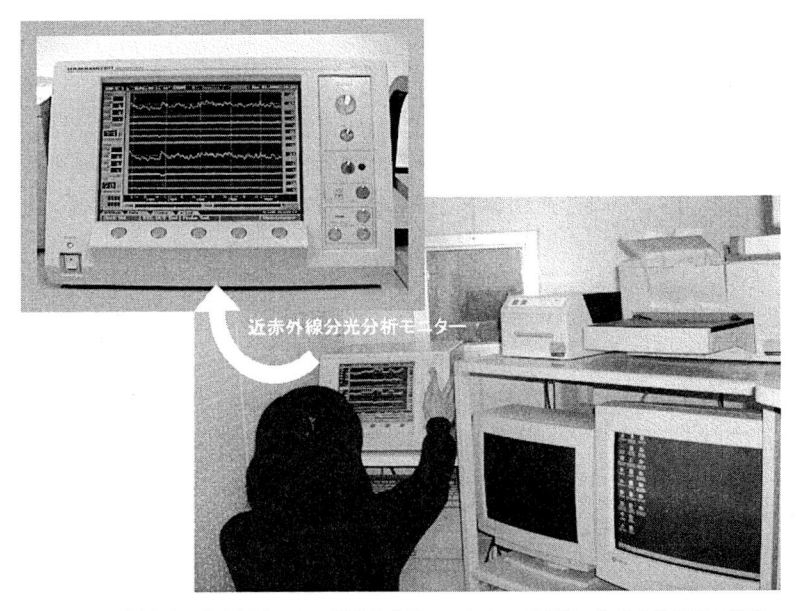

図 c2.2 近赤外線分光分析法による脳酸素代謝モニタリング実験における機器室の様子

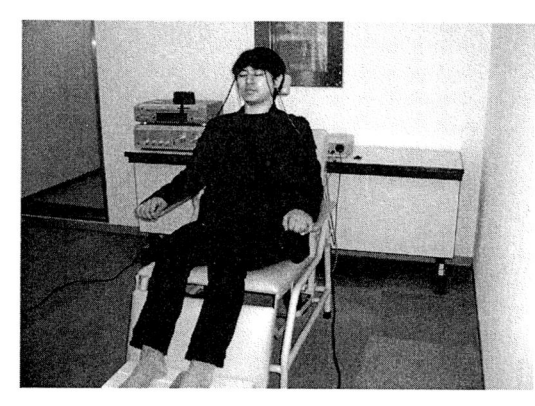

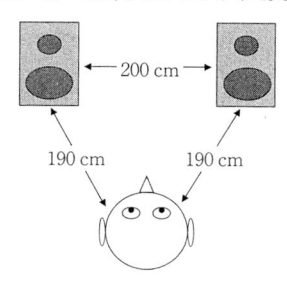

図 c2.3 音・音楽聴取過程の前頭部ヘモグロビン濃度計測実験の様子
人工気候室内は湿度24℃,相対湿度60%,照度40 lx,聴取は閉眼座位で実施.

ている.図c2.1〜c2.3に近赤外線分光分析装置のプローブ,モニタリング機器ならびに音・音楽聴取実験の様子を示した.

全被験者の秒単位での計測値の平均値を求め,課題遂行もしくは音・音楽聴取前10秒間の平均値に対するヘモグロビンの相対濃度変化を調べた.有意差検定はt検定により実施した.

5. 森林の音がもたらす生理応答と癒し効果

図c2.4に示すように暗算課題（2桁の数の加算）遂行過程の左前頭部酸素化ヘモグロビン濃度は課題を行うことによって有意に上昇し,脳血液量の増加を伴う活動状態が確認された.この傾向に前頭部の顕著な左右差は認められなかった.

一方,図c2.5には「滝の音」聴取過程のヘモグロビン動態を示したが,暗算課題遂行時と異なり,聴取時間の経過に伴って酸素化ヘモグロビン濃度が低下していくことが確認された.なお,無音の状態ではこのような動態は認められず,若干の上昇傾向にあった.同様に森にまつわる音として「せせらぎ音」を聴取した場合にも（図c2.6),聴取時間の経過に伴って酸素化ヘモグロビン濃度の低下傾向が認められたが（図c2.6左図）,主観評価において特に快適と回答した16名中の13名についてはその傾向が明瞭であった（図c2.6右図）.前頭部の酸素化ヘモグロビン濃度の低下の程度を毎秒平均値として求めた結

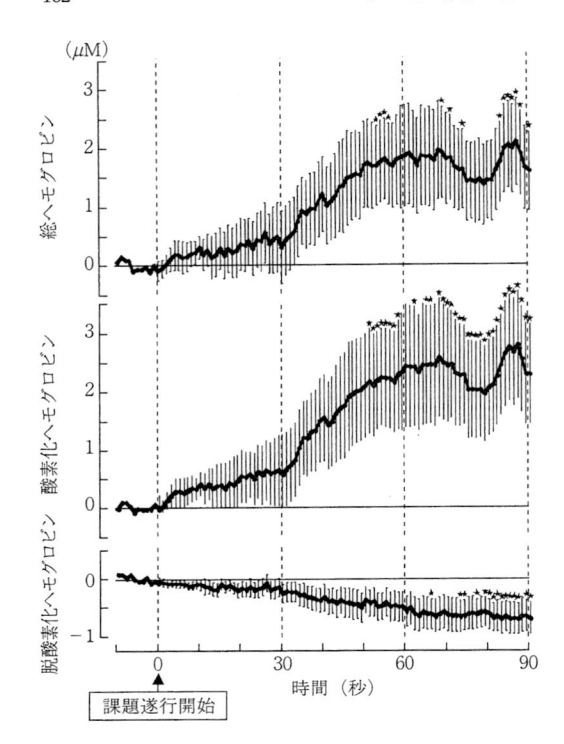

図 c2.4 暗算課題遂行時の脳血液動態（左前頭部）（文献[17]を改変）
$N=10$，ヘモグロビン濃度は前値（10秒間）に対する毎秒計測平均値±標準誤差の相対濃度変化を示す．★：$p<0.05$ で有意差あり．

果，滝の音＞ウグイスの鳴き声＞せせらぎ音＞カッコウの鳴き声となり，「滝の音」が最も低下程度が大きいことが分かった．この順は前頭部の鎮静状態をもたらす度合いを示し，リラクゼーションの程度と対応するものと考えられる．自律神経活動について調べた結果，これらの音の聴取過程においてはほぼ安定する傾向が認められた．楽に聴取できる感覚強度の音圧レベルに設定した音楽を閉眼座位で聴取している過程の生理応答計測も実施した．その結果，音楽のジャンルや曲趣を問わず，前頭部酸素化ヘモグロビン濃度の有意な低下が認められ，音楽聴取により前頭部の脳活動は鎮静的な状態になっていることが示唆された．酸素化ヘモグロビン濃度の変化の度合いと音楽聴後の主観評価の間に相関性が認められた．その一例としてラテンポップス系音楽聴取過程のヘモグロビン動態を図 c2.7 に示した．この楽曲を特に快適と感じた被験者は低下の程度が大きいことが確認され（図 c2.7 右図），音楽聴取に伴う快適感との関連が確認された．これらの傾向は曲趣が異なる楽曲においても認められた．また，酸素化ヘモグロビン濃度は楽曲の音楽組織的特徴と呼応して変化する傾向があ

図 c2.5 滝の音を聴取している過程の脳血液動態（左前頭部）（文献[17]を改変）
$N=13$, ヘモグロビン濃度は前値（10秒間）に対する毎秒計測平均値±標準誤差の相対濃度変化を示す．★★：$p<0.01$, ★：$p<0.05$ で有意差あり．

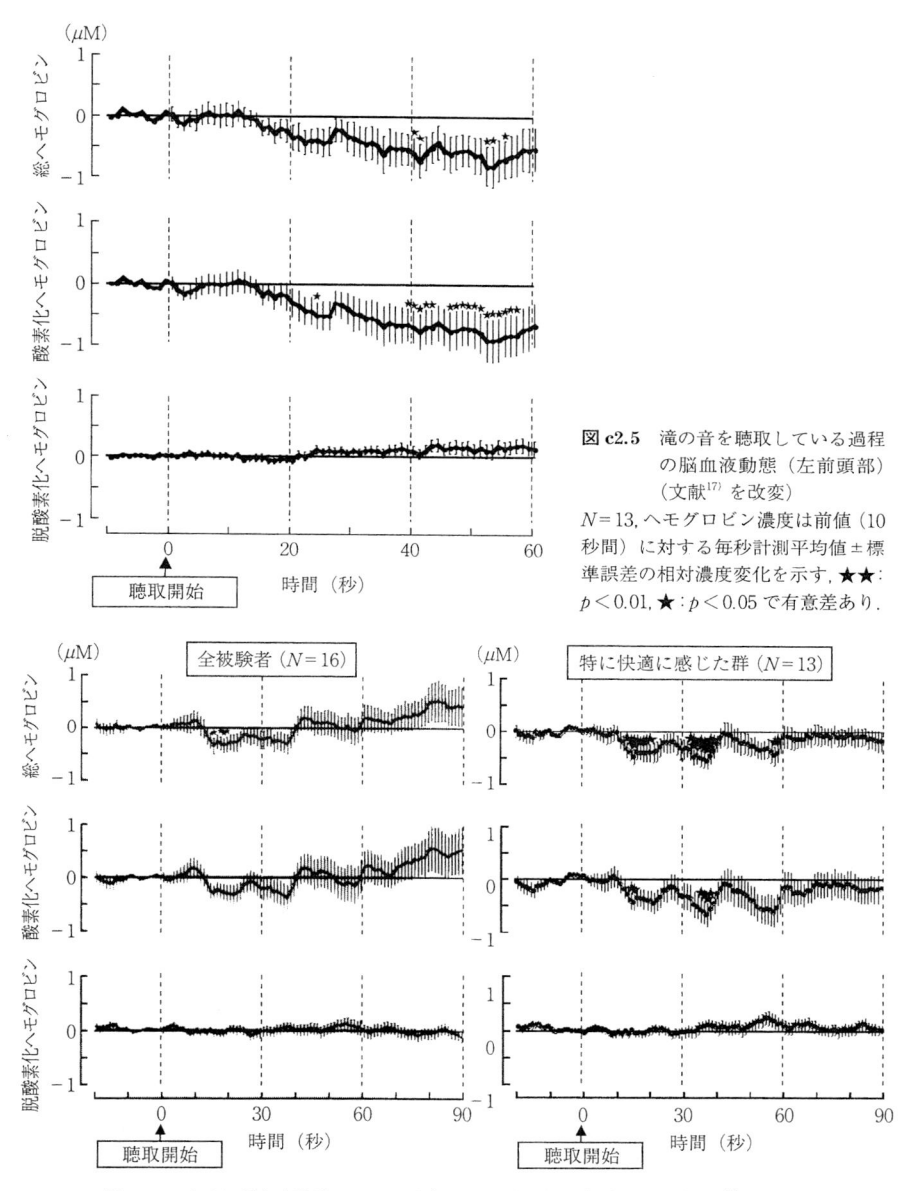

図 c2.6 せせらぎ音を聴取している過程の脳血液動態（左前頭部）（文献[11]を改変）
ヘモグロビン濃度は前値（10秒間）に対する毎秒計測平均値±標準誤差の相対濃度変化を示す．★★：$p<0.01$, ★：$p<0.05$ で有意差あり．

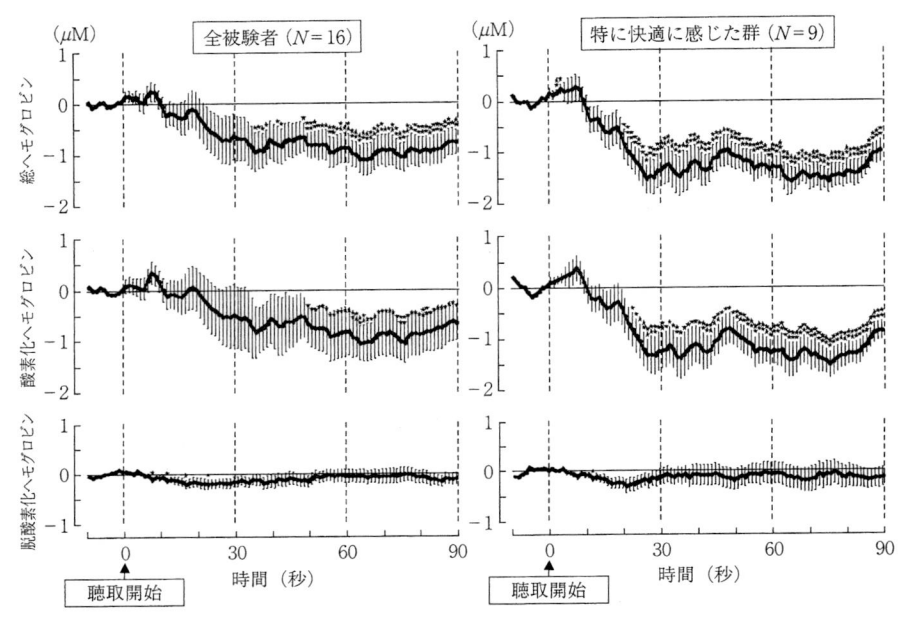

図 c2.7 ラテンポップス系音楽を聴取している過程の脳血液動態(左前頭部)(文献[11]を改変)
ヘモグロビン濃度は前値(10秒間)に対する毎秒計測平均値±標準誤差の相対濃度変化を示す.★★: $p<0.01$, ★: $p<0.05$ で有意差あり.

ることが認められ,その傾向は聴取楽曲を快適に感じた場合に顕著であった.近赤外線分光分析法は,音楽を聴取する過程における心の動きを捉えるための手法として有意義な役割を果たすものと考えられた.

　自然由来の森の音を聴取している過程でのヘモグロビンパターンには音楽聴取時ほどの酸素化ヘモグロビン濃度の低下は認められず,比較的安静な状態が保たれることが分かった.比較対照のために同年代の異性被験者や壮年期の被験者を対象に同様な実験を行ったところ,音楽聴取の場合は程度の差は大きくはなかったがヘモグロビン動態に性差や年代差が認められた.リラックスするためには曲趣やジャンルの選択が重要になることがうかがえた.「せせらぎ音」や音楽を聴取することによる気分状態への影響を調べた結果,「怒り-敵意」項目と「疲労」項目において有意な得点の減少が確認され,気分状態への良好な影響が認められた.「せせらぎ音」と異なり,音楽聴取の場合には,この変化に曲趣による差異があることが認められた.青年期には男女ともにポップス系音楽により,緊張-不安,抑うつ-落ち込み,怒り-敵意,疲労感,混乱の気

分状態を緩和させうるという結果が得られた．青年期男子においては，緩やかなテンポの楽曲を聴取した場合,気分状態の変化に顕著な個人差が認められた．受動的音楽療法における楽曲選択時は，年齢，嗜好音楽ジャンル，聴取時の気分状態等への配慮が大切になることが示唆された．壮年期の被験者の場合は緩やかなテンポの楽曲で気分状態が改善される傾向が認められた．

6. 自然の癒しの力

近赤外線分光分析法の結果を森林にまつわる音を聴取した場合と音楽聴取の場合で比較すると，前者は後者より前頭部の鎮静状態の程度が大きくないこと，すなわち無音の安静状態に近い鎮静状態をもたらすことが特徴的で，生理応答変化における性差や年代差さらには個人差が小さいことも特徴になることが分かった．POMSの結果からも同様の傾向が得られた．これらのことは，森の音の癒し効果を考える際に大切な視点となるものと考えられ，自然の癒しの力は人を選ばず，万人への賜物であることがうかがえた．

現代人はストレス社会の中で，過度の緊張や不安に悩まされ，精神的な疲労度も高い状態にあるとされる．前頭部の酸素化ヘモグロビン濃度は常に高めの水準にある．日常生活の場のみならず医療の現場においても，リラクゼーションやストレス緩和は重要なテーマであろう．森に入る機会をつくり，本稿で取り上げた森林の音に耳を傾けてみてはどうだろうか．森に入らぬまでも，森林の音を室内環境に取り込んでゆったりとした気分になってみることを勧めたい．照明をやや落とし，眼を閉じて，楽な姿勢で，適度な音量で森の音を享受してもらいたいものである．老若男女を問わず，人々の前頭部は鎮静化し，こころが癒されるはずである．多くの人々が森林の音の恩恵に浴することを願ってやまない．

[畠山　英子・宮崎　良文]

引用文献

1) Lipe AW. Beyond therapy : music, spirituality, and health in human experience : a review of literature. J Music Ther, **39** (3) : 209-240, 2002.
2) 筒井末春. 音楽療法の歴史と発展―心身医学の立場から. 心身医学, **42** (12) : 801-807, 2002.
3) 別所悦子ほか. 心臓カテーテル検査中の音楽を使用したリラクゼーションの有用性の確認. 医療, **56** (1) : 191, 2002.

4) 板東　浩, 天保英明, 松本晴子. 代替療法と音楽－音楽療法と心理学（No.1）. 内科専門医会誌, **14**（2）：165-168, 2002.
5) 板東　浩, 天保英明, 松本晴子. 代替療法と音楽－音楽療法と心理学（No.2）. 内科専門医会誌, **14**（3）：429-432, 2002.
6) 板東　浩, 天保英明, 松本晴子. 代替療法と音楽－音楽療法と心理学（No.3）. 内科専門医会誌, **14**（4）：623-627, 2002.
7) Oohashi T et al. Inaudible high-frequency sounds affect brain activity：hypersonic effect. J Neurophysiol, **83**（6）：3548-3558, 2000.
8) 上田　孝, 有川章治, 古賀さとみ. 音楽と香りを用いた痛みの緩和－癒しの脳内メカニズム－. 日本頭痛学会雑誌, **29**（1）：145, 2002.
9) 田川　泰ほか. クラシック音楽とロック音楽の相違による心理的ストレス反応と細胞性免疫能変化. 長崎大学医学部保健学科紀要, **15**（1）：89-94, 2002.
10) 大倉美穂, 黒田裕子. ケア技術のエビデンス－病床における音環境のエビデンス. 臨床看護, **28**（13）：1923-1932, 2002.
11) 鈴木雄一ほか. 聴覚刺激が脳血液量, 血圧, 主観評価に及ぼす影響. 日本生理人類学会誌, **4**（2）：36-37, 1999.
12) 畠山英子ほか. 音楽聴取による脳血液量等の生理応答変化. 日本生理人類学会誌, **5**（1）：62-63, 2000.
13) 山口政人ほか. 聴覚刺激が脳血液動態に及ぼす影響－NIRS計測を指標として－. 日本生理人類学会誌, **5**（2）：26-27, 2000.
14) 畠山英子, 竹内純子. 音楽聴取による気分状態の変化について. 東北福祉大学社会福祉研究室報, **11**：96-107, 2001.
15) 畠山英子, 宮崎良文. 生命科学を基礎とする感性と音楽環境の相関に関する研究－音楽聴取時の生理応答と快さに関する基礎的研究－. 東北福祉大学感性福祉研究所年報, **3**：89-94, 2002.
16) 畠山英子, 宮崎良文. 快適な療養生活のために－音楽のリラックス効果－. 訪問看護と介護, **7**（2）：147-152, 2002.
17) 畠山英子ほか. リラクゼーションと脳血液動態. 第6回日本補完代替医療学会シンポジウム講演, 2003.
18) Villringer A et al. Near infrared spectroscopy（NIRS）：new tool to study hemodynamic changes during activation of brain function in human adults. Neurosci Lett, **154**（1-2）：101-104, 1993.
19) 日本脳代謝モニタリング研究会（編）. 臨床医のための近赤外分光法, pp.1-9, 84-93, 新興医学出版社, 2002.

5
森林セラピーの実際

5.1 はじめに―森林セラピーの実際・事例研究について―

　今日ますます都市化している社会生活や人工的環境におけるストレスからの脱却，気分転換として，あるいは気軽にできる健康づくりの一環として，自然や野外におけるセラピーの人気やその需要度が高まりをみせている．しかしながら，これらのセラピーへの関心，必要性の高まりはその反面，病んでいる，あるいは健康への不安を抱えている人々がそれだけ多いということを反映しているのであろう．また自然から生まれた私たち人間は意識的，無意識的なうちにも自然環境の中で，または自然物の持つ力によって，自らの健康や本来の自己を取り戻したいという生来的な欲求を持っていることも同時に示唆している．

　現在は「セラピーブーム」の状態も呈している．自然，民間，温泉，水，植物，音楽，芸術，乗馬，イルカ，海洋などなど，これらのすべての言葉の後ろには「療法」がつけられるほどである．また，新聞，雑誌などの特集記事でも「○○セラピー」の文字を目にする機会が増えた．今日の産業経済，高度情報化社会の頭打ち感も影響してか，次第に身近な生活環境の中において自分たち自身の手と自らの選択によって健康と生活を見つめ直し，なるべく「自然」なもので，なるべく自然に近い形での「癒し」を求めるという風潮が強く感じられる．そして，それらの目の向け先や身の置き場所となると，やはり周囲の自然環境の中に行き着き，それらを求める意識は，体を包みこむような大きな環境のみならず，植物，土，水といった身近な「自然物」にも向けられているのである．

　それらのさまざまな自然療法の中で，「森林療法」という言葉が学会で初めて報告されたのは，1999年4月に愛媛大学で行われた第110回日本林学会の風致

部門の発表会場であった（上原, 1999a)[1]．その前後より，森林療法という言葉が次第に民間の市民の間にも広がりをみせ，現在では森林療法を目的とした企画・計画を進める地方公共団体も増加してきている．インターネットによる用語検索（Yahoo! Japan）では「森林療法」で，約2万4500,「森林セラピー」で約10万5000前後の該当ページが検索される（2006年2月現在)．

しかしながら，森林療法・セラピーは，新しい言葉・概念であり，そのため，「森林療法」「森林セラピー」と称して取り組んだ実際の事例は少ないのが現状である．けれども，森林環境における生理的な効果をはじめ，生活習慣病予防の試み，心理的な休養効果やカウンセリング，また子どもを対象とした森林での活動効果に関する調査・研究などについてはすでに多数行われてきている．そこで本章では，これらのそれぞれの調査・研究結果を森林療法・セラピーにおいて期待できる効果データとして，「実践的研究」と「実験・調査研究」の2つに大別し，さらにカテゴリー別に分類して提示することによって，現段階および今後における森林療法・セラピーのあり方を考察するものとしたい．なお，実践的研究と実験・調査研究の内容は，以下のように分類した．

【実践的調査・研究】(5.3節)

生活習慣病対策，各障害を配慮した療育，疾患治療の代替療法，カウンセリング，子どもを対象としたプログラムなどの各実行結果および事例．

【実験的調査・研究】(5.4節)

生理（ストレスホルモン，免疫機能，自律神経，脳波）および心理検査を主とした調査研究結果．

5.2 「森林療法」の概念について

上原（2002a）は，森林療法の概念として，「森林浴を代表とした森林レクリエーションをはじめとして，樹木や林産物を活用した作業療法，森林内を歩きながらのカウンセリングやグループワーク，森林の地形や空間を利用した医療リハビリテーション，幼児保育，林産物利用によるアロマセラピーなど，森林環境を総合的に利用しながら健康を増進していくセラピーのことである」とし，その特徴として，「林地の斜面や地形の起伏，多様で多層な構造の森林環境を利用した

3次元的なダイナミックな活動」をあげた[2]. また，林野庁 (2003) は,「医療・福祉分野において森林空間を利用した健康の維持・管理等を行う活動を森林療法（フォレストセラピー），その担い手となる人材を森林療法士（フォレストセラピスト）と呼称する」ことを提言している[3]. 現在のところ，上記の2点が森林療法の概念についてふれている主な記述である.

海外においては,「森林浴」と同様に "forest therapy" という言葉は見当たらず，それに近いものとして, "natural therapy" "wilderness therapy" "therapeutic recreation" "forest recreation" などはあるが，特に森林環境についてのみ特化した言葉はみられない. これらのことから，森林療法は現時点におけるわが国独自の概念というべきものであることがいえる.

5.3 実践的研究

それでは，以下に，現在までに行われている生活習慣病対策や障害を配慮したプログラム，カウンセリング，子どもを対象としたプログラムの各実行結果および事例などをそれぞれかかげる.

(1) 生活習慣病予防

Ohtsuka (1998) は，糖尿病患者に対して森林浴を施した実験（対象者87名，のべ人数237名）を実施し，6年間に9回の頻度で3～6 kmの森林浴を実施したところ，森林浴は他のサイクルエルゴメータやトレッドミルスロープでの運動よりも血糖値の減少分が多く，森林環境は糖尿病患者の血糖値を効果的に下げる作用があることを報告している[4]. また，イギリスのMillson (1983) はインシュリン治療を必要としている14～18歳の若い糖尿病患者39名に対して，山間地での登山，カヌー，キャンプなどの野外プログラムを設定して実施し，継続的で総合的な野外活動が血糖値の低下に効果的であり，インシュリン投与の減量も可能になったことを報告している[5]. 上畑ら (1989) は，日本国内の温泉リゾート地において，高血圧症，糖尿病，肝機能障害，高度肥満（肥満度120％以上）および消化性潰瘍や自律神経失調症など心身症的な疾患を有し，また飲酒，喫煙，運動や食生活など日常生活の改善を必要とする男子中高年（平均年齢45歳，年齢層は

40～53歳）の軽度健康異常者30名に対して，森林浴・温泉浴を含む5泊6日の短期保養を実施した．その結果，高血圧傾向の対象者の血圧が低下すること，血清総コレステロールについては，高値および低値の対象者は正常値へ回復する傾向があり，HDLコレステロールは増加する傾向があること，高度肥満対象者には保養後の体重，血清トリグリセライド，燐脂質の減少がみられたことなどを報告している[6]．これらの各報告はいずれも主に糖尿病患者（少年期の糖尿病患者に対してはさらに分類が必要であるが）を対象とした事例であり，その治療環境として森林環境およびその環境下における運動によっていくつかの効果が得られたことを示している．

また，上原（1997）は，ドイツの自然保養地において，森林環境内に起伏を利用して設定された保養散策コースを歩くことにより，リウマチや呼吸循環器系疾患，神経痛，肥満症などのリハビリテーションの事例を報告している[7]．やがて国民の実に4分の1が高齢者になると想定されるわが国においては，この身近な森林環境を使ったこれらの生活習慣病予防等の取り組みは大きな役割の1つを担う可能性を持っている．ヨーロッパにおいては，自然保養地での保養にも健康保険の適用が可能となっているドイツやフランスなどの国々があり，ドイツでは3年に一度3週間の「保養休暇」をとることが社会的に認められている．これらの保養医療システムや社会的制度，医療点数の問題など，わが国においてはまだ課題が多いが，海外における保養システムの先進事例については学ぶことが多いといえるだろう．国内では，海外の事例にもならい，長野県信濃町において，都会の産業医と地元の医療機関との連携等により，都市部のビジネスマンの保養と健康増進プログラムを推進するなどのこころみが行われている[8]．

(2) 障害者療育分野

Madorskyら（1984）は，車椅子利用者が標高約2900mの高山に登山をすることによって，自尊心，自制力を高めたことを報告している[9]．また，カナダ・ブリティッシュ・コロンビア大学附属演習林では，地域の養護学校に通学する知的障害児を同林に招き，枝打ちや下刈り作業などの保育作業を行っており[10]，スウェーデン・ルント市にある自閉症療育施設「ニンブス・ガーデン」では，地域の森林環境での丸太や枝運び作業を療育プログラムとして行い，自閉症状の緩和

などの効果を上げている[11]．国内では，長野県や栃木県などの複数の知的障害者療育施設において，重度精神遅滞などの知的障害者や自閉症などの発達障害者が，長期間にわたる森林での作業療法や森林浴を体験することによって，歩行能力・作業能力・認知判断能力などの「身体能力」をはじめ，会話理解度・コミュニケーション意欲・意志伝達能力などのコミュニケーションの能力，パニック，自傷などの行動障害や，異食などの異常行動の頻度が減少し，コミュニケーション能力，感情・情緒安定度，生活リズム・飲食コントロール・自発的行動などの基本的生活能力が向上することが（図5.1～5.5），それぞれの施設での実践事例を通して

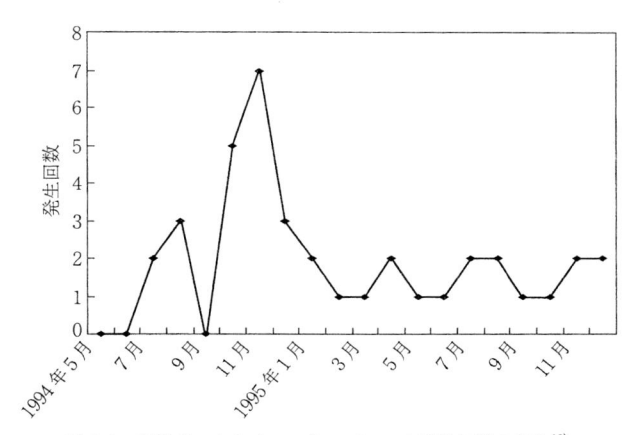

図5.1 自閉症のクライエントのパニック発生回数の変化[12]

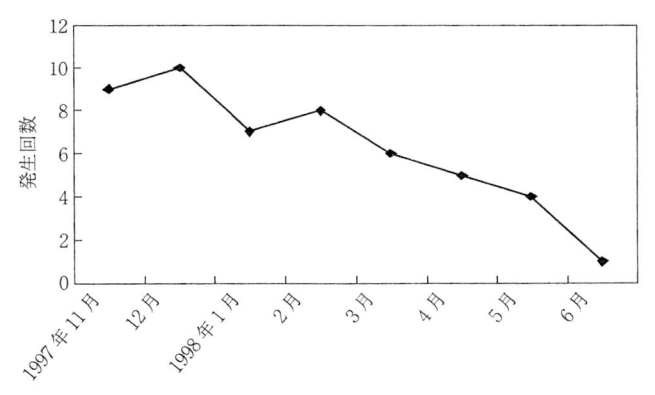

図5.2 知的障害者のクライエントの障害行動（他傷行動）の発生回数の変化[13]

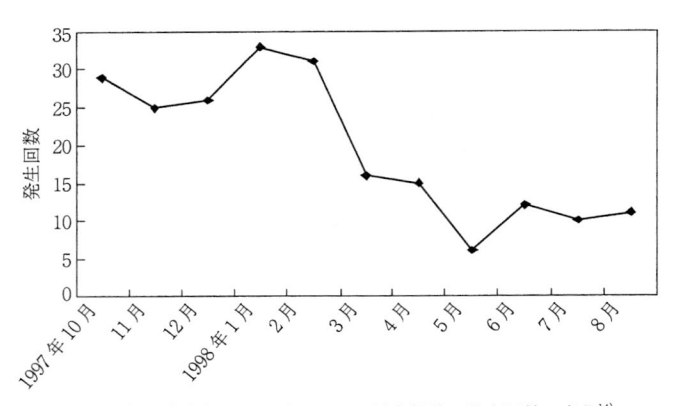

図 5.3 知的障害者のクライエントの異常行動の発生回数の変化[14]

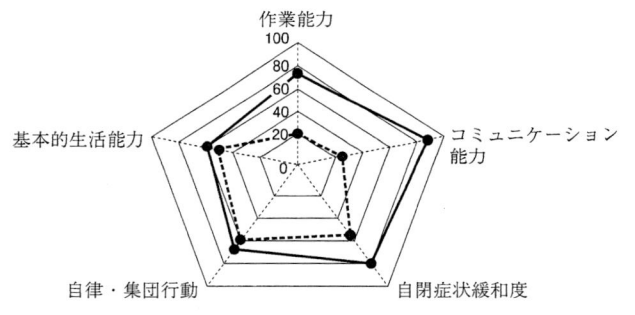

図 5.4 自閉症障害者のクライエントの森林体験活動後の評価変化[15]
点線は入所時,実線は3年後のデータ.

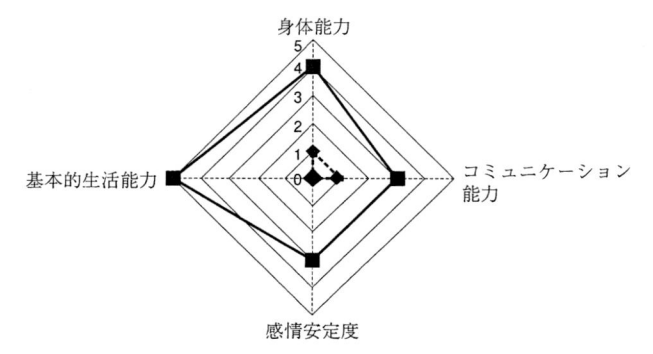

図 5.5 知的障害者のクライエントの森林体験活動後の評価変化[16]
点線は入所時,実線は1年半後のデータ.

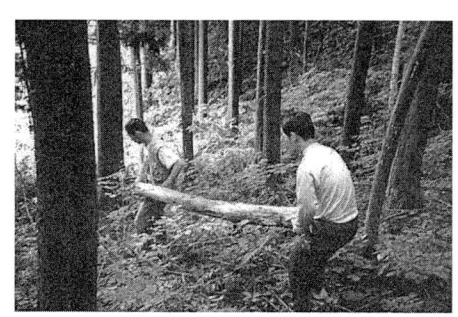

(a) 地域の山林を活用した療育活動（長野県の知的障害者更生施設）　(b) 森林での運搬作業（スウェーデンの自閉症者療育施設）

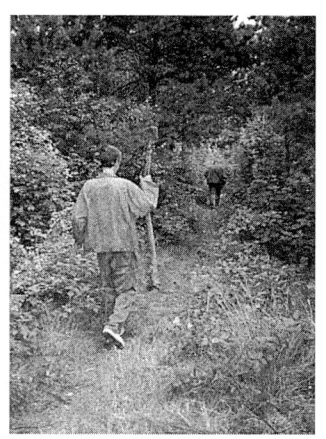

図 5.6

報告されている[13]．また，それらの森林環境における療育指導を行った福祉ワーカー自身も，施設利用者の自己治癒力の向上や気分転換，リハビリテーションの一環としての森林活動の療育上における効果を評価している．森林における療育活動実行上の問題点としては，安全性や危機管理対策，職員数や活動場所の不足，指導力およびプログラム・マニュアルの不備などが挙げられる[17]．

以上のような国内外における知的障害者を対象とした森林での作業プログラムの内容としては，シイタケ原木の生産・運搬，間伐丸太や粗朶の搬出，グループでの植樹活動，枝打ち，下刈りなどの作業活動が中心であり（図 5.6），「歩く」「持つ」「運ぶ」「受け取る」「叩く」「打つ」「見つける」などの単純明快で，視覚的かつ体感的に理解しやすく，始点と終点も明確なものが多いが，今後，各利用者に対応したプログラム，ソフトの構築も望まれている[18]．

(3) カウンセリング（図 5.7）

Kaplan ら（1993）は，野外で一定の期間を過ごすウィルダネス（wilderness）について計 166 名の被験者を対象に 10 年間の調査研究を行い，その効果として，日常生活からの転地効果，運動効果，静けさとともに自然環境における自己の再認識などを挙げている[19]．また，Helliwell（1981）は，野外体験による効果とし

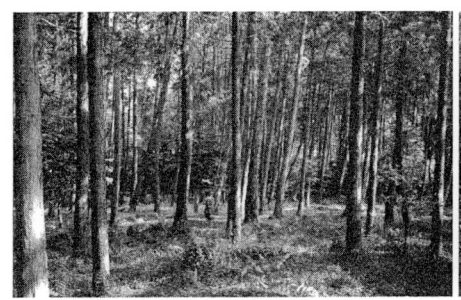

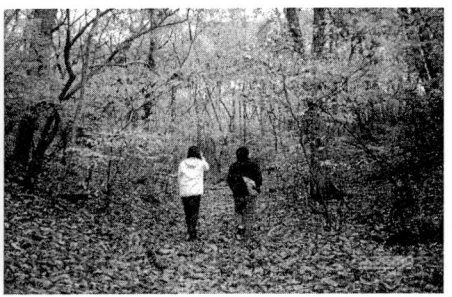

(a) 森の中でのセルフカウンセリング（岐阜市）　(b) 森林散策をしながらのカウンセリング風景（長野県軽井沢町）

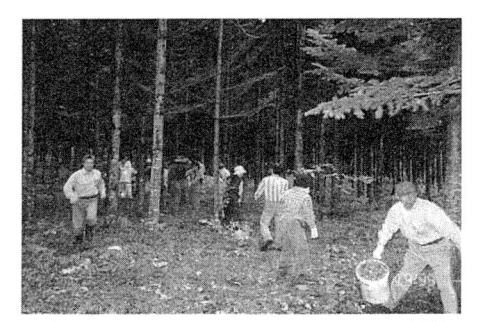

(c) チップのバケツリレーによるSGEワーク風景（北海道帯広市）

図5.7

て，自立能力の向上を挙げている[20]．上原（1999c）は，森林浴を含めた多角的なカウンセリング・アプローチによって，自閉症を抱えたクライエントのコミュニケーション能力が向上することを報告した[21]．また，森林環境におけるカウンセリングの手法として，カウンセラーとクライエントの1対1のカウンセリング，クライエント自身が森の中で自分の感情や心理状態や現在抱えている問題事象の変化を自ら記録をし，自己変容をしていくセルフカウンセリング，森林内でのグループ・エンカウンターの3つを提示し，セルフカウンセリングの効果としては，自己受容度，問題の緩和など，グループ・エンカウンターの効果では，他者理解度やチームワークの向上を報告している[22]．

森林環境を利用したカウンセリングの効果としては，緑の中の清澄な空気や風を感じたり，樹木や草花に包まれながら小鳥のさえずる声を聞き，柔らかな木漏

れ日を眺め，森の芳香を感じ，四季の移り変わりなどを肌で感じる．これらの森の要素を体感するだけでも心身をリフレッシュする，あるいは癒すことなどがあるだろう．こうした森林ならではのさまざまな風致作用・効果をそのままカウンセリングの環境や有効な触媒として利用するのが森林でのカウンセリングの特徴である．森林内を歩くことには，室内環境と異なって，景色や景観の場面変化も伴い，行動や森に対する嗜好の変化がクライエントのその時点における心の状態や寛容度の指標を示す可能性がある．前述の Kaplan の指摘のように，森林・自然の中に身を置くことは日頃の生活では意識しない自分自身——自己についての再認識を促進する働きがある．また，森の中を歩く——ウォーキングそれ自体にも身体・生理的な効用があり，森林の環境内では知覚や平衡感覚，嗅覚，皮膚感覚などの全身の機能を使うことから，それぞれの機能の活性化も行われることが期待される．

(4) 代替療法

医療現場における新たな治療およびケアの一環として，森林環境を利用したプログラムの構築やその臨床評価の確立も期待されており，現在は主に精神疾患の代替療法の1つとしての森林療法の可能性が指摘されている．

上原ら (2005) は，周囲を森林環境に囲まれた病院において，トラウマ関連疾患者 (PTSD) の，特に愛着行動や行動化ならびに薬剤抵抗性の精神症状を持つ男女22名 (年齢層は10〜50代) を対象とし，毎週3回程度 (火・水・金曜日)，それぞれ午前9〜12時までの3時間前後，身近な森林環境を活用し，散策，軽作業，およびレクリエーションを行った[23]．その結果，森林療法の実施3〜4か月後に「ひきこもり」「社会性」「攻撃的行動」などの各評価尺度 (CBCL：child behavior check list) において良好な結果がみられ，コミュニケーションスキルでは，発語が明瞭になり，場面に応じたコミュニケーションや，グループ内での自己の役割に応じた行動をとることができるようになるなどの変容がみられたことを報告している (図 5.8)．また，病院室内のプレイルームで過ごすよりも衝動コントロールがある程度働くようになり，内的エネルギーの発散や内的圧力の開放が季節変化を通して，森林環境で行われ，精神的にも安定化していく傾向が示された結果なども報告をしている．また，同研究では生理的検査として，森林療

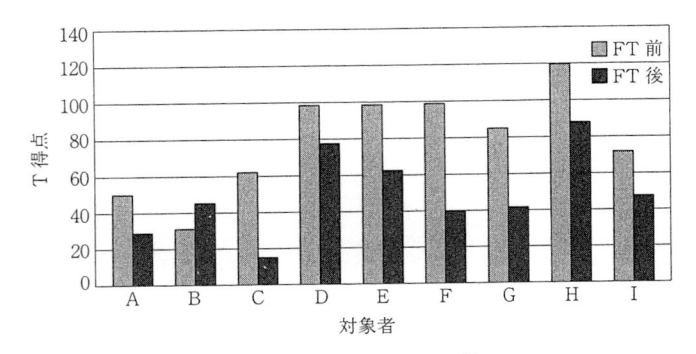

図 5.8 CBCL 総得点の変化[23)]
対象者 9 人（A〜I）．数値が減少するほど各障害，問題行動が減少したことを示す．$p < 0.005$.

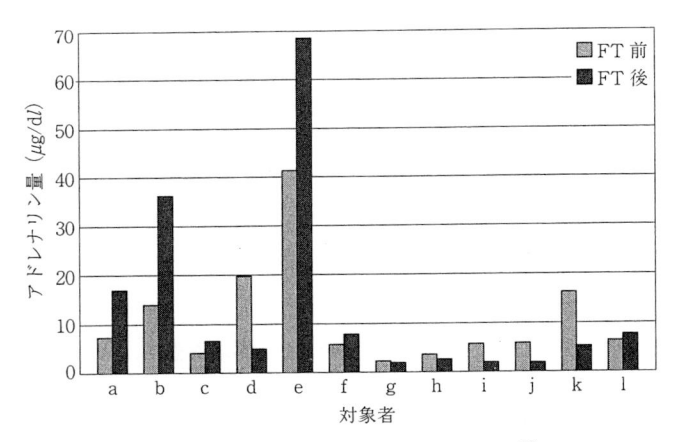

図 5.9 森林療法前後のアドレナリンの変化[23)]
対象者 12 人（a〜l）．

法の前後に尿検査を行った結果，急性ストレスを反映するアドレナリン，ノルアドレナリンや，興奮を反映するドーパミンが減少することも報告されている（図 5.9〜5.11）．これらの結果から，森林環境はこれらの精神疾患者の「受容環境」として治療的な意義を持ち，森林療法は，ゆったりとした治療時間軸の中において，長期間の精神療法に適していることも推察されている．

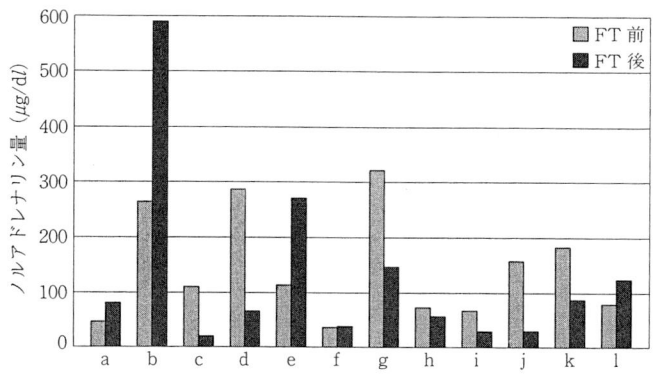

図 5.10 森林療法前後のノルアドレナリンの変化[23]
対象者 12 人（a〜l）.

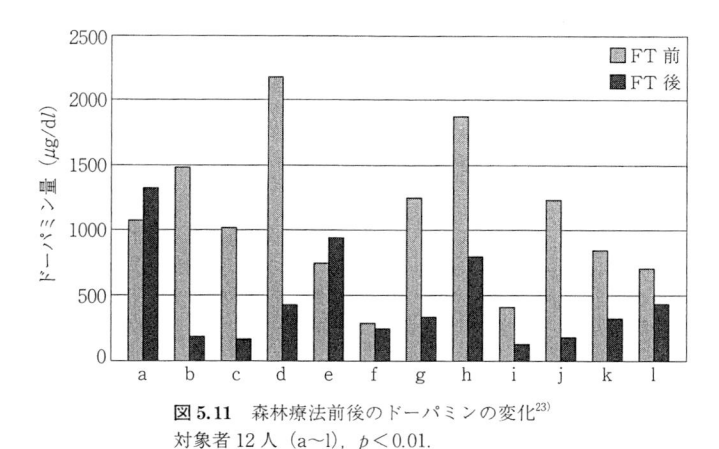

図 5.11 森林療法前後のドーパミンの変化[23]
対象者 12 人（a〜l），$p<0.01$.

(5) 子どもの野外体験

坂本（2002a, b）は，アメリカにおける非行少年のアウトドア体験療法（outdoor experimental therapy：OET）を紹介し，3〜5週間程度の野外環境における生活体験によって，自己意識の変容，性格・態度の改善，再犯率の低下，行動変容の効果があることを報告し，自然の持つ効果に関する研究をさらに深化していく必要性を提言している[24,25]．滝ら（2003）は，5泊6日の野外キャンプによって小学3・4年生46名の被験者においては，キャンプ前後で go/no-go 課題実験（自己制御能力を調査するための実験でよく用いられる．「赤いランプが点灯したら

ゴム球を握ってください」「黄色いランプが点灯しても握らないでください」などの指示で,課題の選択反応をみる実験)におけるエラー数が減少し,肯定的感情,自己効力感,自尊感情評価が向上し,「生きる力」が高まることを報告し,野外キャンプの活動後には脳機能,特に前頭連合野の抑制機能を発達させる可能性を示唆している[26]. ドイツの Von Dietmar(1982)は,5～10名の子どもたちが数日間ハイキングを含む数日間の野外体験プログラムを体験することによって,欲求不満への耐性や攻撃的な行動に対する自制力が向上し対人関係が円滑になり,社会的にも肯定的な態度を身につけていくことを報告している[27]. C. W. ニコル・アファンの森財団(2004)では,視覚障害児や児童養護施設の子どもたちを森林環境に招き,音楽や絵画,感覚統合運動などを1泊2日～2泊3日の日程で行った結果,計97名(男子58名,女子39名)の子どもたちに,コミュニケーションをはじめ,表情,情緒の安定度などでそれぞれ向上的な変化がみられたことを報告している.また,千野(1987)は,8都県の計1928名の子どもを対象に日常生活における子どもたちと自然とのかかわりについてのアンケート調査を行い,自然での経験が豊かな子どもは,自己啓発的な生活力を高めていくことを報告している[28]. これらのことから,野外・森林体験活動の中には,子どもの健全な成長に寄与する要素が含まれていることが示唆される.

森林環境を利用した幼児を対象とした事例としては,デンマーク,ドイツにおける「森の幼稚園(ヴァルトキンダーガルテン)」の事例が報告されている(上原ら,2000)[29]. 森の幼稚園は,1960年にデンマークで発祥した.特定の園舎や

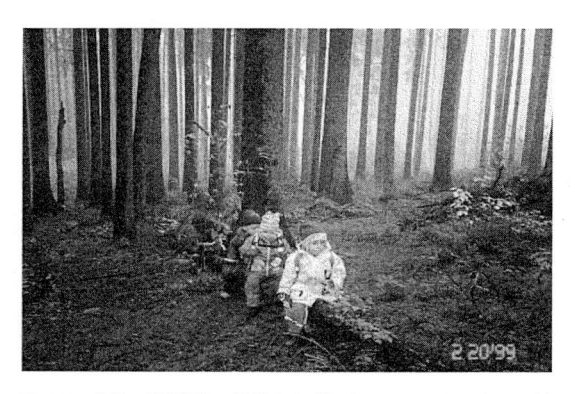

図 5.12 「森の幼稚園」の園児たち(ドイツ・アウグスブルク市)

園庭などを持たず，自然の中での遊びを中心とした幼稚園である．現在デンマークに60か所，ドイツには220か所以上の森の幼稚園がある．平均的な規模として，3歳前後から6歳までの15～20名の園児と2～3名程度の教員によって1つのヴァルトキンダーガルテンが形成され，年間を通して自然，特に森林の中で通常の保育園同様の遊びや物作り，体操などが自由に行われている．この森林・自然環境を使った保育の効果としては，コミュニケーション能力の発達促進，風邪・インフルエンザなどの罹患率が低いこと，認知判断の能力の育成，指の微細動作能力の向上，そして内的ストレスの発散や，昼間の活動と夜の睡眠という生活リズムの安定などが報告されている．また，森の幼稚園では，保育のパートナーとして保護者の参加も常時受け入れていることも特徴であり，家庭内に限定された子育てではなく，時には森――自然環境の中に親子がともに入り，それぞれが自分の内的環境も豊かにしていく活動が可能な受け皿の場となっていることも特筆すべきことといえる．

以上，子どもを対象としたこれまで実践調査研究では，キャンプ体験と遊び体験の2つが主となっている．今後はさらに森林活動が子どもたちの成長・発達における身体的，精神的な効果についての実証的研究の増加が望まれるところである．

5.4 実験・調査研究－生理および心理検査を主とした調査研究結果

(1) 生理的効果に関する調査研究

宮崎（1994）は，屋久島と人工気象室との比較実験（被験者5名）では，森林環境下での方が人工気象室よりも指先の血流量と条件反射結合率（唾液量で測定）の増加，唾液中のコルチゾールの減少が認められることを報告している[30]．下村（2002）は2時間程度の森林公園の散策で，10名の被験者を用い，対象区と比較してコルチゾールやノルアドレナリンが有意に減少したと報告している[31]．また，下呂温泉周辺の森林環境を使った実験（被験者20名）では，ナチュラルキラー（NK）細胞の活性化と免疫グロブリン（IgG, IgA, IgM）の増加が認められている（大平, 1999）．同調査からは，1日8時間程度の森林体験によって内分泌系，自律神経系，細胞性・液性免疫機能に促進的な影響がみられ，森林浴の

効果は，ストレス負荷への反応よりも，1日単位で緩やかにみられる性質である可能性が示唆されている[32]．

　林野庁が2003年8月に馬瀬村美輝の里「心林公園」で行った「森林の健康と癒し効果に関する科学的実証調査」では，健康な成人男女20人を被験者として，都市環境（岐阜県庁周辺）と森林環境（心林公園）における同条件の運動（3 kmの散策）の前後に採血検査を行い，森林の持つストレスの軽減についての実験が行われた．都市環境は街路の歩道，森林環境には，ヒノキ・アカマツの針葉樹とコナラ，ホオノキ，ヤマザクラなどの広葉樹の混交林が使われた．調査実験の結果，森林環境での運動後には，都市環境での運動後に比べて免疫機能を持つNK細胞の活性が上昇し，ストレスホルモンであるコルチゾールが有意に減少することがわかった（林野庁，2004）[33]．

　自律神経系の調査研究では，心拍数や心電図の測定などによって，森林環境下において，室内環境よりも副交感神経が覚醒化され（被験者6名），その覚醒の要因として$1/f$ゆらぎが関わっていることが示唆されている（永吉ら，2000）[34]．

　ストレス耐性の調査研究（対象者410名）では，野外体験活動を通してストレス耐性が高められることが，質問検査法による調査で明らかにされ，その理由として野外でのさまざまな活動によって大脳新皮質での感受性や認知的対処能力が促進され，ストレス耐性が高められることが示唆されている（山仲ら，2003）[35]．

　室内における樹木の芳香を使った生理実験では，ヒノキなどに含まれるα-ピネンによって落ち着いた良好な覚醒状態を維持し，自律神経系の機能を良好な状態に保つ作用があることが報告されており，実際の森林環境においてはその環境から受ける心理的な風致効果も加味され，いっそう落ち着いた状態が得られることが示唆されている．

　また，植田（1989）は，気候療法と関連付けた森林浴を提唱しており[36]，黒川ら（2002）は，計51名の被験者に対して，6日間の標高1300〜1800 mの高地トレーニング合宿によって，抑うつ，怒り，混乱の混乱が低下したこと，またコンディションチェックとの関連性についても報告している[37]．

　身近な木材を使った実験では，下村（2001）は，ヒノキの机120基を持ち，α-ピネンの濃度が高い室内において8名の被験者に対してNK活性値を調査したところ，対照室と比較して有意に活性値が上昇したことを報告している[38]．

そのほか，上記以外では脳波測定による実験研究も行われてきているが，これらの生理実験については，別の章・節で詳しく述べられているので，ここでは深くはふれない．この分野での難しさは多様な森林環境と人工的な実験環境との対象比較が一様でないことがあげられている（下村，2001）[38]．

(2) 心理検査での調査研究

宮崎（1992）は，屋久島と人工気象室との比較実験（被験者5名）では，森林環境下での方が人工気象室よりも抑うつ・不安，敵意などの否定的感情得点が減少し，肯定的感情得点は増加したことを報告している[39]．白川（2003）は，京都大学芦生演習林で，演習林来訪者を対象として（被験者279名），森林浴前後の多面的感情状態尺度を分析して結果，抑うつ・不安，倦怠，敵意，驚愕の否定的感情得点が減少し，非活動・活動的快，親和などの肯定的感情得点は増加したこと，また普段ストレスを感じている人にとって森林浴がより効果的であることなどを報告している[40]．

林野庁が2003年8月に馬瀬村美輝の里「心林公園」で行った「森林の健康と癒し効果に関する科学的実証調査」では，健康な成人男女20人を被験者として，都市環境（岐阜県庁周辺）と森林環境（心林公園）の違いが調べられた．同調査では運動（3kmの散策）の前後に気分プロフィール検査（POMS：profile of mood states）を用い，森林の持つ心理的な効果などについて調べられた．都市環境では街路の歩道が使われ，森林環境には，ヒノキ・アカマツの針葉樹とコナラ，ホオノキ，ヤマザクラなどの広葉樹の混交林が使われた．調査実験の結果，森林環境での運動後には，都市環境での運動後に比べて，緊張・不安，抑うつ・落ち込み，怒り，疲労，混乱などが緩和され，逆に活気が与えられる結果が得られている．また，森林内を歩くときの方が，都市部での歩行よりも歩行速度がはやくなる結果も得られており，森林では，歩くモティベーションが高められることが推察され，これらのことから，心身のリハビリテーションの実施に森林環境が好適であることも示唆されている（林野庁，2004）[33]．

上記のような調査研究では，気分プロフィール検査であるPOMSなどが主に用いられることが多いが，今後は他の心理的効果の尺度の検討も課題としてあげられている．

5.5　森林の癒し効果

　森の中に入ると気持ちがよく，心身がリフレッシュすることはよく知られている．しかしながら，「森林環境がどのように癒すのか」という問いに単純に答えることはたやすくはない．いうまでもなく，森林では下層の植生から枝張り，樹冠などの多層構造や奥行き，風景，色といった視覚的な要素をはじめ，芳香，風，葉擦れや小川のせせらぎ，土や落ち葉の感触，動物たちの動きや鳴き声などのいくつもの環境要素が重層的に重なり合っているからである．1つ1つの環境事象の数値について調べていくことは可能でも，その総合的な森林の効果の測定が難しいのはそのためである．また，「どんな森が健康にいいのか？」もよく耳にする質問であるが，「健康によい森林」という曖昧な定義の森林造成もまた困難である．しかしながら，ドイツでは環境保全と保健休養の双方の目的から，水源涵養能力が高く，景観的にも見る目を楽しませ，散策路なども整備した混交林が造成されてきている保養地が多い．先に報告した知的障害者更生施設においても，利用者が活動場所として好んだのはヒノキやアカマツの単相林ではなく，多様な樹種・植生から構成される雑木林内の環境であった．これらのことからは，心身両面の癒し効果を引き出すには，ある程度の多様性やカオス状態の環境を内包した森林像が有効であることが示唆される．

5.6　今後の展望と課題

　これまでみられてきた実際の森林療法の主なものとしては，特に障害者を対象としたプログラム実践をはじめ，カウンセリング事例のほか，ストレスホルモンや免疫機能，心理状態を検査するテストなどが多い．また，あまり着手されておらず，これから期待される分野としては，精神障害や，脳卒中，高次脳機能障害などのリハビリテーションがあげられる．また，それと同時に，森林での活動時間や期間，訪れる頻度，森林のタイプ，そして，森林活動体験後の効果持続期間などについての調査研究も必要である．また，数か月，数年単位での長期的，継続的な調査研究は少数であり，実際のQOLの向上を必要としている対象者に

ついての症例研究も不足している．エビデンスに基づいた医療がさらに重要視される今日，長期間にわたる調査，症例研究も望まれるところである．

5.7 森林セラピーの実施計画について

　上原（1999a）は，森林療法の進め方として，①対象者（健常者，罹病者，高齢者，障害者：個人，複数），②目的（リハビリテーション，作業療法，環境形成活動，風致作用の享受，心理的な癒し等），③場所（針葉樹林，広葉樹林，混交林：地形，面積，散策路等），④時間（長・短時間：定期・不定期，季節等），⑤内容（リハビリテーション，作業活動，休養・保養，カウンセリング等），の5点を挙げ，それによって期待される効果として，リハビリテーション，心理的効果，障害者療育，環境教育等をあげた[1]．これらの各条件やこれまで本節で報告してきた各事例内容から，次のような森林セラピーの実施にあたっての計画の進め方を提言したい．
　① アセスメント
　対象となるクライエントの性別，年齢，特徴（身体的，精神的，社会的），日常生活（ADL），森林活動経験の有無，生育歴，既往症・アレルギー，嗜好，その他についてあらかじめアセスメントを行い，より円滑で効果的な森林療法のプログラムの基盤を準備し，クライエントとのラポール（信頼関係）も形成する．
　② 目標設定
　森林療法で目指す目標（短期・中期・長期）をつくる．その際，専門医，嘱託医，作業療法士，理学療法士，カウンセラーなどの各医療・福祉専門職の方々と連携を必ずとり，その時点における最善の目標を定める．
　③ 方法の立案
　具体的な内容として，作業，散策，レクリエーション，リハビリテーション，カウンセリング，保育，あるいはこれらの混合プログラムなどの方法を立案する．その際，活動場所の樹種，植生，勾配の活用などを含め，移動距離や散策路の状況，自宅からのアクセスなども考慮し，使用する道具，補助具，実行体制（マンツーマン，グループ活動），協力体制（森林所有者・管理者，森林組合等），クライエントに対する留意点・工夫なども同時に計画する．

④ 実行後の評価

プログラムの実行後には必ず，評価・反省を行い，具体的に得られた，あるいは得られなかった効果やプログラムの内容，実行体制，設定環境などでも，次回への課題をまとめる．森林療法の効果として，身体的，精神的，社会的，日常生活における変化などを記録する．

5.8 森林環境を再利用するセラピーによって新たな地域福祉のパラダイムへ

前述した森林での療育，リハビリテーション，カウンセリング，幼児保育などはどれも特別な森林を使ったのではなく，各実践とも身近に存在する森林を使っての活動展開であり，またどのような森林であっても指導者の創意と工夫によって療育環境となりうることを提示している．つまり，現在わが国の農山村には放置された森林や里山，休耕田などが各地に散在しているが，それらの顧みられなかった自然環境が健康づくりや福祉活動の一環として再生する可能性もこれらの自然療法の展開と並行して期待できそうである．特に福祉分野の視点においては，今後も「ノーマライゼーション」や「バリアフリー」などの施策がさらに拡大され，「収容から共生の福祉」への展開がなされていくことが予想されており，このように自然環境での活動を核として，地域コミュニティを再形成していくということは今後の新たな福祉活動の1つの形態・パラダイムにもなりうるであろう．また，ヨーロッパの保養地においては，たとえ私有林であっても，保健休養を目的とした場合であれば，立ち入ることが許されるといった地方法規を設けた保養地も存在する．今後はわが国においてもこのような公的法規の整備も必要になるだろう．

林野庁では，2003年より「医療・福祉の森」「療養・保養の森」「生活習慣病予防の森」の3つの森林利用構想を提言している．そして，それらの自然環境の場の確保と同時に，国内外での自然セラピーの実践事例から，その効果を森林，医療，福祉などのそれぞれの分野で検証し，実証効果とそれに共通する事象なども積み重ね，セラピーのプログラムソフトを構築していくこと，さらにはセラピーの担い手の人材育成を行っていくことによって，新たな地域の活性化につながっていくことも期待される．

5.9 まとめ

現在,「セラピー」や「癒し」の言葉の氾濫にもみられるように,心身の健康ブームが日常的に見聞きされる．また,行政面においても「福祉・健康の森・町づくり」などを計画する地方自治体がにわかに増加してきた．それらの地域福祉活動の核の1つとしての自然のセラピーの意義も期待されるところであるが,セラピーにはやはり多角的な側面からのアプローチ,すなわち学術的,社会的,経済的,風土的などの側面からの実践や検証,思考が必要とされる．学際的な研究の重要性が指摘されるようになってから久しいけれども,やはりこの問題においても多分野からのアプローチと協力体制が必要不可欠なのである．

森林セラピーは,予防医療や代替療法の分野を中心として,今後の有効な1つの手段,ツールとなりうる可能性がある．今後は,森林の各要素だけではなく,運動や保養,栄養などもそれぞれ考慮した実践によって複合的,相乗的な効果を引き出すことが可能になることが考えられ,そのような複合的なプログラムの構築も必要とされる．

［上原　巌］

引用文献

1) 上原　巌．森林療法の構築に向けて．日本林学会大会学術講演集,**110**：406-407, 1999a.
2) 上原　巌．「森林療法」の可能性について．グリーンエージ,7月号：8-14, 2002a.
3) 林野庁．高齢社会における森林空間の利用に関する調査報告書, 2003.
4) Ohtsuka Y. Shinrin-yoku (forest-air bathing and walking) effectively decreases blood glucose levels in diabetic patients. Int J Biometeorol, **41**：125-127, 1998.
5) Millson RM. Deabetes Outward Bound Mountain Course, Eskdale, 1983.
6) 上畑鉄之丞ほか．温泉リゾート地での男子中高年軽度異常者の短期保養行動結果の検討．日本衛生学会誌, **44** (2)：595-606, 1989.
7) 上原　巌．自然散策が医療・保養に取り込まれているドイツのクナイプ療法．森林科学, **19**：84-87, 1997.
8) 上原　巌．長野県信濃町における保健休養事業の事例．日本林学会関西支部大会要旨集, **55**, 2004a.
9) Madorsky JGB et al. Wheelchair Mountaineering. Arch Phys Med Rehabil, **65**：490-493,

1984.
10) Sanders, PRW. Arthur Peake School Work Experience Programs at the UBC Research Forest, 1980.
11) 上原　巌．森林療法序説，全国林業改良普及協会，2003a．
12) 上原　巌．森林作業が自閉症の療育に与える効果について―自閉症者療育施設の事例から―，日本林学会大会発表論文集，**107**：119-121，1996a．
13) Uehara I et al. Importance of multiple outdoor activities for persons with mental disabilities. Journal of Therapeutic, Horticulture, **10**：22-27, 2000a.
14) Uehara I. An Attempt of Multiple Counseling Approaches to a Client with Autistic Disabilities. カウンセリング研究，**32**(3)：301-310, 1999c.
15) 上原　巌．山林を中心とした療育活動の可能性について―自閉症者療育施設の実践事例より―．中部森林研究，**46**：9-12，1996b．
16) 上原　巌．森林療育活動の意義と効果．森林科学，**28**：52-54，1999b．
17) Uehara I et al. Instructing staff's estimation about outdoor activities at a treatment institution for developmental disabilities-A case study of a rural institution in Nagano Prefecture. 中部森林研究，**48**：89-92，2000b.
18) 上原　巌．森林療法について―その概要と展望．ぎふ精神保健福祉，**40**(1)：173-180, 2003b．
19) Kaplan S et al. Psychological Benefits of a Wildnerness Experience, 1993.
20) Helliwell DR. Evaluation of benefits from amenity and wildlife conservation, 1981.
21) 上原　巌．森林療法．in：21世紀の食，環境，健康を考える―新しい生物生産科学，pp. 137-143, 共立出版，1999c．
22) 上原　巌．緑の中の健康づくり．in：里山を考える101のヒント，pp. 186-187, 東京書籍，2000a．
23) 上原　巌ほか．身近な森林環境を利用したトラウマ関連疾患治療の試み―浜北市天竜病院の森林療法プロジェクト―．日本林学会大会学術講演集，**116**, 2005.
24) 坂本昭裕．アメリカにおける非行少年に対するアウトドア体験療法―心理社会的効果に関する実証的研究の動向と課題―，臨床心理身体運動学研究，**3**：15-34，2002a．
25) 坂本昭裕．アウトドア体験療法研究の動向と課題．野外教育研究，**6**(1)：17-20, 2002b．
26) 滝　直也ほか．子どもキャンプにおける大脳活動と生きる力の変化．野外教育大会抄録集，**6**：37-38，2003．
27) Von Dietmar S. Mit "Beethoven" und jugendlichen Delinquenten in die Berge. Zschr Psychosom Med, **28**：200-214, 1982.
28) 千野貞子．少年の日常生活における自然とのかかわり（Ⅱ）―関東地区在住の子どもの生活実態を通して―．日本林学会大会発表論文集，**98**：67-68，1987．
29) 上原　巌ほか．ドイツにおけるヴァルト・キンダーガルテンについて―自然・森林環境を

利用した幼児教育の事例―．日本林学会中部大会研究発表会講演要旨集，**49**：22, 2001.
30) 宮崎良文．森林浴とリラクセーション．Aromatopia, **1**(3)：48-51, 1994.
31) 下村洋之助．森林と健康．人間・植物関係学会雑誌，**1**(2)：11-14, 2002.
32) 大平英樹ほか．森林浴と健康に関する精神神経免疫学的研究．東海女子大学紀要，**19**：217-232, 1999.
33) 林野庁．平成 15 年度森林の健康と癒し効果に関する科学的実証調査報告書，2004.
34) 永吉英記ほか．森林内における自律神経機能と $1/f$ ゆらぎの傾き．国士舘大学体育研究所報，**19**：19-26, 2000.
35) 山仲勇二郎ほか．野外活動の体験がストレス耐性におよぼす影響．野外教育第 6 回大会抄録集，pp.57-58, 2003.
36) 植田理彦．気候療法と森林浴．公衆衛生，**53**(10)：672-675, 1989.
37) 黒川淳一ほか．飛騨御嶽高原高地トレーニング合宿における，質問紙（POMS）検査と起床時コンディションチェックとの関連．臨床スポーツ医学，**19**(11)：1360-1365, 2002.
38) 下村洋之助．森林浴と健康．群馬県立医療短期大学紀要，**8**：11-16, 2001.
39) 宮崎良文．森林環境学の立場から．日本生気象学会雑誌，**29**(4)：247-252, 1992.
40) 白川太郎．健康増進と森林浴．京都大学公開講座 森のしくみと働き―芦生研究林への招待―，pp.13-18, 2003.

参 考 文 献

1) 橋爪藤光ほか．森林浴に関する研究．財団法人健康・体力づくり事業財団〈健康情報サービスシステム整備事業〉研究委託業務報告書，pp.2-24, 1991.
2) 平野吉直ほか．子どものキャンプ体験が大脳活動に与える効果―go/no-go 課題による抑制機能への影響―．野外教育研究，**6**(1)：41-48, 2002.
3) 細江雅彦ほか．森林浴の心理・生理面への影響についての研究．下呂温泉病院年報，**27**：1-10, 2000.
4) 三船剛由．森よ癒してくれ．グリーンパワー，11 月号：6-7, 1999.
5) 宮崎良文．森林浴と健康増進―室内実験等による最近の知見―．山林，5 月号：18-29, 1991.
6) 宮崎良文．森のここちよさ―森林浴はなぜ快適か―．森林科学，**26**：36, 1999.
7) 宮崎良文．森林浴と快適性．in：社会医学事典，pp.348-349, 朝倉書店，2002.
8) 宮崎良文．森のここちよさ―森林浴はなぜ快適か―．in：森をはかる，古今書院，2003.
9) 上原　巌ほか．森林作業が精神発達障害者の療育に及ぼす効果について．日本林学会大会発表論文集，**108**：181-184, 1996c.
10) 上原　巌．長野県および米国ミシガン州におけるティーンエイジャーの森林イメージの比較．環境教育，**7**(2)：37-43, 1998a.

11) 上原　巌．療育活動としての森林作業の試み．レジャー・レクリエーション研究，**38**：47-54，1998b．
12) 上原　巌．ドイツ・バート・ウエーリスホーフェン市における森林レクリエーション．日本林学会大会発表論文集，**109**：223-226，1998c．
13) Uehara I et al. Effects of forest recreations in the treatment of mental disabilities，中部森林研究，**47**：167-170，1999a．
14) Uehara I et al. The possibility of forest activities in the autistic disabilities treatment by utilizing the rural forest．レジャーレクリエーション研究，**40**：59-67，1999b．
15) 上原　巌．知的障害者療育における野外活動の意義に関する考察．環境教育，**9**(2)：24-32，2000b．
16) 上原　巌．森林環境の医療・福祉的利用序説．日本林学会大会学術講演集，**111**：79，2000c．
17) 上原　巌．森林療育．in：現代雑木林事典，pp.142-143，百水社，2001a．
18) 上原　巌．野外の構成的エンカウンターグループ，多角的カウンセリング．in：現代カウンセリング事典，pp.402，金子書房，2001b．
19) 上原　巌．知的障害者の療育における野外活動の効果に関する考察．信州大学農学部演習林報告，**37**：31-162，2001c．
20) 上原　巌．ドイツ・バート・ウエーリスホーフェンにおける保養地形成過程．ランドスケープ研究，**64**(5)：493-496，2001d．
21) 上原　巌．森と心 — 森林療法における心理的効果．森林文化研究，**23**：35-43，2002b．
22) 上原　巌．山間部の知的障害者更生施設における園芸・森林療法のこころみ．長野県作業療法士協会学術誌，**20**：7-12，2002c．
23) 上原　巌．森林療法における心理的効果に関する考察 — 市民研究グループの活動事例より — ．日本林学会大会学術講演集，**114**，2003c．
24) 上原　巌．森林の持つソフト機能 — 森林療法 — 森林利用の福祉・健康増進の提言．林業技術，2月号：16-19，2003d．
25) 上原　巌．森林の効用とその利活用 — 森林療法の現場から — 森林療法の環境とは — ．グリーンエージ，5月号：8-11，2003e．
26) 上原　巌．高等学校教職員の森林保健休養に関する意識 — 長野県佐久地域を対象として — ．中部森林研究，**51**：141-144，2003f．
27) 上原　巌．市民グループにおける森林療法研究の試み．中部森林研究，**51**：137-140，2003g．
28) 上原　巌．ドイツ・バイエルン州の「森の幼稚園」における活動事例．日本林学会大会学術講演集，**115**，2004b．
29) 上原　巌．身近な地域の自然環境を利用したセラピーの可能性 — 森林療法を中心として．農業と経済，3月号：47-54，2004c．

参 考 文 献

30) 上原　巖．森林療法の可能性．グリーン情報，7月号：38-39，2004d．
31) 上原　巖．森林の癒し効果の科学的検証へ．科学，8月号：941-942，2004e．
32) 上原　巖．子ども，先生，学校のための森林療法の可能性について．健康な子ども，9月号：42-43，2004f．
33) 上原　巖．森林内におけるセルフカウンセリングの効果．中部森林研究，**52**：127-131，2004g．
34) 山岡貞夫．自律神経森林浴の生理学的意義．Aromatopia 1992 Autumn，**I** (1)：16-21，1992．
35) 全国林業改良普及協会．森林療法の確立を目指して．林業新知識，4月号：2-3，1999．
36) 全国林業改良普及協会．森と健康，全国林業改良普及協会，2002．

コラム3
園芸療法と緑地福祉

1. 園芸療法と園芸福祉

　この分野で先導的役割を果たしている松尾(2002)は,園芸療法(horticultural therapy)と園芸福祉(horticultural well-being)を次のように定義している[1].園芸療法は,心身に何らかの不都合を持つ人々が専門家の支援によって園芸の効用を享受し,より幸福になれるようにしようとする手続きである.そして,この手続きを支援する専門家である園芸療法士(horticultural therapist)は,対象となる人の心身の不都合を理解したうえで,何をどう改善する必要があるのか,そのためにはどのような園芸活動がもっとも適切かを判断し,対象者に合わせて工夫して実践する能力を持った人でなければならないとする.

　これに対して園芸福祉は,人の幸福(治療やリハビリテーションを含む心身の健康,人間的成長などを含む生活の質(quality of life)の向上)を増進するために園芸の持つ諸効用を活用することとされる.つまり,園芸福祉はすべての人が対象となり,自由に園芸を楽しむことによって生活の質的向上をめざす.それに対して,園芸療法は何らかの心身の不都合のために自分では自由に園芸ができない人が園芸を通して心身の健康の回復・増進を図ることであり,療法としての手続きと園芸療法士の支援が必要となる.

2. 園芸と心身の健康の関係と緑地福祉

　園芸と心身の健康の関係について,同じく松尾(2002)は園芸には育てる行動と猟る行動が含まれるが,園芸の特徴は育てる行動にあるとする[1].そして,野菜の収穫のような猟る行動は猟る側,つまり人に主体があり短期的行動であるのに対して,植物を育てる行動では対象である植物に主体があり長期的行動である点に特徴があって,これが人間的成長や生活の質の向上につながるとし

ている.

　園芸が心身に健康をもたらす仕組みを考えると，① 視覚・聴覚・嗅覚・触覚・味覚などの知覚を通した植物の効用，② 植物を栽培するときに身体を動かすことによる効果，③ 栽培過程でなされる人と植物のやりとり，④ 収穫物を食べることによる満足感と心身の癒し，⑤ 植物が身の周りにあることによる潤いや美的充足感，そして ⑥ これらの過程で育まれる人との交流，に分けることができよう．ここで ③ は，例えば水やりや施肥などの行為と植物の反応の間に成立する相互依存の関係である．このような関係はペット動物との間でも成立するが，植物の特徴は沈黙して動けないことである．つまり，植物ではとりわけ人がその変化に気づき，その状態を思いやる必要がある．

　園芸が心身の健康につながる仕組みの多くは意識的行動に端を発するが，それらの仕組みには人が無意識的に受ける効用もある．植物がもたらす無意識的効用は，園芸活動を好む人は当然受けるが，園芸に関心がない人や園芸活動をしない人も受ける効用である．園芸好きな方々に対する植物や栽培活動の効用のみならず，園芸や植物に関わらない方々に対する植物の無意識的効用をも含めて，人々の生活の質の向上を図ろうとするのが，筆者らが確立を図ろうとしている緑地福祉である．つまり，上述の園芸福祉が園芸活動によって生活の質の向上を目指すのに対して，緑地福祉は園芸に関わらない人々に対する植物や緑地の無意識的効用をも含める点に特徴がある．換言すれば，栽培やガーデニングなどの意識的活動がもたらす効用に，植物や緑地がもたらす無意識的効用を加えて，広く人類全体にそれらの効用を広め生活の質を向上させようとするのが緑地福祉の考え方である．

3. 植物を見ることによる効果

　Ulrich（1984）は病室の窓から樹木が見える患者は，壁が見える患者に比べて手術後の回復が早く，止痛剤もより少なくて済むなどの効果があることを報告した[2]．中村・藤井（1992）はコンクリートブロック塀と生垣を見ているときの脳波を比較し，生垣で α 波がより多くなり，植物によって緊張感が和らぐことを室内実験によって明らかにした（図 c3.1, c3.2）[3]．黒子・藤井（2002）は，コンクリートブロック塀とインターロッキング舗装で構成された人工物空間と，生垣と芝生で囲まれた植物空間を屋外につくり，それぞれの空間に置い

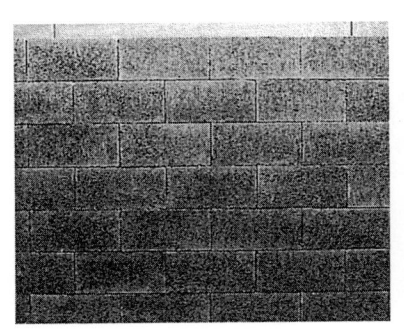

(a) コンクリートブロック7段積の塀（7 BL）

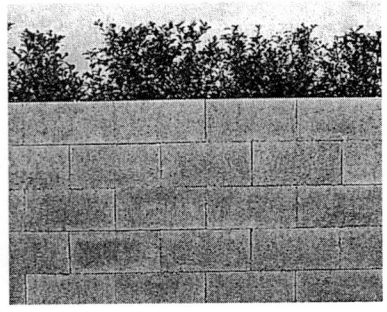

(b) 上部2段分のブロックを外す（5 BL）

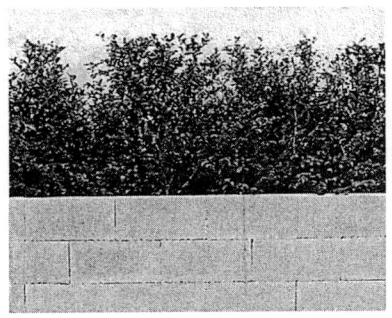

(c) ブロックをさらに外す（3 BL）

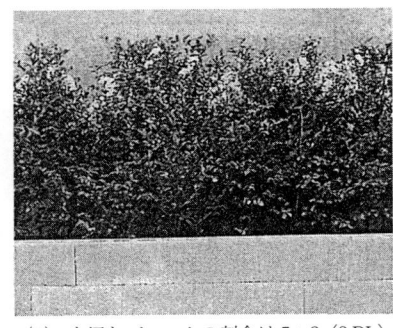

(d) 生垣とブロックの割合は5：2（2 BL）

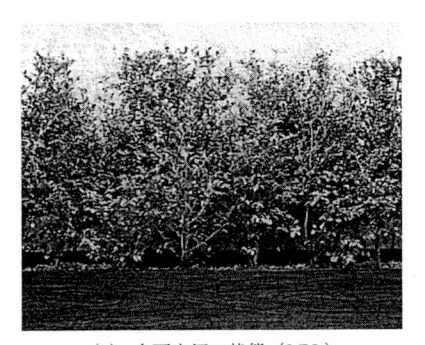

(e) 全面生垣の状態（0 BL）

図 c3.1　視覚対象としたブロック塀と生垣[3]

た椅子に腰掛けた閉眼状態の被験者に80 dB(A)の騒音を90秒間聞かせた後に，開眼してそれぞれの空間を見たときの脳波の推移を比較した[4]．人工物空間ではα波がゆっくりと増加したのに対して，植物空間ではα波がより早く増加し，人工物空間との間に有意差がみられた（図c3.3〜c3.5）．つまり，植

3. 植物を見ることによる効果

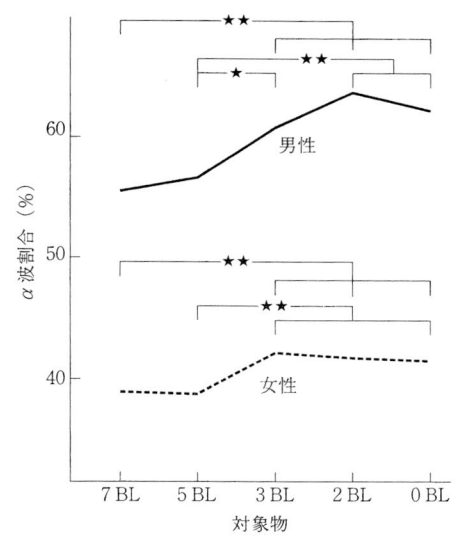

図 c3.2 各対象物に対する α 波割合[3]
★★: $p < 0.01$, ★: $p < 0.05$.

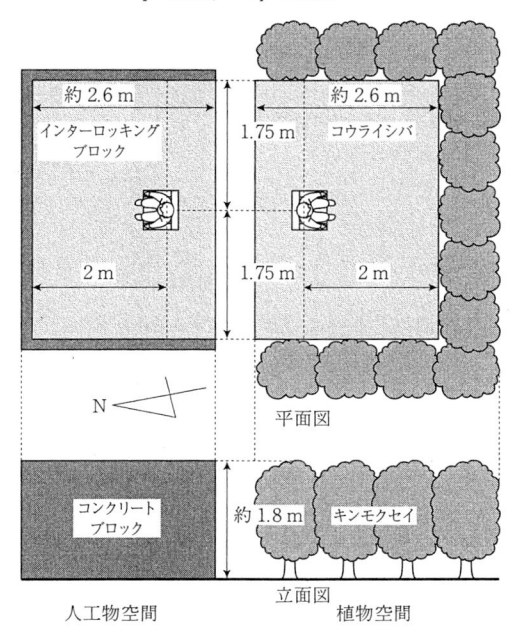

図 c3.3 実験対象地[4]

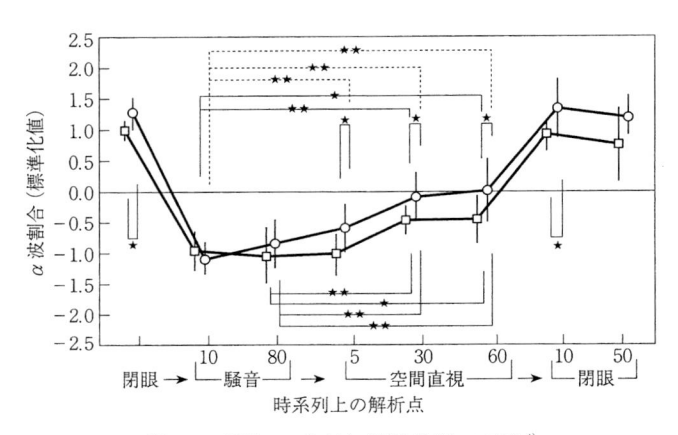

図 c3.4 男性のα波割合（標準化値）の変化[4]
□：人工物空間，○：植物空間．$n=12$，★★：$p<0.01$，★：$p<0.05$．

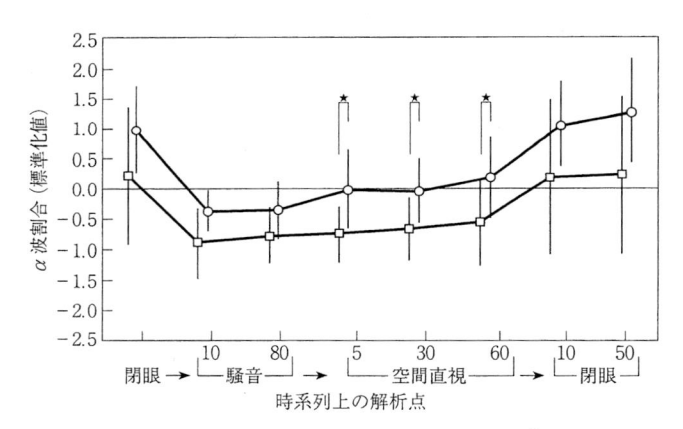

図 c3.5 女性のα波割合（標準化値）の変化[4]
□：人工物空間，○：植物空間．$n=12$，★：$p<0.05$．

物空間では騒音ストレスからの回復が早いことが実験的に明らかになったのである．以上のような研究結果から，植物を見ると無意識的に緊張が緩和され，ストレスや病気からの回復が早まることが分かる．植物のこのような視覚的効果が園芸療法や緑地福祉のベースになっているといえよう．

4. 植物を栽培することによる効果

　園芸療法の多くには何らかの形で栽培活動が含まれ，その心理的，身体的，社会的効果については多くの報告がある[5]．しかし，そのほとんどは実践報告であり，多くの要因が錯綜するため明確な因果関係を論ずることは容易でない．栽培活動1つをとっても，多くの行動の複合であり，加えて対象植物によっても変化する．以下の報告は，実験的に検討するにはきわめて複雑な栽培活動の効果を客観的に解析しようとした試みである．

　遠藤ら（2001）は栽培活動の生理心理的効果を解析するため，プランターでハツカダイコンを育てる被験者とその結果を見るだけの被験者（いずれも大学生）の感情変化，脳波を比較した[6]．1回目：土づくり・種まき・水やり，2, 3回目：間引き・施肥・水やり，4回目：収穫，の作業を週1回行い，各回ごとに作業前後の脳波を，作業をした被験者と見るだけの被験者で比較した．感情プロフィールテスト（POMS）では，栽培によって負の感情が減り正の感情が増す傾向があり，脳波ではα波が増加する傾向があった．

　小林ら（2003）は，栽培活動の効果を活動中の発話や活動前後の質問紙によって解析した[7]．小学校4〜6年生21名（男性5名，女性16名）を対象とした，①田植え，②草取り・害虫駆除，③稲の観察・かかし作り，④稲刈り，⑤脱穀，⑥もちつきの6回（5〜11月）の稲作体験プログラム中の行動と発話をビデオテープに記録し，発話内容の変化を解析するとともに，回ごとの質問紙調査結果を分析した．前半の活動回では「感嘆」，「感覚」，「感情」などに分類される発話が多かったが，後半になると「観察」，「愛情」に分類される発話が多くなる傾向がみられた（表c3.1, c3.2）．また，各体験後の質問紙の記述では，「気づく」や「嫌悪」がはじめのうち多くみられ，その後「知る」や「観察」が，

表 c3.1　発話のカテゴリーと例[7]

カテゴリー	発話の例
感嘆	「うわー．」「いやー．」「きゃー．」
感覚	「ふわふわ．」「ぬるぬる．」「葉っぱがちくちくした．」
感情	「気持ちいい．」「好き．」「嫌い．」「かわいいバッタがいる．」
観察	「めしべとおしべ．」「葉っぱの形が違う．」
遊ぶ	「稲の茎，ストローになる．」「この草ほうきみたい．」
愛情	「かわいそう．」「助けてあげよう．」

表 c3.2 各カテゴリーの発話数の推移[7]

	1回目	2回目	3回目	4回目	5回目	6回目
感嘆	8	1		2	1	2
感覚	44	16		1		
感情	22	14	1	4	4	4
観察	10	60	36	50	30	33
遊ぶ	4	6	1	4	2	10
愛情		6	2	10	5	3

表 c3.3 回答のカテゴリーと例[7]

カテゴリー	回答の例
気づく	「虫がいた.」「田んぼの中は冷たかった.」
嫌悪感	「べたべたして気持ち悪い.」「虫が気持ち悪い.」
親しむ	「稲は元気にしてるかな.」「虫がかわいい. 怖くなくなった.」
知る	虫・植物の名前を回答,「稲が大きくなっている.」
観察	「田の近くの様子が春と比べると変わった.」「5 cm くらいのタニシがいる.」
愛護	「稲を守りたい.」「虫がかわいそう.」
広がり	「僕も草も同じ生き物. 生きている.」「農家の人の大変さがわかった.」

表 c3.4 稲, 土, 虫, 草花に対する回答すべてのカテゴリー別の推移[7]

	1回目	2回目	3回目	4回目	5回目	6回目
気づく	33	14	3		4	
嫌悪	6	6				
親しむ	8	1		3		13
知る	1	23	16	6	1	4
観察		11	6	9	4	
愛護			5	2	5	1
広がり			2	3	1	6

さらにその後に「愛護」や「広がり」が多くなる傾向がみられた（表 c3.3, c3.4）. つまり, はじめは五感を通して土や稲, 虫などを感覚・感情的にとらえ, その後, 興味をもって観察するようになって愛情や愛護の気持ちを抱くようになり, 関連する事柄にも関心が広がるようになる, という展開が考察された.

このような検討から窺えることは, 栽培活動は心身の健康に限らず人として

の成長をも左右する行為であり，そうした機会となってきたという可能性である．つまり，植物は発見が尽きない対象であると同時に，栽培を通して慈しみの心が養われ，さらには植物を取り巻く環境へと視野を展開させる．

5. 植物を基盤とする福祉社会

　植物が人との交流のきっかけとなり，また交流を深めているとする報告は数多い．日本全国の路地に散見される数多くの鉢植え植物や，街路樹の植えますに植栽された多くの草花，公園ボランティア，オープンガーデンなどは，植物を介した人々の交流の表れでもある．植物に関わる活動によってコミュニティーを再生し，活性化させようとする活動も多い[8]．

　高齢化の急速な進展に伴って従前の経済成長モデルは見直しを迫られ，福祉的視点からの再構成が求められている[9]．また，環境問題でも待ったなしの対応が迫られ，持続可能なシステム構築が求められている．福祉と環境という差し迫った課題を乗り越えるものとして，植物を基盤とした環境や生活の再構築は目標になりうるものと考えられる．　　　　　　　　　　　　　[藤井　英二郎]

引 用 文 献

1) 松尾英輔．園芸療法と園芸福祉．in：植物の不思議パワーを探る―心身の癒しと健康を求めて（松尾英輔，正山征洋（編著）），pp.3-44, 九州大学出版会，2002.
2) Ulrich R. View through a window may influence recovery from surgery. Science, **224**：420-421, 1984.
3) 中村隆治，藤井英二郎．生垣とブロック塀をみたときの脳波特性の比較．造園雑誌，**55**(5)：139-144, 1992.
4) 黒子典彦，藤井英二郎．脳波・心拍反応及び主観評価からみた緑地の騒音ストレス回復効果に関する実験的研究．日本造園学会誌，**65**(5)：697-700, 2002.
5) Simson SP and Straus MC (eds.). Horticulture and Therapy：Principles and Practice, Food Products Press, 2003.
6) 遠藤まどか，三島孔明，藤井英二郎．プランターでの植物栽培が脳波，心拍変動，感情に及ぼす影響．人間・植物関係学会雑誌，**1**(1)：21-24, 2001.
7) 小林菜々恵，三島孔明，藤井英二郎．学外の稲作体験による児童の自然に対する感情・認識の変化―松戸市こめっこクラブの場合―．日本農業教育学会論文集，2003.
8) Sempik J, Aldridge J and Becker S. Social and Therapeutic Horticulture：Evidence

and Messages from Research, Trive and Centre for Child and Family Research of Loughborough Univ, 2003.
9) 広井良典. 定常型社会－新しい「豊かさ」の構想, 岩波新書, 2001.

6
森 林 薬 学

6.1 はじめに

　地球上に人類が営みを始めて以来，人間は森林から数知れない恵を受けてきている．山裾から森林へ通じる林道沿いの草や森林の下草，森林内の小灌木や樹木等多種類の植物が点在あるいは群生分布しているが，それらの中には薬になる植物，薬草や薬木，いわゆる薬用植物が，原野に比べるとはるかに数多く自生している．森林は自然が与えてくれた薬用植物の宝庫であり，天然の薬の大貯蔵庫としても存在してきたのである．森林が育んできた薬用植物という恩恵を，人類は各地で民間薬あるいは伝承薬として今日まで受け継いできたが，さらに将来に伝える義務がある．薬用植物を生活の場で利用しやすく，あるいは貯蔵に耐えるように乾燥などの加工を施したものが生薬である．すなわち薬用植物が植物性生薬の基原である．遠い昔，中国大陸では長年の経験から生薬を体質や身体の状況に応じて利用する方法が体系化され，漢方医学として今日まで伝承してきた．漢方では複数の漢方薬を処方した方剤を用いることが多いのに対して，民間薬では特定の症状に対して単一の薬草が用いられる場合が多い．漢方薬とわが国で古くから用いられてきた民間薬を総称して和漢薬ということもある．

　図6.1には民間薬，漢方薬を中心にして森林薬学の流れを示した．古い時代から用いられてきた薬用植物は全草が用いられることは比較的少なく，多くの場合には薬用植物の種類に応じて根や葉，花，果実など特定の器官が用いられ，それぞれに生薬名が付けられている．漢方で用いられる薬用植物の多くは民間薬としても使われてきたが，図中でP_3として示したメグスリノキは日本特産種であり，漢方では利用されない．ジギタリス（P_4）は心機能の低下による重篤な浮腫を治

190   6. 森林薬学

近代医薬　　　漢方方剤

民間薬　　　　　　　　　　　　　　　　　　　　　　　漢方薬

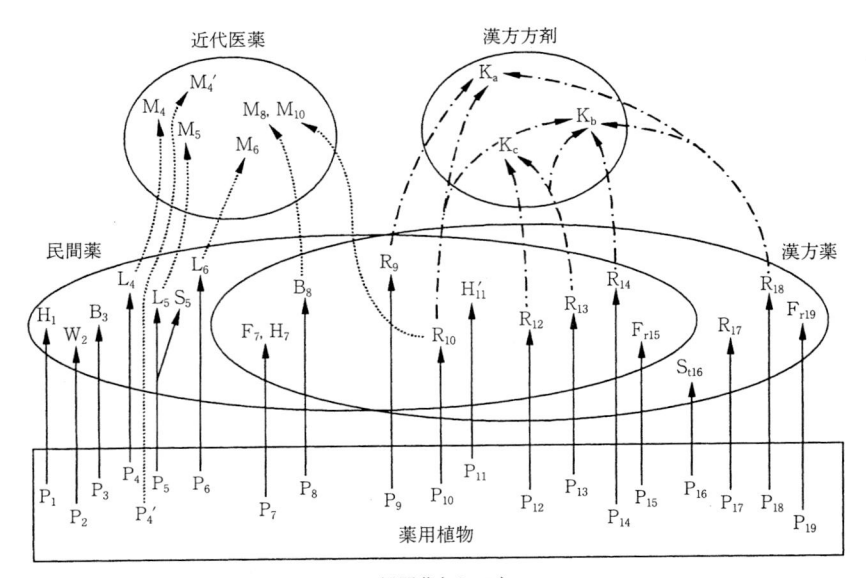

── 民間薬 ──
P_1：センブリ（6.5節）
　H_1：当薬【局】
P_2：ニガキ（6.2節）
　W_2：苦木【局】
P_3：メグスリノキ（6.2節）
　B_3：メグスリノキ
P_4：ジギタリス（6.3節）
　L_4：ジギタリス葉【局】
　M_4：digitoxin
P_4'：ケジギタリス（6.3節）
　M_4'：digoxin
P_5：イチョウ（6.4節）
　S_5：銀杏
　L_5：イチョウ葉
　M_5：イチョウ葉エキス
P_6：イチイ（6.2節）
　L_6：一位葉
　M_6：taxol
　など

── 民間薬としても使われる漢方薬 ──
P_7：カワラヨモギ（6.2節）
　F_7, H_7：茵蔯蒿【局】
P_8：キハダ（6.7節）
　B_8：黄柏【局】
　M_8：berberine
P_9：ダイオウ（6.5節）
　R_9：大黄【局】
P_{10}：オウレン（6.8節）
　R_{10}：黄連【局】
　M_{10}：berberine
P_{11}：ドクダミ（6.8節）
　H_{11}'：十薬（重薬）【局】
P_{12}：シャクヤク（表6.5）
　R_{12}：芍薬【局】
P_{13}：カンゾウ（6.7節）
　R_{13}：甘草【局】
P_{14}：クズ（表6.5）
　R_{14}：葛根【局】
P_{15}：ナツメ
　F_{r15}：大棗【局】
　など

── 漢方薬 ──
P_{16}：アケビ（表6.5）
　S_{t16}：木通【局】
P_{17}：カノコソウ（表6.5）
　R_{17}：吉草根【局】
P_{18}：コガネバナ（表6.5）
　R_{18}：黄芩【局】
P_{19}：ダイダイ（表6.5）
　F_{r19}：枳実【局】
　など

── 凡例 ──
P：植物名（掲載箇所）
B：樹皮の生薬名
F：花の生薬名
F_r：果実の生薬名
H：全草の生薬名
H'：地上部全草の生薬名
L：葉の生薬名
R：根，根茎の生薬名
S：種子の生薬名
S_t：茎の生薬名
W：木部の生薬名
M：生薬起源の医薬品
　または有効成分
K：漢方方剤の例
　K_a：三黄瀉心湯
　K_b：葛根黄連黄芩湯
　K_c：芍薬甘草湯

──→：薬用植物と生薬の関係
──・──：漢方薬と漢方方剤の関係
・・・・・・：生薬と近代医薬の関係

図 6.1 薬用植物の利用と森林薬学の流れ
【局】は第十四改正日本薬局方収載の生薬．

癒する秘薬として英国で伝承されていたものである．1785年にW. Witheringがその効能を公表し[1,2]，ジギタリス葉（L_4）が広く用いられるようになった．その後，ジギタリス葉から単離された強心配糖体のdigitoxin（M_4）のほか，近縁種のケジギタリス（P_4'）が含む強心配糖体lanatoside Cから誘導されたdigoxin（M_4'）が心不全の治療薬として重要な役割を果たしてきた[3,4]．

イチョウ（P_5）は中国原産で古代に日本へ渡来した樹木であり，その種仁の銀杏（S_5）は食用にされるほか，民間では咳止めに用いられてきた．また，しもやけに対しては民間でイチョウ葉（L_5）の煎汁の湿布が効くといわれている．1960年代にドイツの製薬会社がイチョウ葉エキス（M_5）に脳血流改善効果があることを示し，現在では脳血管疾患治療薬として注目を集めている[5~7]（6.4節参照）．

イチイ（P_6）の葉は一位葉（L_6）として民間で利尿薬などに用いられてきた．1970年代にアメリカで抗がん剤探索のための大規模なプロジェクトが展開され，その中で北アメリカに自生するタイヘイヨウイチイの樹皮から抽出されたtaxol（M_6）が強力な抗がん作用を持つことが明らかになり，その化学構造も決定された[8]．taxolはきわめて有望な抗がん剤であるが，イチイの仲間は成長が遅い上に有効成分を取り出すために樹皮を剥ぎ取ると枯死してしまうので，需要を満たすだけの天然資源は確保できない．そこでtaxolの全合成が世界の各地で試みられ，1993年の末に最初の全合成プロセスが確立した[9,10]．その後，ヨーロッパに分布するセイヨウイチイの葉がtaxol関連化合物を含むことが示された．現在では，この成分を原料とした半合成品のtaxol関連抗がん剤が利用されている．さらに，自然環境への影響も考慮してセイヨウイチイの培養細胞から大量のtaxolを得る技術も確立されている．

ミカン科のキハダ（P_8）の樹皮は苦味健胃薬として民間でも用いられてきたが，漢方では黄柏（B_8）として下痢や黄疸などの症状に対して処方[11]されるほか，消炎湿布薬としても外用[12]される．キハダの樹皮から単離されたberberine（M_8）は抗菌作用を示し[13,14]，苦味健胃薬や整腸剤の有効成分として用いられる[15]．berberineを合成する植物は比較的多く，キンポウゲ科のオウレン（P_{10}）もその1つである．オウレンの根茎が黄連（R_{10}）であり，同じく苦味健胃薬や整腸剤とされる．

黄連は広く用いられる漢方薬の1つであり，三黄瀉心湯（Ka）や葛根黄連黄

芩湯（Kb）などの漢方方剤に処方される．苦味健胃薬の原料としては，古くからキハダの樹皮が大量に用いられてきたが，資源保護の問題もあり，近年ではオウレンの組織培養によるberberineの大量生産も行われている．カノコソウ（P_{17}）の根（吉草根）やコガネバナ（P_{18}）の根（黄芩（オウゴン））は日本では民間薬としての利用は少なく，主に漢方方剤として用いられる．前述の三黄瀉心湯（Ka）や葛根黄連黄芩湯（Kb）には黄芩（R_{18}）が黄連（R_{10}）とともに処方されている．なお，上記の方剤のうち三黄瀉心湯（Ka）は後漢の時代に張仲景が著した『金匱要略』の中に記載され，葛根黄連黄芩湯（Kb）と芍薬甘草湯（しゃくやくかんぞうとう）（Kc）は同じく張仲景が著した『傷寒論』に記されている．図6.1では薬用植物と漢方薬との関係を単純化して示したが，この図中の生薬から処方される漢方方剤には他にも，大黄甘草湯（だいおうかんぞうとう）（大黄＋甘草），大黄黄連瀉心湯（だいおうおうれんしゃしんとう）（大黄＋黄連），枳実芍薬散（きじつしゃくやくさん）（枳実＋芍薬），黄芩湯（おうごんとう）（黄芩＋甘草＋芍薬＋大棗），甘草湯（かんぞうとう）（甘草）などがある．

　上に述べたことからも理解されるように，近代薬学の始まりは薬用植物から有効成分を単離・同定するということであり，どちらかといえば分析的なアプローチが中心であった．有効成分が単離されると，その成分の有機化学合成が試みられ，さらに化学構造の一部を修飾することによって，より薬理作用の強い薬剤や副作用の少ない薬剤などが開発されてきた．1960年代後半より，薬理活性を評価するために種々のスクリーニング系が開発され，さまざまな植物から有効成分を探し出す探索的アプローチが行われるようになり，脳血管疾患治療薬としてのイチョウ葉エキス（M_5）やイチイの仲間から単離された抗がん剤 taxol（M_6）などの開発につながった．抗がん剤の taxol やジギタリス関連の強心配糖体開発の経緯からも理解されるように，近縁の植物は類縁化合物を含むことが多いので，より有効性が高く，しかも副作用の少ない化合物の探索をめざして同属植物などの成分に関心が持たれることになる．薬用植物の需要に対して天然資源が相対的に少ない場合には従来から栽培による生産が行われてきたが，近年では有効成分を安定的に供給するために，培養細胞を用いた工業的生産や遺伝子工学による新たな形質導入なども行われている．

　薬用植物や生薬について知識を深めるためには植物学的視点から学び始めるのが正道であり，この分野の成書では植物形態学や植物分類学的な観点から記載したもの[16〜18]や植物成分に基礎をおいたもの[19,20]が多い．生薬資源利用の観点か

ら，根，根茎，葉，果実，樹皮など利用部位別に記載することも行われる[21]．実用的な意味では薬効別にまとめるのが便利なので一般向けの書物も含めて，解熱薬，鎮痛薬，健胃薬，利尿薬などの項目別に説明されることも多い[22〜25]．近年，急激に高齢化社会へと向かっているわが国では生活習慣病の予防と治療が医学の大きな課題となっているのみならず，多くの国民が関心を持っているところでもある．そこで，本章では森林に自生分布する薬用植物の中で生活習慣病などの治療に用いられているものや基礎研究が進行中のものについて最初に解説し，国内の山野に自生する主な薬用植物について，薬効などを最後にまとめた．

6.2 悪性新生物の治療薬としての植物

> ニチニチソウおよび同属，セイヨウイチイおよび同属，アメリカニガキ，ニガキ，キジュ（カンレンボク），アカメガシワ，ポドフィルムおよび同属，オタネニンジン，ハトムギ，カンゾウ，ヒキオコシ，その他を列挙．

米国立がん研究所（NCI）ではヒトのがん細胞を用いて，抗腫瘍活性を示す植物成分の大規模なスクリーニングを行ってきた[26]．わが国でも糸川らが世界各国から集めた約4000種類の材料について検討し，さまざまな植物に抗腫瘍活性を見出しているが，これらの活性成分は化学構造の上からきわめて広範囲に及んでいる[27]．

観賞用植物として花壇に植えられるキョウチクトウ科（Apocynaceae）のニチニチソウは，マダガスカル，インド原産で1780年頃に日本に渡来した一年草である．葉腋ごと，日ごとに花が咲くところからニチニチソウと名付けられた．ニチニチソウにはビンカアルカロイドと総称されるインドール型2量体のアルカロイドが含まれる．そのうち vincristine, vinblastine 等は植物起源の抗腫瘍剤として知られている．なお，ビンカアルカロイドの語源はニチニチソウの旧学名（*Vinca rosea*）に由来する．同属のツルニチニチソウもビンカアルカロイドを含有し，同じく抗腫瘍剤の製造原料である．

セイヨウイチイはイチイ科（Taxaceae）に属する常緑針葉樹で葉や種子にアルカロイドの taxine や milossine の他，配糖体 taxicatin を含有する．ヨーロッパの伝統的な森林薬木で，種子は瀉下薬および鎮咳薬，葉は駆虫薬として利用さ

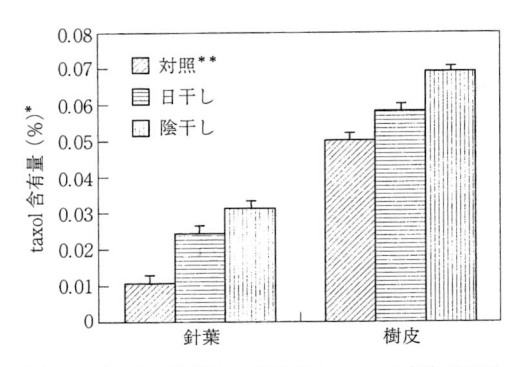

図 6.2 イチイの針葉および樹皮中の taxol 含有量に及ぼす乾燥方法の影響[28]
*：含有量は乾燥重量あたりで表示．データは平均±標準偏差を示す（$n=5$）．**：対照は新鮮葉．

れる．セイヨウイチイの葉に含まれる taxotene や北米に自生するタイヘイヨウイチイの樹皮に含まれる taxol などが強い抗腫瘍活性を持ち，抗がん剤開発研究で注目を集めている．北東アジアや日本には同属のイチイが自生し，その葉は一位葉（イチイヨウ）として利尿，通経，糖尿病などに用いられてきた．イチイの針葉や樹皮はタイヘイヨウイチイの樹皮と同様に強い抗腫瘍活性を示す taxol を含んでおり，わが国でも森林資源の有効利用に向けてイチイ針葉の調製法と taxol 含有量の関係（図 6.2）などが研究されている[28]．イチイの仲間の果実（偽果）は鮮やかな赤色で，種子を包んだ肉質の仮種皮は甘く，庭木としても植えられる．中国には同属のビレイコウトウサン（美麗紅豆杉）が自生する．その種子を生薬名で血榧（ケッヒ）と称するが，抗腫瘍性のジテルペノイドを含んでいる．イチイ属の属名は taxus であるが，これはギリシャ語の弓（taxos）に由来する．イチイの仲間が世界各地で弓の材料として用いられていたことによるもので，アイヌもイチイで弓を作っていた．

ニガキ科（Simaroubaceae）のアメリカニガキ（スリナム・クァッシア木）は南米のスリナムや西インド諸島原産で，熱帯各地で栽培される小高木である．樹高約 3 m で，葉は互生する奇数羽状複葉．花は細長く，紅色の花弁が美しく観賞用にもなる．先住民の民族薬物で心材が苦味健胃，強壮，解熱，駆虫薬として利用されてきたが，その苦味成分の変形トリテルペノイドの 1 つの quassimarin

に抗腫瘍活性が認められている[29]）.

　日本に産するニガキの幹や枝から樹皮を取り除き，木部を賽の目状に切断し乾燥したものは生薬名を苦木(ニガキ)と称し，日本薬局方収載の苦味健胃薬である．この苦味成分も変形トリテルペノイドの一種で抗腫瘍活性がある[30]）.

　中国の中南部に自生するヌマミズキ科（Nyssaceae）のキジュ（喜樹）はカンレンボク（旱蓮木）ともよばれるが，その果実や根から1966年に単離されたアルカロイドの camptothecine[31]）は各種の実験動物のがんに対して強力な抗腫瘍作用を示した[32]）．臨床治験も行われたが骨髄障害や消化器障害などの副作用のため実用化には至らなかった．その後，臨床利用をめざして種々の誘導体が合成された結果，camptothecine の2倍以上の抗腫瘍活性を持ち，しかも毒性がはるかに少ない化合物（CPT-11）が得られた[33]）．CPT-11 はその後 irinotecan と命名され，現在では幅広く用いられている抗がん剤である．irinotecan（CPT-11）はトポイソメラーゼI阻害剤であり，DNAの1本鎖の切断に関連してDNA合成を抑制することによって抗腫瘍作用を示す[34]）.

　山野に自生するトウダイグサ科（Euphorbiaceae）のアカメガシワ（6.7節で後述）の果皮から得られたフロログルシノール誘導体に，抗発がんプロモーター作用[35]）があり，マウスを用いた2段階皮膚発がん試験でも抗腫瘍活性が確認された（図6.3）[36]）．また，この成分は抗ヘルペスウイルス活性も示した[37]）.

　草本植物では，メギ科（Berberidaceae）のポドフィルムやヒマラヤハッカクレンの根茎は下剤であるが，それらから得られるリグナンの podophyllotoxin に抗腫瘍作用があり[38]），これをリード化合物として抗腫瘍剤 etoposide が開発された[39]）．etoposide は前述の irinotecan（CPT-11）と類似の作用機序を持つ抗がん剤であるが，こちらはトポイソメラーゼII型阻害剤であり，DNAの2本鎖の切断に関連してDNA合成を抑制する[40]）.

　6.5節で後述するオタネニンジン（生薬名；人参(ニンジン)）にも抗腫瘍活性がある[41,42]）．オタネニンジンには他の抗がん剤の作用を増強するとともに，副作用を軽減する効果も認められている[43,44]）．なお，オタネニンジンは降圧作用も示す[45]）．その学名は *Panax ginseng* C. A. MEYER であるが，属名の *Panax* は「万病の薬」を意味するラテン語である．

　ハトムギ茶で知られるハトムギについては6.6節で触れるが，腫瘍抑制成分の

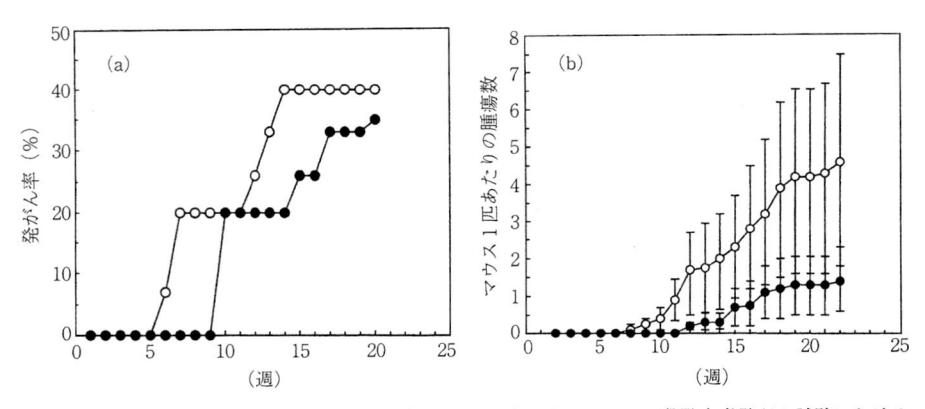

図 6.3 DMBA をイニシエーター,TPA をプロモーターとしたマウスの 2 段階皮膚発がん試験における mallotojaponin の発がん抑制効果[36]
(a) マウスの発がん率.(b) マウス 1 匹あたりの腫瘍数(平均±標準誤差),○:DMBA＋TPA 処理群,●:DMBA＋TPA＋mallotojaponin 塗布群(162 nmol),DMBA:7, 12-dimethyl-benz[a]anthracene,TPA:12-o-tetradecanoylphorbol-13-acetate.なお,図 6.3 の 10 倍の濃度(1620 nmol)で皮膚に塗布した場合には,皮膚がんの発生が完全に抑制された.

coixenolide を含有し,抗腫瘍剤としての利用が期待される.

生薬の甘草(カンゾウ)は 6.7 節で後述するが,その成分の glycyrrhizin に抗発がんプロモーター活性がある.甘草エキスはマウス子宮内膜発がんに対し抑制的に作用しており[46],がん予防学的に期待されている.

日本で古くから苦味健胃薬として利用されてきたシソ科(Labiatae)のヒキオコシの地上部は生薬名が延命草(エンメイソウ)で,この苦味成分にも抗腫瘍活性がある[47].

中国では上記の植物を含む約 80 種類の植物ががん治療のために,臨床利用あるいは試用されている.そのほかにも,実験的に抗腫瘍活性が示された約 30 種類の植物や,がんの予防に有効と考えられている約 20 種類の陸上植物や海藻類など,合計 130 種類以上の植物の抗腫瘍活性に注目が集まっている[48].

その他抗腫瘍性に関連する植物を列挙する.

●ヒマラヤ〜セイロンの陰湿地に自生するショウガ科(Zingiberaceae)のハルウコンはカレーのスパイスとして知られるウコン(アキウコン)の同属種である.その根茎を姜黄(キョウオウ)と称し,利胆,芳香性健胃薬とするが,成分のクルクミン類はマウス結腸がん細胞の基底膜への浸潤と運動能を抑制する[49].なお,ハルウコンの学名(*Curcuma aromatica* SALISB.はアラビア語の kurkum(黄色)に由来

6.2 悪性新生物の治療薬としての植物

している.

●同じくショウガ科（Zingiberaceae）に属するガジュツの根茎は生薬名が莪朮で日本薬局方に収載され，芳香性健胃，駆瘀血薬として消化不良，生理不順，疝気等に用いるが，抽出エキスには抗腫瘍活性が認められている[50]．

●インドネシアの薬用植物でチャ属植物に寄生するヤドリギ科（Loranthaceae）植物 *Scurrula atropurpurea* の脂肪酸類の一種に *in vitro* で強いがん細胞浸潤阻害活性が認められている[51]．

●シソ科（Labiatae）のワイルドバジル（wild basil）の水抽出物が培養がん細胞 A2058, HEp-2, L5178Y に対して強い抗腫瘍活性を示した（図6.4）[52]．

●キク科（Compositae）のカワラヨモギの頭花または花期の全草を茵蔯蒿と称し，日本薬局方に収載される消炎性利尿薬で黄疸，肝炎，蕁麻疹，浮腫などに用いられるが，直接的な抗腫瘍作用も示す[53]．

●キク科（Compositae）のオオバナオケラの根茎は生薬名を白朮と称し，日本薬局方に収載され，利尿，芳香性健胃，強壮薬とするが，そのエキスは腫瘍抗体反応を介して抗腫瘍作用を示す[53]．

●イワヒバ科（Selaginellaceae）のオニクラマゴケの全草を中国で大葉菜と称し，そのエキスが腫瘍抗体反応を介して抗腫瘍作用を示す[53]．

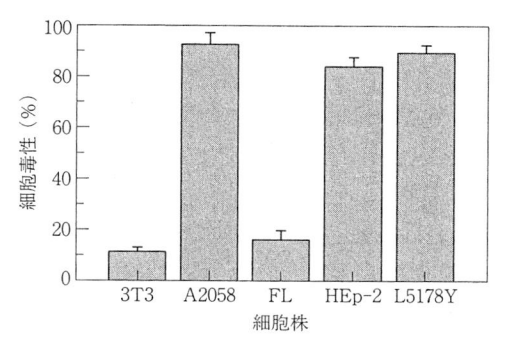

図 6.4 培養がん細胞 3T3, A2058, FL, HEp-2, L5178Y に対する *Clinopodium vulgare* L. 水抽出物の細胞毒性[52]

それぞれのがん細胞に 80 μg/ml の濃度の *C. vulgare* L. 水抽出物を24時間作用させた．データは6回の実験の平均値．

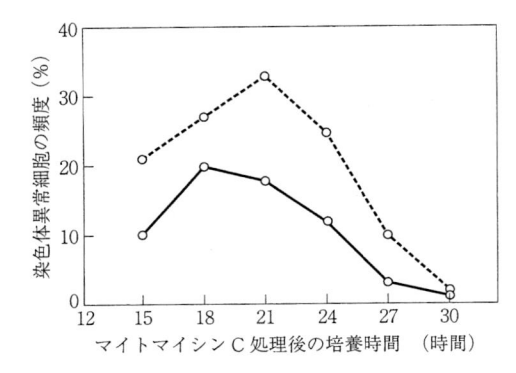

図 6.5 マイトマイシン C の染色体異常誘発能に対するカワラケツメイ抽出物の抑制効果[55] マイトマイシン C で 1 時間処理後の染色体異常細胞の頻度を示した．実線はカワラケツメイ抽出物を添加した培地，破線はカワラケツメイ抽出物無添加の培地を示す．

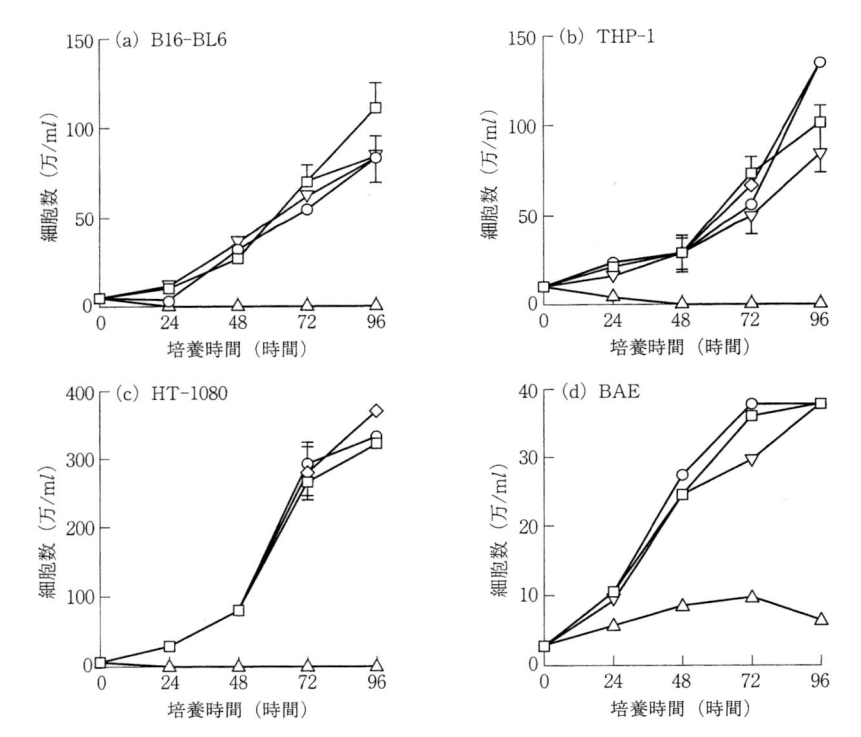

図 6.6 4種類のがん細胞（B16-BL6, THP-1, HT-1080, BAE）に対する magnolol の増殖阻害作用[57]
がん細胞をさまざまな濃度の magnolol とともに 24, 48, 72, 96 時間培養後にトリパンブルー分染法で細胞数を測定した．magnolol 濃度はそれぞれ，□ : 0 μM, ◇ : 1 μM, ○ : 10 μM, ▽ : 30 μM, △ : 100 μM.

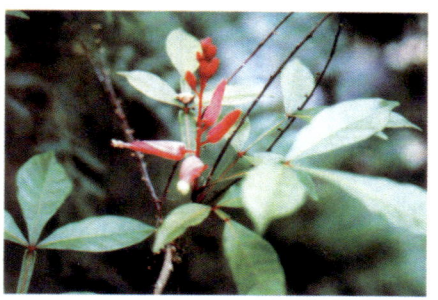

アメリカニガキ（ニガキ科）
Quassia amara L.
→6.2, 6.7節

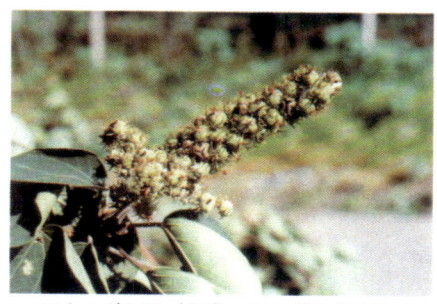

アカメガシワ（果実, トウダイグサ科）
Mallotus japonicus MUELL.ARG.
→6.2, 6.3, 6.7節

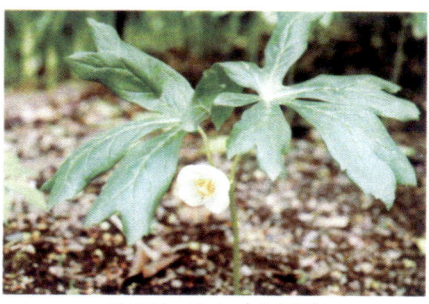

ポドフィルム（メギ科）
Podophyllum peltatum L.
→6.2節

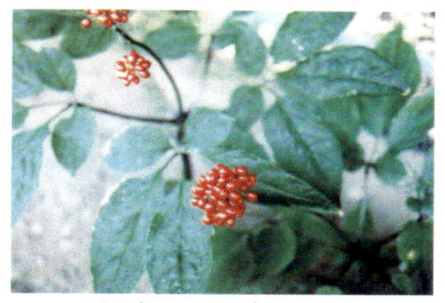

オタネニンジン（ウコギ科）
Panax ginseng C.A.MEYER
→6.2, 6.5, 6.7節

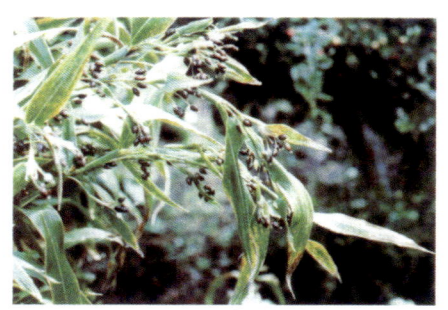

ハトムギ（イネ科）
Coix lacryma-jobi L. var. *ma-yuen* STAPF
→6.2, 6.6節

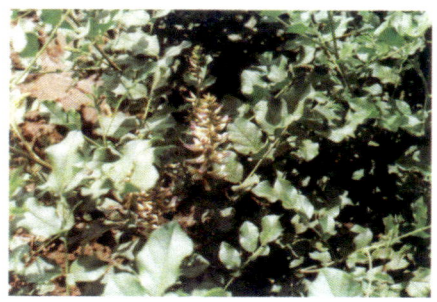

ウラルカンゾウ（マメ科）
Glycyrrhiza uralensis FISCH.
→6.2, 6.7節

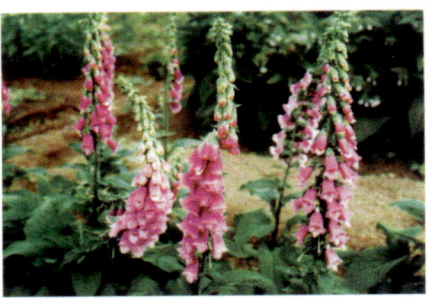

ジギタリス（ゴマノハグサ科）
Digitalis purpurea L.
→6.3節

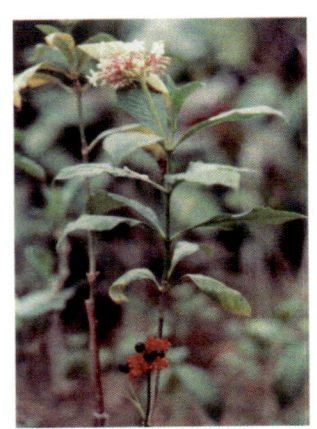

インドジャボク（キョウチクトウ科）
Rauwolfia serpenti BENTH.
→6.3節

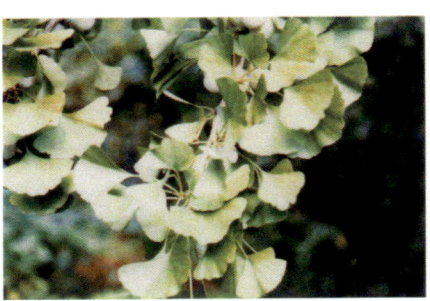

イチョウ（イチョウ科）
Ginkgo biloba L.
→6.4節

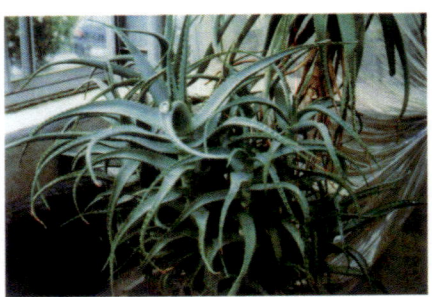

キダチアロエ（ユリ科）
Aloe arborescens MILL.
→6.5節

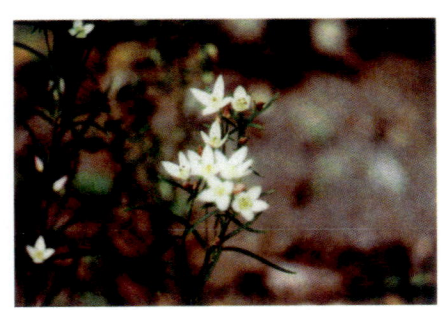

センブリ（リンドウ科）
Swertia japonica MAKINO
→6.5節

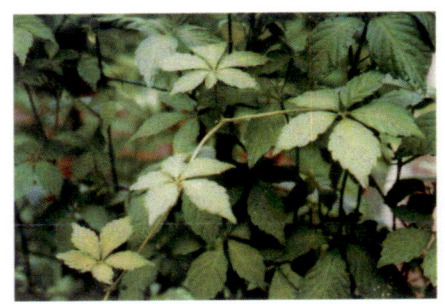

アマチャヅル（ウリ科）
Gynostemma pentaphyllum MAKINO
→6.6節

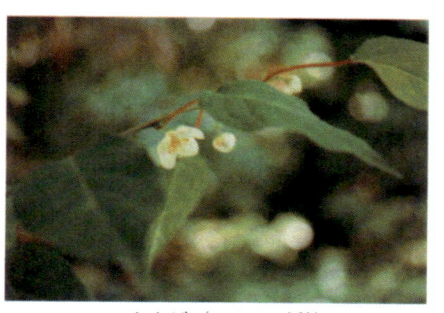

マタタビ（マタタビ科）
Actinidia polygama PLANCH. et MAXIM.
→6.6節

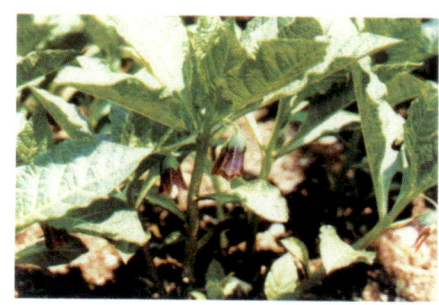

ハシリドコロ（ナス科）
Scopolia japonica MAXIM.
→6.7節

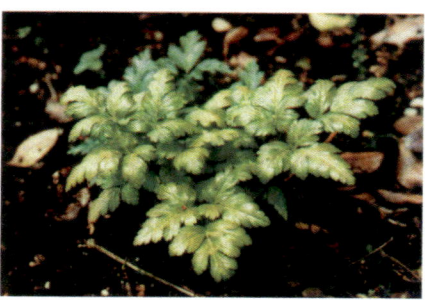

キクバオウレン（キンポウゲ科）
Coptis japonica MAKINO var. *japonica* SATAKE
→6.8節

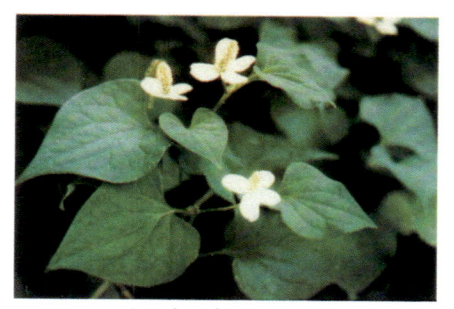

ドクダミ（ドクダミ科）
Houttuynia cordata THUNB.
→6.8節

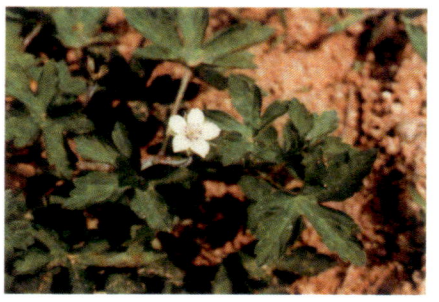

ゲンノショウコ（フウロソウ科）
Geranium thunbergii SIEB. et ZUCC.
→6.10節

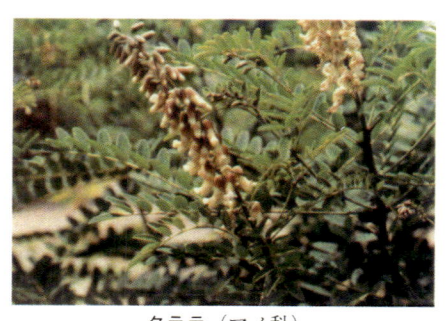

クララ（マメ科）
Sophora flavescens AIT. var. *angustifolia* KITAGAWA
→6.9節

ゲッケイジュ
（クスノキ科）
Laurus nobilis L.
→6.9節

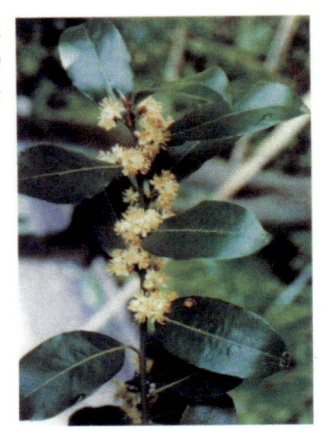

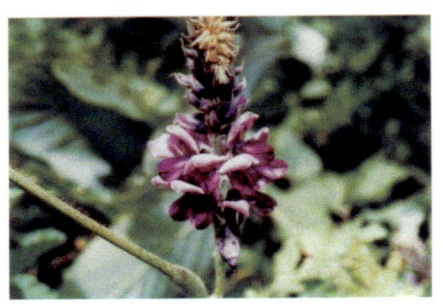

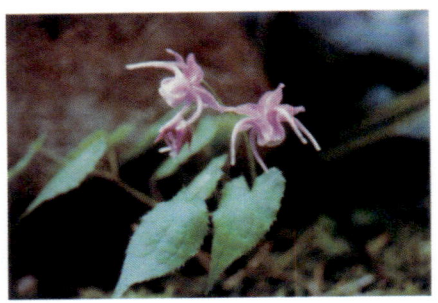

イカリソウ（メギ科）
Epimedium grandiflorum. MORR. var. *thunbergianum* NAKAI
→6.10節

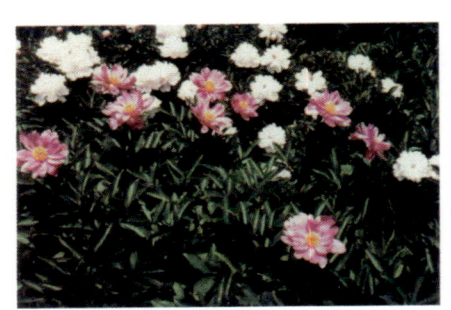

クズ（花）（マメ科）
Pueraria lobata OHWI
→6.10節

シャクヤク（ボタン科）
Paeonia lactiflora PALL.
→6.10節

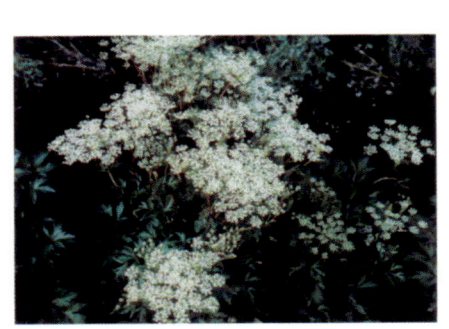

トウキ（セリ科）
Angelica acutiloba KITAGAWA
→6.10節

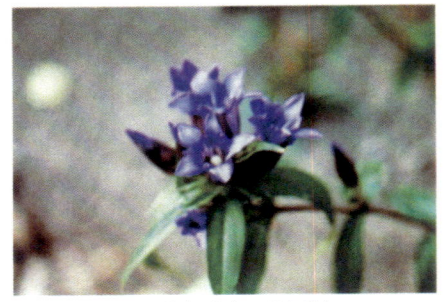

リンドウ（リンドウ科）
Gentiana scabra BUNGE var. *buergeri* MAXIM.
→6.10節

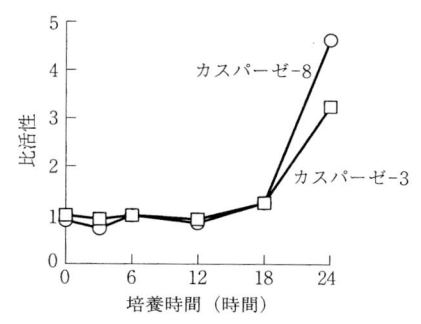

図6.7 カスパーゼ-3とカスパーゼ-8の活性化に対するmagnololの作用[57] 1×10^6個のHT-1080細胞を15分～24時間培養後に回収し，リン酸緩衝液で洗浄した．細胞破砕液をDEVD-MCAまたはIETD-MCAとともに37℃で1時間培養した．培養後に蛍光強度を励起波長380 nm, 発光波長460 nmで測定した．

● 中国に分布するマメ科（Leguminosae）クララ属の *Sophora subprostrata* CHUM et T. CHEN の根を生薬名で山豆根(サンズコン)または広豆根(コウズコン)といい，解熱，解毒，鎮痛に効果があり，咽喉の腫瘍に内服し，瘡瘍，痔瘡，打撲傷に外用する．肉腫および腹水肝がんラットに対し，抗腫瘍および延命効果が確認されている[54]．

● 山野に自生するマメ科（Leguminosae）のカワラケツメイは，帯果期の地上部を山扁豆(サンペンズ)と称し，整腸，利尿，緩下剤であり，茶剤とする．抽出エキスがマイトマイシンCによるチャイニーズ・ハムスター卵巣細胞の染色体異常誘発や細胞毒性を抑制した（図6.5）[55]．

● モクセイ科（Oleaceae）のネズミモチの果実の生薬名が和女貞子(ワジョテイシ)で，女貞子(ジョテイシ)の代用として強壮薬とされる．民間では葉の水浸液を腫れ物に外用する．和女貞子の抽出エキスがヒト鼻咽頭がん由来の培養細胞の増殖を阻害した[56]．

● モクレン科（Magnoliaceae）のホオノキの樹皮を厚朴(コウボク)あるいは和厚朴(ワコウボク)と称し，日本薬局方に収載され，胸腹部の膨満，疼痛，利尿，下痢などに煎用される．成分のmagnololが腫瘍増殖阻害作用（図6.6）およびカスパーゼ活性化によるアポトーシス誘導能（図6.7）を持つことが示唆された[57]．

● カエデ科（Aceraceae）に属するメグスリノキの樹皮や小枝の煎液を眼の薬，肝臓疾患に内服し，また洗眼に用いられてきたが，メグスリノキの抽出物がラット好塩基球性白血病細胞株（RBL-2H3）の脱顆粒を抑制することが示された[58]．

6.3 心疾患の治療薬としての植物

ジギタリスおよび同属,キョウチクトウ,スズラン,アカメガシワ,インドジャボク.

強心配糖体を含む植物として最初に挙げなければならないのが,ゴマノハグサ科(Scrophulariaceae)のジギタリスである.葉をジギタリス葉と称し日本薬局方に劇薬として収載されており,強心薬,強心利尿薬の原料となる.花は紅紫色で内面に濃紫紅色の斑点を持つものが一般的であるが,白色や白色に紅紫色の斑点のあるもの等があり,観賞用に植えられる.ジギタリスの花弁が指サックに似ていることから,学名はラテン語で"紫色の指ぬき"を意味する *Digitalis purpurea* と命名されている.英名の common foxglove に由来するキツネノテブクロという和名もつけられている.ジギタリスは 6.1 節で触れたように,近代西洋医学の中で 200 年以上にわたって強心剤として用いられてきた歴史を持つ[1~4].ジギタリスから単離された強心作用の主成分 digitoxin は水溶性が低いので,体内貯留時間が長く,副作用をもたらす可能性があり,投与量の設定が難しい医薬品であった.そこで,近縁種のケジギタリスが含む強心配糖体 lanatoside C から digoxin が誘導された.digoxin は digitoxin の糖鎖に水酸基を 1 つ付加した構造であり,digitoxin に比べて水溶性が高く,腎臓からの排泄が比較的早いので digitoxin より使いやすい強心配糖体である.近年の慢性心不全治療では神経内分泌遮断薬が中心となっているが,ジギタリス関連の強心配糖体は現在でも処方頻度の高い薬剤である[3,4].同属のキバナジギタリスも含有する強心配糖体成分は異なるが強心利尿薬である.なお,春に見られるジギタリス属のロゼット葉はハーブの一種で食用にもなるムラサキ科(Boraginaceae)のヒレハリソウ(コンフリー)の葉に類似しているので注意が必要である.

街路樹にされるキョウチクトウ科(Apocynaceae)のキョウチクトウの葉,涼しげな可愛い白色花を付けるユリ科(Liliaceae)のスズランやドイツスズランの根および根茎,アカメガシワ(6.2 節)の種子なども,それぞれ異なった強心配糖体を含有している.

熱帯アジアの高温多湿な森林に自生する常緑の低木で,栽培もされているキョ

ウチクトウ科のインドジャボクの根および根茎は，数種の有用なアルカロイドを含有するが，そのうち ajmaline は重要な抗不整脈薬である[59]．

6.4 脳血管疾患などの治療薬としての植物

イチョウ，ゴシュユ，ウコン．

イチョウはイチョウ科（Ginkgoaceae）に属する中国原産の大型の落葉高木で，日本にはきわめて古くに渡来し，各地の神社仏閣，校庭や街路樹などに栽植されている．種仁が銀杏で青酸配糖体を含み鎮咳薬として咳止めに用い，また食用とする．イチョウの葉は特有のフラボノイド類やテルペノイドのほか，アレルギー性物質のギンコール酸を含む．ドイツの製薬会社がイチョウ葉成分の薬理活性に関心を持ち，数段階の特殊な抽出操作によって精製したイチョウ葉エキス（EGb761）を製品化した．EGb761 は 1960 年代の末から脳機能障害に良いとしてドイツで認知症等に用いられてきた[60]．EGb761 などのイチョウ葉エキスには脳血流改善（図 6.8）による脳機能障害改善作用（図 6.9）があり[61]，欧米各国では脳梗塞の後遺症や認知症に対して広く用いられている[5,6]．EGb761 などのイチョウ葉エキス製剤は 1980 年代以降，世界的に見ても脳循環改善薬の中では最もよく用いられる医薬品となっている[7]．

イチョウ葉エキスの摂取により高血圧者の血圧と血中尿酸濃度が低下し，飲用

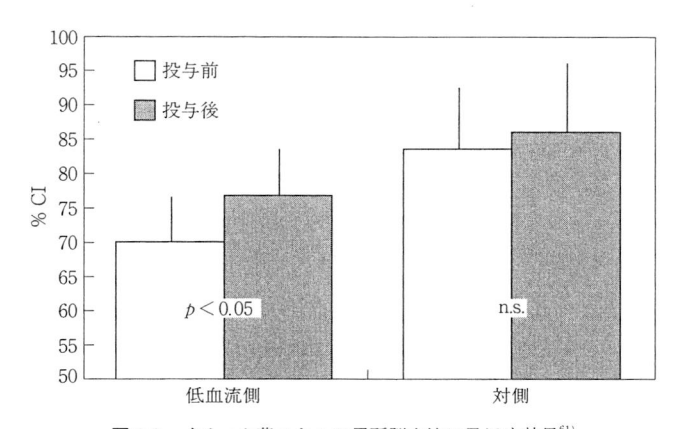

図 6.8 イチョウ葉エキスの局所脳血流に及ぼす効果[61]

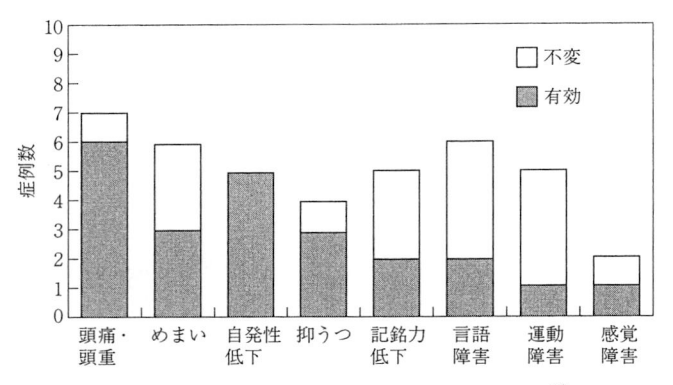

図 6.9 イチョウ葉エキスの臨床症状に対する有効性[61]

終了後のリバウンド現象も見られなかった[62]. イチョウ葉エキスは抗腫瘍剤シスプラチンの副作用である聴覚障害を顕著に軽減し, 腎障害に対する軽減効果も有する[63]. 抗腫瘍性物質も得られ[64], また, ラットを用いた動物実験では 6.7 節で後述するように, 急性ストレスに対する抗ストレス効果も示された[65].

なお, 現時点ではイチョウ葉エキスは日本では医薬品として承認されていないが, 健康食品として出回っている. 国内で市販されているイチョウ葉関連製品の中には乾燥したイチョウ葉を粉砕しただけのものもあり, ドイツの医薬品基準の 2000 倍に相当する 1% 以上という高濃度のギンコール酸を含む製品の摂取によるアレルギー症状が問題になったことがある.「健康食品」であっても摂取に際しては, その品質に十分留意する必要がある.

漢方で頭痛を伴う疾患にしばしば処方される生薬の呉茱萸はミカン科 (Rutaceae) のゴシュユ (ニセゴシュユ) の未熟果実を乾燥したものである. ゴシュユは中国原産の雌雄異株の落葉小高木で, 古く渡来し各地に薬木として栽植される. 果実は径約 6 mm の偏球状蒴果で紫赤色に熟す. 中国では果実が小さいホンゴシュユも呉茱萸とする. 呉茱萸は日本薬局方に収載され, 鎮痛, 健胃, 利尿薬として頭痛の他, 腹痛, 脇痛, 嘔吐, 胸満などに用いる. 近年, 麻酔下のネコを用いた実験で, アルカロイド成分の dehydroevodiamine に脳血流増加作用が認められ[66], また, 熱湯抽出液に含まれる多糖体 evodiasaccharide-B に選択的脳血流増加作用が確認されている[67].

急速な高齢化社会の到来とともに認知症の予防と治療が大きな課題となって

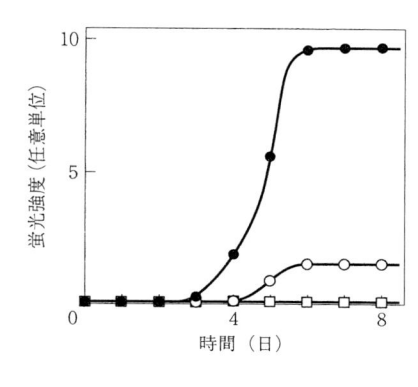

図6.10 β-アミロイドからの β-アミロイド線維形成に対するcurcuminの効果[68]
50 μM の β-アミロイド（1-40）および50 mM リン酸緩衝液（pH 7.5），100 mM の塩化ナトリウムを含む反応液（●）に10 μM（○）および50 μM（□）のcurcuminを加え，37℃で培養した．

いる．認知症には脳梗塞などが原因となる脳血管性認知症とアルツハイマー病がある．アルツハイマー病の場合には，現在のところ確実な治療法はなく，予防の重要性が指摘されている．カレーをよく食べるインド人のアルツハイマー病罹患率がアメリカ人の約4分の1と低いことから，カレーに香辛料として含まれるウコンの成分に関心が持たれた．ウコンは熱帯東アジア原産のショウガ科（Zingiberaceae）の植物で，根茎の黄色い粉末が英語でターメリックと呼ばれる香辛料である．日本では沢庵漬の着色のほか，繊維の染色にも用いられた．ウコンの生薬名が鬱金（ウコン）で，芳香性健胃薬，利尿薬として用いられる．アルツハイマー病は β-アミロイドが大脳に沈着することによって進行すると考えられているが，ウコンに含まれるcurcuminが β-アミロイドの生成を抑制することが示されており（図6.10）[68]，アルツハイマー病予防との関係で注目されている．

6.5 糖尿病の治療薬としての植物

ダイオウ，タラノキ，オタネニンジンおよび同属，アロエ属，カボチャアデク，ギムネマ，クスリウコン，センブリ．（糖尿病患者甘味料のステビア，ラカンカ．）

ダイオウ（ヤクヨウダイオウ）は，タデ科（Polygonaceae）に属し，中国西部の標高3000〜4000 m の山岳高地に分布，あるいは栽培される多年生草本で，根茎は黄褐色で肥厚する．3年以上の生育株の根茎を乾燥したものが生薬の大黄（ダイオウ）である．本種の他，朝鮮半島北部〜中国東北部に分布し濃赤色の花をつけるチョウセンダイオウ，中国〜チベットに分布し葉が深裂して淡紅色の花をつけるショ

ウヨウダイオウ（モミジバダイオウ），淡黄色の花をつける *Rheum tanguticum* MAXIM.（唐古特大黄），日本で交配作出されたシンシュウダイオウ由来のものも日本薬局方収載の大黄である．大黄は下剤，健胃整腸薬とする．カラダイオウ，マルバダイオウ由来のものは，和大黄（ワダイオウ），あるいは芋大黄（イモダイオウ）と称し，大黄の代用とした．マルバダイオウは葉柄を食用とするところからショクヨウダイオウの名があり，欧米で栽培が多い．大黄を含む漢方方剤が蛋白尿を伴う糖尿病腎症の進行を抑制する[69]．

たらの芽の天婦羅でお馴染みのタラノキは，ウコギ科（Araliaceae）に属し，日本各地の山野に広く分布する落葉小高木である．樹皮および根皮をタラノキ皮と称し，民間で神経痛，糖尿病に用い，若芽は食用とする．中国のシナタラノキの樹皮および根皮は楤木白皮（ソウボクハクヒ）および楤木根（ソウボクコン）と称し，糖尿病，整腸に用いる[70]．

朝鮮人参あるいは高麗人参といわれる有名な生薬は，ウコギ科（Araliaceae）のオタネニンジンの根を乾燥したもので，正しい生薬名は人参（ニンジン）である．オタネニンジンは朝鮮半島～中国東北部原産の多年草で，朝鮮半島，中国，日本，ロシア等で栽培されている．人参は日本薬局方に収載され，調整法の違いにより白参と紅参に分けられる．白参は水洗い後，そのまま乾燥したもので白っぽい．紅参は水洗い後，蒸して乾燥したもので淡褐色である．野生品は野参（ヤジン）と称し，韓国では貴重なものとされている．細根を集めたものは毛人参（ケニンジン）である．人参は健胃強壮，強精，温補薬で，胃が衰弱している病弱者に用い，特定保健用食品として糖尿病などに良い[71]．成分として人参サポニンといわれる ginsenoside saponin（ginsenoside Ra～h, Ro, malonylginsenoside Rb_1, b_2, c, d 等），精油成分（panaxynol, panaxydol 等），糖類等を含有する．ginsenoside saponin の一種（G-Rb_2）は自然発症糖尿病ラットの尿アルブミン排泄を抑制し，腎重量の増加や腎糸球体の肥大を有意に抑制する[72]．人参より得た glycan 類はアロキサン糖尿病ラットにおいて顕著な血糖降下作用を示した[73]．人参エキスは動物実験で，慢性ストレスに対する抗ストレス効果を示した[65]．この *Panax* 属は根を薬用とするが，それぞれの生薬名はトチバニンジンが竹節人参（チクセツニンジン），アメリカニンジンが広東人参（カントンニンジン），サンシチニンジンが三七（サンシチ），田七（デンシチ）あるいは人参三七（ニンジンサンシチ）である．トチバニンジン（*Panax japonicus* C. A. MEYER）は森林内に自生し，種小名が示すように日本古来の薬用植物で，葉がトチノキの葉に似ている．根茎が1年に1節づつ成長

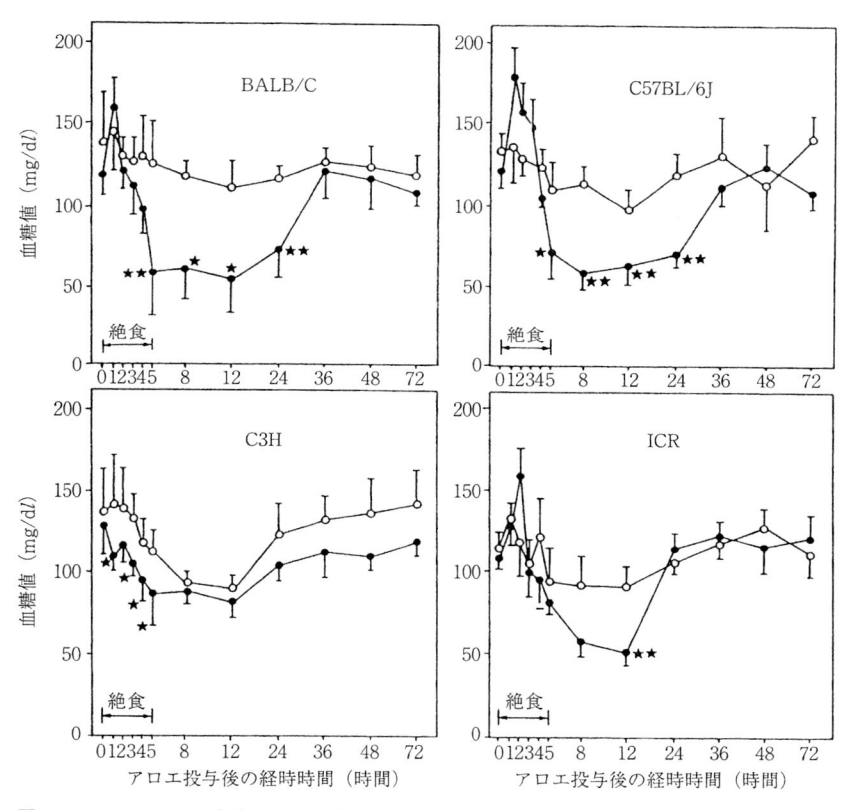

図 6.11 キダチアロエ全葉アセトン沈澱粉末腹腔内投与後における4系統のハツカネズミの血糖値の変動[74]
● : アロエ全葉アセトン沈澱粉末腹腔内投与 (平均値±標準偏差, $n=5$), ○ : アロエ未処置 (対照, 平均値±標準偏差, $n=5$), 対照に対し有意差あり. ★ : $p<0.05$, ★★ : $p<0.01$.

し, タケの節のように見えるところから生薬名が竹節人参で, これも日本薬局方に収載され, 主として鎮咳去痰薬とする.

アロエはユリ科 (Liliaceae) のアロエ属植物 *Aloe* ssp. の総称名である. アロエ属はアフリカに自生分布し, 200種近くが知られている. それらの変種や交配品種も多く, 古くから世界各地で栽培されている. いずれも多年生で, 高さ3mに達するものもあり, 葉は多肉質の半円柱状で先は尖り, 葉縁には鋭い刺状の鋸歯がある. 生薬アロエの基原植物は産地により異なるが, 以下のアロエ属があげられる. *A. africana* MILL., キダチアロエ (*A. arborescens* MILL.), *A. bainesii*

TH. DYER., アロエ（*A. barbadensis* MILL.），アオワニロカイ（*A. ferox* MILL.），*A. marlothii* BGR.，*A. perryi* BAKER，*A. plicatilis* MILL.，*A. speciosa* BAK.，*A. succotrina* LAM.，シンロカイ（*A. vera* L.）等である．

利用部位は，葉の液汁の乾燥物（ロカイ），および生の葉（アロエ）であり，日本薬局方に収載されている．いずれも健胃，緩下，消炎，止血，消腫薬として内服され，また生の葉を熱傷，創傷，潰瘍，虫刺され等に外用する．生汁を健康飲料として用い，特定保健用食品として糖尿病に良い．生薬アロエは自然発症糖尿病マウスの食餌摂取中およびグルコース負荷時の血糖値を有意に降下した（図6.11）[74]．

南米で高血圧や糖尿病に良いとして，マテ茶と混ぜて愛飲されるピタンガあるいはニャンガピリーと称する民間薬がある．これはフトモモ科（Myrtaceae）のカボチャアデク（*Eugenia uniflora* LINN.）の葉を乾燥したものである．カボチャアデクはブラジル，パラグアイ，アルゼンチン，ウルグアイなど南米に分布する常緑高木で，甘い芳香のある白い花を葉腋に1つつける．葉は発汗，解熱，健胃薬としても用いられる．樹皮を小児の下痢止めに用い，果実は生食する．成分として葉に精油，β-sitosterol，フラボノイドなどを含有する．この水性エキスには α-glucosidase 阻害性の抗糖尿病薬 acarbose に匹敵する阻害活性を有する含窒素糖類 uniflorine-A や uniflorine-B が含まれ（表6.1）[75]．マウスを用いた

表6.1 カボチャアデク（*Eugenia uniflora* L.）から単離した3種類の化合物の α-glucosidase 阻害活性[75]

	50%阻害濃度	
	Maltase (μM)	Sucrase (μM)
uniflorine-A (1)	12.0	3.1
uniflorine-B (2)	4.0	1.8
化合物3	500	270
acarbose	2.0	2.9

ショ糖負荷試験においても顕著な血糖降下を示した．この他，同属の *E. sulcata* SPRING ex MART. も同様に利用される．

中国南部およびインド原産の常緑つる性植物で，低木林内に自生するガガイモ科（Asclepiadaceae）のギムネマは，茎と葉をギムネマ葉（茶）と称し，味覚（甘味と苦味）を麻痺させる矯味薬とするが，特定保健用食品として糖尿病に良い．中国では根を含めた全株を突き砕いて外傷，腫れ物，関節痛に外用する[76]．

インドネシアに自生あるいは栽培される宿根性草本のクスリウコンはショウガ科（Zingiberaceae）に属し，根茎は円筒状で肥大し，破切面は深黄色で刺激性芳香を有し，苦味である．根茎からデンプンを採るが，現地で根茎はゾウの万病薬とする．ストレプトゾトシン誘発性糖尿病ラットに対し，根茎のエキスは，血清グルコースやトリグリセリド濃度，脂肪酸の不飽和化，胆汁酸の排泄などの点で糖尿病の諸症状を顕著に改善した[77]．

日本の3大民間薬の1つであるセンブリはリンドウ科（Gentianaceae）に属し，開花期の全草を当薬(トウヤク)と称し，日本薬局方収載の苦味健胃薬である．当薬のエキスがストレプトゾトシン誘発性糖尿病ラットの血糖値を有意に低下した．

治療薬ではないが，糖尿病患者の甘味料としての植物がある．キク科（Compositae）のステビアの葉は，ショ糖の数百倍の甘味を示すジテルペン配糖体を含有する．羅漢果(ラカンカ)は中国に産するウリ科（Cucurbitaceae）ツルレイシ属の *Momordica grosvenori* SWINGLE の果実で，ショ糖の300倍の甘味の変形トリテルペノイド配糖体を含有する．これらは甘味料として用いられるほか，低カロリー食品としても利用される．

6.6 神経痛，リウマチの治療薬としての植物

アマチャヅル，アロエ属，オオツヅラフジ，カラシナおよび同属，ハトムギ，マタタビ．

アマチャヅルはウリ科（Cucurbitaceae）に属し，日本各地の山野に自生する雌雄異株のつる性多年生草本である．葉に甘味があり，乾燥した地上部が民間で用いられる．利尿，強壮，消炎，解毒，去痰薬とし，また頭痛持ちの人，神経痛やリウマチに健康茶として服用すると良い[78]．成分としてはオタネニンジンと類

似のサポニン類を含む.

　前述のアロエ属の葉をすりおろして患部に貼ると,神経痛,リウマチ,関節痛がとれると民間でいわれている.

　オオツヅラフジ（ツヅラフジ）はツヅラフジ科（Menispermaceae）の落葉性つる性の木本で,雌雄異株である.薬用部位は茎,根茎および根で,生薬名は防己または,漢防己で,日本薬局方の収載品である.消炎,鎮痛,利尿を目的に漢方処方されるほか,鎮痛薬として神経痛,リウマチ,関節痛に服用する.

　香辛料として知られる芥子のカラシナはアブラナ科（Cruciferae）の植物で,中国あるいは中央アジア原産といわれ,日本でも古くから栽培されている.果実は角果で内部に径約 1.5 mm の黄色球形の種子がある.クロガラシは赤褐色の種子,シロガラシは黄〜黄褐色の種子で同様の目的で利用する.種子の生薬名は芥子である.引赤,湿布剤として外用し神経痛,リウマチ,関節痛を取る[79].香辛料として食欲増進に用いられ,カレー粉の辛味の原料でもある.辛味成分として含まれる芥子油配糖体の sinigrin が酵素 myrosin で加水分解されて,強刺激性の allyl-isothiocyanate を生成し辛味性となる.シロガラシは含硫配糖体の sinalbin を含む.

　ハトムギ茶で知られるハトムギはイネ科（Gramineae）の植物である.ベトナム原産でアジアの熱帯〜温帯に自生する一年草で,中国を経て渡来し,栽培もされている.果実は先の尖った長さ約 1.2 cm の楕円球状で,光沢ある暗褐色に熟す.穀は硬いが,ジュズダマのような硬いホーロー質でなく,爪で押せば容易に割れる.外観はジュズダマと類似するが,花序が垂れる方がハトムギである.種皮を除いた種子の生薬名が薏苡仁で,日本薬局方に収載されている.漢方で利尿,排膿,消炎,鎮痛,鎮痙,滋養強壮薬とし,民間では疣取りや肌荒れに用いる.鎮痛薬として神経痛,リウマチ,関節痛に用いる.東南アジア各国では食用穀物とする.ジュズダマの果実は川穀と称し,薏苡仁の代用とする.

　「猫にマタタビ」のマタタビは,マタタビ科（Actinidiaceae）マタタビ属（Actinidia）のつる性の落葉低木である.中国,日本の山地に広く分布する.開花期には近くの葉が純白色に変わる.果実は径約 1 cm,長さ 1〜2 cm の長楕円球状の液果で秋に黄熟し,多数の種子を包含する.利用部位は果実にマタタビアブラムシが寄生してできた塊状の虫こぶである.生薬名は木天蓼.漢方では鎮痛,強

壮，健胃薬とされ[80]，鎮痛薬として神経痛，リウマチ，関節痛に服用する．また，マタタビ酒原料であるほか，若い果実を塩漬けにして食する．成分としてはネコ属動物特有のマタタビ作用を示すイリドイド系マタタビラクトン類を含有し，ネコの万病薬とされる．同属のミヤママタタビの葉は花期に淡紅色に変色し，虫こぶはできない．日本の山地に自生するマタタビ属の植物として他にサルナシがあるが，サルナシの葉は花期に変色しないので，マタタビやミヤママタタビに比べると目立たない．東北地方の民間では樹液を脚気，鎮咳，去痰，心臓病，腎臓病などに用いる．身近な果物のキウイフルーツは中国原産の同属植物シナサルナシ（オニマタタビ）をニュージーランドで品種改良したものである[81]．

6.7 胃・十二指腸潰瘍の治療薬としての植物

アカメガシワ，キハダ，カンゾウ，アメリカニガキ，ハシリドコロ，ヤマナラシ，その他．

6.2 節および 6.3 節で述べたアカメガシワはトウダイグサ科（Euphorbiaceae）に属し，日本〜中国に広く分布する雌雄異株の落葉高木である．成長が早く，幹は分枝して繁茂し，樹高は約 7 m に達する．樹皮は灰褐色で，葉は長柄で互生し，葉身は倒卵形で 3 浅裂，先端は尖り，葉縁は波状全縁である．若い新芽は紅赤色の星状毛で覆われ，赤く見えて美しい．果実は径約 7 mm の球形の蒴果で黄褐色の腺点を密生し，軟刺が多い．熟すと 3 裂し，紫黒色で球形の種子を出す．薬用には樹皮や葉を用いる．樹皮は胃酸過多，胃潰瘍に，葉は胆石，腫れ物に服用し，樹皮と葉を浴湯剤として皮膚炎，リウマチ，神経痛にも用いる．樹皮は日本薬局方に収載される整腸薬である．種子には前述の強心配糖体，果皮には前述の抗腫瘍，抗発がんプロモーター，抗ヘルペスウイルス活性を有するフロログルシノール誘導体を含有する[37]．同属のクスノハガシワの果皮に生ずる繊毛は，生薬のカマラで寄生虫駆除薬として用いられる[82]．

森林に自生する薬木の王様的な存在がミカン科（Rutaceae）のキハダである．アジア北部や日本各地の山地に自生する雌雄異株の落葉高木で，樹高は約 15 m に達する．幹は淡黄褐色の縦みぞのある厚いコルク質の外皮で覆われ，内皮は黄色である．本邦にはこの他，ヒロハノキハダ，オオバノキハダ，ミヤマキハダの

3変種が自生し同様に薬用とされる．周皮を除いた樹皮の生薬名が黄柏(オウバク)で日本薬局方に収載されている．苦味健胃，消化不良，腸内殺菌，整腸などに服用し[11]，漢方では解熱，収斂剤として炎症に用いる[11]．また，打撲傷に外用する．エキスは陀羅尼助(ダラニスケ)（奈良県），練熊(ネリクマ)（北陸や山陰），百草(ヒャクソウ)（長野県）など各地の伝統的な胃腸薬原料である．成分としてはアルカロイドの berberine, palmatine, magnoflorine, phellodendrine や，苦味質の obakunone, limonin 等を含有する．医薬品の塩化ベルベリン製造原料である．台湾のタイワンキハダ，中国のシナキハダの樹皮も同様に用いる．

生薬の甘草(カンゾウ)には数種の基原植物があるが，代表的に書物に記載されるウラルカンゾウは，中国北部，モンゴル，シベリアなどに広く分布するマメ科（Leguminosae）の多年生草本であり，草丈は 1～3 m に達する．茎の下部は木質化し，根茎から四方に地下茎を出す．東北甘草，西北甘草，梁外甘草と称され流通している生薬の基原植物と見なされている．スペインカンゾウも甘草の基原植物であり，その他，ロシアカンゾウ，新疆甘草の基原植物と見なされるシンキョウカンゾウ，ペルシャ甘草の基原植物と見なされる *Glycyrrhiza glabra* L. var. *violaceae* BOISS. と *G. glabra* L. var. *pallida* BOISS. はいずれも生薬の甘草とされる．薬用部位は根およびストロンで，日本薬局方収載品である．鎮痛，鎮痙，鎮咳，去痰，緩和，甘味矯味剤として繁用され，glycyrrhizin の製造原料とする．ラットを用いた水浸拘束ストレスモデルで，甘草エキスの抗潰瘍作用が確認されている[83]．成分は甘味サポニンの glycyrrhizin の他，フラボノイド配糖体の liquiritin 等を含有する．

アメリカニガキ（スリナム・クァッシア木）については 6.2 節で述べたが，カリブ海地域やブラジル北部で胃潰瘍に対して樹皮が広く用いられていた民間薬である．表 6.2 に示すようにアメリカニガキにはマウスを用いた実験で抗潰瘍活性も認められた[84]．cimetidine は過剰な胃酸分泌を抑制するので胃潰瘍や十二指腸潰瘍に対する有効な治療薬となっているが，アメリカニガキの各種の抽出物は低温拘束刺激ストレス誘導性の胃潰瘍モデルで cimetidine よりも大きな抗潰瘍作用を示した．

有毒植物のハシリドコロは日本特産のナス科（Solanaceae）の多年草で，各地の山間部の陰湿地に自生する．茎は直立して疎らに分枝し，草丈は約 60 cm で

表 6.2 Indomethacin/bethanecol および低温拘束刺激によって誘導されたマウスの胃潰瘍に対する *Quassia amara* 抽出物と cimetidine の効果[84]

胃潰瘍モデル	処理 (経口投与)	投与量 (mg/kg)	例数	潰瘍指数 (mm)	潰瘍形成 抑止率(%)
indomethacin/bethanecol	対照	—	8	11.1 ± 2.6	
	cimetidine	100	8	$4.8 \pm 2.1^{*3}$	56.8
	70%エタノール抽出物	100	8	$8.6 \pm 2.3^{*1}$	22.5
	100%エタノール抽出物	100	8	$8.5 \pm 1.5^{*1}$	23.4
	ジクロロメタン抽出物	100	8	$5.5 \pm 1.6^{*3}$	50.5
	ヘキサン抽出物	100	6	$5.9 \pm 1.7^{*3}$	46.8
低温拘束刺激ストレス	対照	—	6	7.5 ± 1.2	—
	cimetidine	100	6	$3.3 \pm 1.6^{*3}$	57.3
	70%エタノール抽出物	100	6	$2.2 \pm 0.8^{*3}$	70.7
	100%エタノール抽出物	100	6	$1.5 \pm 0.8^{*2}$	80.0
	ジクロロメタン抽出物	100	6	$3.0 \pm 1.1^{*3}$	60.0
	ヘキサン抽出物	100	6	$1.3 \pm 0.5^{*3}$	82.7

潰瘍指数は平均±標準誤差で表示した．分散分析結果：indomethacin/bethanecol 誘導潰瘍については $F_{(5,42)} = 11.739 (p < 0.05)$，低温拘束刺激誘導潰瘍については $F_{(5,30)} = 27.097 (p < 0.05)$．Dunnett's 検定：$^{*1}p < 0.05$, $^{*2}p < 0.01$, $^{*3}p < 0.0001$．

根茎は結節状を呈する．早春，花柄を腋生し，長さ約 2 cm の暗紫褐色の釣鐘状花を下垂する．初夏には地上部は枯れて無くなる．根および根茎の生薬名がロート根で，葉をロート葉と称し，日本薬局方収載品である．成分としてアルカロイドの hyoscyamine, scopolamine, atropine 等を含有する．鎮痛，鎮痙薬として，胃痛，胃痙攣，胃酸過多，胃潰瘍に用い，ロートエキス，ロートチンキ，硫酸アトロピンなどの製造原料である．

ヤナギ科（Salicaceae）のヤマナラシ（ハコヤナギ）は雌雄異株の落葉高木で，山地に自生する．その樹皮がアスペン（Aspen）と呼ばれる天然薬物である．樹皮に配糖体 salicin の他，タンニンを含む．樹皮の抽出エキスを用いたラットの実験で胃潰瘍に対する治癒効果が示された[85]．

スギはスギ科（Taxodiaceae）に属する日本特産の常緑針葉樹で，本州〜九州（屋久島）に自生する．有用樹種として各地に植栽されたが，材木価格の低迷などの結果，間伐や枝打ちなどの手入れが行われない林分も多く，近年ではスギ花粉症の原因として花粉症患者には嫌われる存在となっている．ラットに各種の化学物質やストレスを負荷して実験的な胃潰瘍を作出したところ，スギ葉由来の精油が強い抗潰瘍作用を示し，有効成分としてはモノテルペンである terpinen-4-ol や

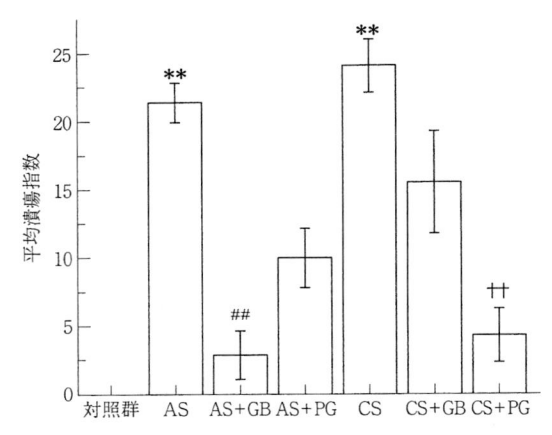

図 6.12 急性および慢性ストレス負荷によるラットの胃潰瘍発生と生薬エキス投与による胃潰瘍発生予防効果[65]
急性ストレス群（AS）には 150 分間の拘束ストレスを 1 回のみ，慢性ストレス群（CS）には 150 分間の拘束ストレスを毎日 1 回，7 日間連続で負荷した．ストレス負荷群にはそれぞれ，30 mg/kg のイチョウ葉エキス（GB）または 100 mg/kg のオタネニンジンエキス（PG）を毎日，経口投与した．いずれの群も動物数は 7 頭であり，平均値±標準誤差を図示した．**：対照群と比較して $p<0.01$ で有意差あり，##：急性ストレス群（AS）と比較して $p<0.01$ で有意差あり，††：慢性ストレス群（CS）と比較して $p<0.01$ で有意差あり．

セスキテルペンの elemol が単離された[86]．今では敬遠されがちなスギの葉を薬用資源として活用できるならば，林業振興とスギ花粉症対策の両面で大きな意義を持つことになる．

前述の通り，イチョウ葉エキスおよび人参エキスはラットを用いた拘束ストレス胃潰瘍モデルで，それぞれ急性および慢性ストレスに対する抗ストレス作用を示した（図 6.12）[65]．

アマゾン地域のトウダイグサ科（Euphorbiaceae）の薬用植物 *Croton cajucara* BENTH. は樹皮が胃腸疾患に利用されてきた．成分として dehydrocrotonin，フラン型ジテルペン，精油を含み，マウスやラットを用いた実験で，精油に胃潰瘍治療や胃粘膜保護作用が認められた[87]．

6.8 外傷治療薬・殺菌剤としての植物

アオキ，オウレン，ツワブキ，ドクダミ，ワレモコウ，その他を列挙．

　秋から冬にかけ，森林内で赤い実と光沢のある青い葉が目につくアオキはミズキ科（Cornaceae）に属する雌雄異株の樹高約3mの常緑低木である．日本原産で庭木としても栽植され，斑入りの園芸品種が多数ある．果実は長さ約2cmの楕円球状の石果で，紅色に熟して美しい．生の葉を熱傷，腫れ物に外用する．前述の通り，健胃薬の陀羅尼助や百草の原料でもある．成分はイリドイド配糖体のaucubinを含む．

　日本各地の山地に多く見られるオウレンは，キンポウゲ科（Ranunculaceae）の多年草である．葉は束生する長柄の三出複葉で，一回三出の小葉が菊の葉に似ているキクバオウレン，二回三出の小葉で芹葉様のセリバオウレン，三回三出小葉のコセリバオウレンがある．早春に約20cmの花茎を伸ばし，白色小花を1～3個つける．根茎は短く横に伸び多数のひげ根があり，破切面は鮮黄色である．ひげ根を火で炙って除いた根茎の生薬名が黄連で，日本薬局方収載の苦味健胃薬である．成分はberberine, coptisine, jateorrhizine, palmatine等のアルカロイドで，berberineに抗菌作用がある[13,14]．梅花に似た花をつける小型のバイカオウレン，高山で見られるミツバオウレン，ミツバノバイカオウレンは日本では利用されないが，北米ではミツバオウレンの全草を苦味健胃薬とする[88]．中国には *Coptis chinensis* FRANCH., *C. teetoides* C. Y. CHENG, *C. omeiensis* C. Y. CHENG があり，解毒や熱病に用いる[89]．その他，世界各地のオウレン属植物が薬用にされる．

　庭先で見かけるツワブキはキク科（Compositae）に属し，日本（福島県以西）～朝鮮半島～中国の海岸に多く自生する常緑の多年草である．根茎は褐色で太く，葉は根生葉で長い葉柄を有し，葉身は光沢がある円状腎臓形で，葉縁には突起状の鋸歯がある．10月頃，花茎を直立し，茎頂に鮮黄色頭状花数個を散房状に着生する．利用部位は根茎，葉および茎である．根茎は，健胃，食中毒，下痢に服用する[90]．葉は，火で炙って腫れ物，湿疹，熱傷，切り傷，打撲傷，毒虫刺傷に外用する[90]．茎や葉の煎汁は魚介類による食中毒に良い[90]．葉柄は食用にする．九州に自生する変種のリュウキュウツワブキも同様に用いられる．

日本の3大民間薬の1つであるドクダミはドクダミ科（Saururaceae）に属し，各地に自生する多年草である．梅雨の頃，穂状花序を出し，無花被の淡黄色小花を密生する．花序の基部には4枚の白い総苞があり，花弁のように見える．花期の地上部が薬用に用いられる．生薬名は十薬（重薬）で，日本薬局方に収載されている．整腸薬として緩下，利尿，解毒に服用し，民間で生葉を炙って化膿，腫れ物，痔疾，外傷などに外用する．蓄膿症には生の葉を鼻孔に丸めて挿入する．総苞が八重になるヤエドクダミや葉に斑紋のあるフイリドクダミ等の観賞用品種もある．日本の3大民間薬とはドクダミの他，前述のセンブリ（リンドウ科）とフウロソウ科（Geraniaceae）のゲンノショウコである．

ワレモコウはバラ科（Rosaceae）に属し，アジア，ヨーロッパに広く自生分布し，日本でも山野で普通に見られる多年草である．根および根茎を地楡と称し，収斂，止血薬として種々の出血症に用い[91]，止瀉薬，去痰薬として服用するほか，煎液を含嗽薬とし口内炎に用いる[92]．熱傷，湿疹，皮膚炎，創傷には外用する[91]．

近年，多くの抗生物質に対して耐性を獲得した多剤耐性菌が次々と出現し，臨床ではメチシリン耐性黄色ブドウ球菌（MRSA）対策などが急務となっている．このような中で，和漢薬由来の抗菌成分についても関心が集まっている[93]．

その他，外傷治療，抗菌作用を示す薬用植物を列挙する．

●甘草から得たクマリン誘導体（glycyrol, glycyrin, isoglycyrol, glycycoumarin）は虫歯と関連性ある *Streptococus mutanus* に対し強い抗菌作用を示す[94]．

●オトギリソウ科（Guttiferae）のセイヨウオトギリソウはヨーロッパ原産の草本で，全草を創傷治療，腸炎の収斂薬とし[95]，慢性の不眠症[96]や咳にも用いる．

●西アフリカに分布するキク科（Compositae）の灌木，*Vernonia amygdalina* は野生チンパンジーが薬用的に摂取する植物としても知られているが[97,98]，ナイジェリアで種々の感染症に対して古くから用いられてきた民間薬である．この植物の抽出物が多剤耐性菌や黄色ブドウ球菌などに対する抗菌作用を有する[99]．グラム陽性菌に対する抗菌作用を示す成分，セスキテルペンラクトンはマウス白血病細胞（P-388, L-1210）に対する強い抗腫瘍活性も示した[100]．

●コアラの餌として知られるユーカリノキはフトモモ科（Myrtaceae）に属するオーストラリア原産の常緑高木である．葉の精油（ユーカリ油）には消炎，去痰，防腐作用があり[101]，防虫液や香料とされる．ユーカリノキの葉の抽出物が

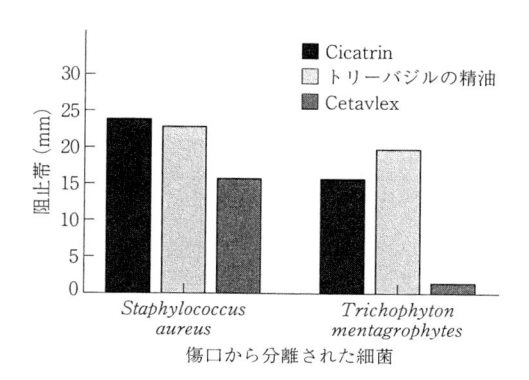

図 6.13 傷口から分離された細菌に対するトリーバジルの精油と対照化合物 (Cicatrin, Cetavlex) の抗菌作用[104]

歯周病原性細菌に対して,静菌的な抗菌作用を示した[102].

● シソ科（Labiatae）のトリーバジル（Tree basil）はインド原産と考えられる多年草で,アジア,アフリカ,アメリカに自生する.下部は木質化し,高さ1〜2.5 m の低木状になる.全株に強い香りがあり,香味野菜とされる.葉から採れる精油を香料とするが,抗菌作用（図 6.13）も示されている[103, 104].6.2 節で前述したシソ科のワイルドバジル（Wild basil）はブルガリアで外傷治療薬として,特に戦時などに使われてきた民間薬である.そのエタノール抽出物とプロピレングリコール抽出物がグラム陽性菌,グラム陰性菌に対して強い抗菌作用を示したほか,多剤耐性菌に対しても有効であった[105].

● ウルシ科（Anacardiaceae）のチャンチンモドキは樹高 10 m 以上に達する落葉高木で,本邦では九州でまれに自生している.樹皮は五眼果樹皮と称し,煎液を瘡瘍,熱傷,陰嚢湿疹に外用する[106].ベトナムの病院で熱傷患者に樹皮の水性エキスを外用したところ,回復が早い上に熱傷部位の感染がきわめて少ないことが示された（表 6.3）[107].

● ポルトガルの薬用植物でカンラン科（Burseraceae）に属する Santiria trimera (OLIV.) AUBREV. の樹皮は創傷,挫傷に用いられるが,樹皮の精油が抗菌作用を示した[108].

● ミカン科（Rutaceae）のサンショウやヤマアサクラザンショウの果皮の生薬名が山椒であり,芳香辛味性健胃薬として日本薬局方に収載されている.また,

表6.3 熱傷患者に対するチャンチンモドキ樹皮抽出液の治療結果[107]

変　数	実験群 (チャンチンモドキ樹皮抽出液) ($n=20$)	対照群 (生理食塩水) ($n=19$)
平均治癒日数	11	17
治癒日数の四分位値		
25%値	9	10
50%値	10	14
75%値	12	23
熱傷部位の感染数	7	16
抗生物質の追加が必要となった例数	12	18
看護に困難を伴った患者数	3	19
痛みの強さ(患者または看護者の判断による)		
非常に強い	2	10
少し	17	9
データなし	1	0

解毒薬とされ[109]，苦味チンキの原料となる．精油は抗菌作用を示す[110]．

6.9　抗原虫剤としての植物

カルメグ，チンウイン，スリアンバワン，Garcinia intermedia，サンタマリア，マメーリンゴ，フクギ，クララ，ゲッケイジュ．

　マラリアは現在の日本では東南アジアやアフリカなどから持ち込まれる輸入感染症であるが，昭和初期には年間数万人の患者が発生していた．熱帯，亜熱帯地域には現在もマラリア原虫を媒介するハマダラカ属の力が多く，年間150〜200万人がマラリアで亡くなっている．リーシュマニア症やトリパノゾーマ症も，熱帯や亜熱帯地方に生息するサシチョウバエ，ツェツェバエが媒介する重篤な原虫感染症である．地球温暖化にともなって，これらの原虫媒介節足動物が生息範囲を拡大する可能性があるので，原虫感染症に対応すべく，植物由来の抗原虫剤の探索研究が広範にわたり根強く行われている．

　●カルメグ（アンドログラフィス）　キツネノマゴ科（Acanthaceae）

　インド原産の一年草で，茎は方形で直立し，草丈0.3〜1mである．葉は対生し，全縁の両尖長楕円形である．散形花序を腋生し，花冠が白く先端が2〜3裂

し，下唇に青点のある花をつける．果実は長さ約 2 cm で，熟すと開裂し，中には 8 個の種子がある．全草に苦味成分（andrographoid, kalmeghin）を含有する．粗抽出物は *in vitro* でマラリア原虫のクロロキン抵抗性株と感受性株の両株に対し活性を示し，抗マラリア薬のソースとなる可能性が示唆された[111]．

● チンウイン　マメ科（Leguminosae）

ミャンマーで thinwin と呼ばれる中高木で，かすかにタール臭がある．幹は径約 50 cm に達し，樹皮は灰褐色で滑らかである．葉は小葉 3 対からなる奇数羽状複葉である．総状花序を頂生し，白色花を付ける．果実は長さ 5〜12 cm，幅 2.5〜5 cm の豆果である．材は強度や耐性が大きく，高級家具などに利用される．木材の抽出物には *in vitro* スクリーニングで強い抗リーシュマニア活性が確認された[112]．

● スリアンバワン　センダン科（Meliaceae）

ミャンマーで surian bawang と呼ばれる中高木で，材は赤褐色で芳香がある．葉は羽状複葉で小葉には鋸歯がある．花序は下垂する．種子には一方に翼がある．材は耐久性や抗菌性があり，家具や建材に用いる．木材の抽出物に *in vitro* スクリーニングで抗リーシュマニア活性が確認された[112]．

● *Garcinia intermedia*　オトギリソウ科（Guttiferae）

メキシコからパナマにかけて分布する高木で，樹高は約 20 m に達する．現地では limoncillo と呼ばれるが，これは「小さなレモン」を意味し，果実は食用になる．葉から得たプレニル化キサントンと guttiferon A に抗トリパノゾーマ活性が認められた[113]．

● サンタマリア　オトギリソウ科（Guttiferae）

中南米，西インド諸島に自生する高木で，樹高約 30 m に達する．楕円形で光沢ある革質の葉が対生する．花は白色の総状花序で，果実は核果である．材は桃〜橙色で濃い縞がある．木材は建築，家具，木工に用いる．心材から得た 4-フェニルピラノクマリン類が強い抗トリパノゾーマ活性を示した[113]．

● マメーリンゴ（マンメイノキ）　オトギリソウ科（Guttiferae）

西インド諸島，南米北部原産の常緑高木で，樹高約 15 m に達する．葉は対生し，光沢ある革質で長さ 12〜15 cm の倒卵形，全縁鈍頭である．花は白色で単生し，香り良く，花径約 5 cm，花弁 4〜6 枚である．果実は径 10〜15 cm の球形で先端

表 6.4 フクギ（*Garcinia subelliptica* MERR.）の樹皮から単離された 7 種類の化合物や Gentian violet, Ketoconazole の *in vitro* における抗トリパノゾーマ作用ならびに細胞毒性[74]

	Epi.[*1]	Try.[*2]	HeLa.[*3]
Garciniaxanthone A	66 μM	8 μM	50 μM
Garciniaxanthone B	158	16	17
Subelliptenone H	190	114	>253
Subelliptenone B	51	25	43
Subelliptenone A	162	54	77
Garciniaxanthone E	>430	47	10
Fukugetin	>500	>500	
Gentian violet	24	2	2
Ketoconazole	94	377	>188

[*1] 上鞭毛型（epimastigotes）の *Trypanosoma cruzi* に対する MC_{100}（48 時間後に完全に不活化するための最小濃度）.
[*2] 錐鞭毛型 (trypomastigotes) の *T. cruzi* に対する MC_{100}.
[*3] HeLa 細胞に対する 50％増殖阻害濃度.

は乳頭状である．果皮は褐色，果肉は橙色で芳香を有す．果実は生食，樹液は酒 (mammey wine) の原料．果皮の成分に抗トリパノゾーマ活性が認められた[114]．

● フクギ　オトギリソウ科（Guttiferae）

亜熱帯産の雌雄異株の常緑高木．根が強く，沖縄などでは防風目的で人家の生垣にされる．樹高は約 18 m に達し，幹径は約 1 m に達する．葉は対生，短柄で長さ約 10 cm の広楕円形である．革質で厚く表面は光沢あり濃緑色である．花は 8 月頃咲くが，淡黄色で小さく目に付かない．果実は径約 3 cm の球形で，熟して黄褐色となり，中には 3 個の種子を持つ．黄色の色素染料とされる樹皮は，強い抗トリパノゾーマ作用を示す garciniaxanthone や subelliptenone (表 6.4) のほか，二重分子フラボノイドの fukugetin, isofukugetin, garcibin 等を含有する[115]．学名は *Garcinia subelliptica* MERR. であるが，*elliptica* は楕円形を意味するラテン語であり，広楕円形の葉の形に由来して命名された．

● クララ　マメ科（Leguminosae）

シベリアから中国にかけて広く分布し，日本各地の山野に自生する多年草である．茎は円柱形でやや木質化し，根から束生して直立し，草丈は 1 m 内外となる．初夏に長さ 10〜20 cm の総状花序を頂生し，淡黄色の蝶形花を多数着生する．根は生薬名を苦参（クジン）と称し，苦味健胃，収斂止瀉作用があり日本薬局方に収載され

ている．漢方では利尿，解熱，鎮痒などの目的で処方される[116]．煎汁は農業用殺虫薬とする[117]．クララの母種であるヒロハクララは抗トリパノゾーマ作用[118]のほか，急性および慢性の痒みに対して抗掻痒作用を示した[119]．

●ゲッケイジュ　クスノキ科（Lauraceae）

葉は月桂葉またはローレルと呼ばれ，香料やソースの香味原料とされる．果実は生薬名を月桂実と称し，芳香性苦味健胃薬として用いられる．葉や果実はリウマチに外用される[120]．近年，ゲッケイジュから抗トリパノゾーマ活性のあるテルペノイドが得られた[121]．

6.10　その他，日本の山野に自生する薬草や薬木

6.1～6.9節では日本のほか，世界の各地で用いられる主な薬用植物について紹介したが，表6.5には上記以外で国内の山野に自生する主な薬用植物について，利用部位や生薬名などをまとめた．

表6.5　日本の山野に自生する薬草や薬木
第十四改正日本薬局方収載品には生薬名の後に【局】を付した．

種名（別名）	科名	利用部位	生薬名	応用
アオツヅラフジ（カミエビ）	ツヅラフジ科（Menispermaceae）	茎幹および根	木防已（モクボウイ）	〈漢方〉利尿，鎮痛，解熱，緩下薬．〈民間〉神経痛，リウマチ，関節炎等の浮腫．
アカマツ	マツ科（Pinaceae）	材および樹脂，葉．	樹脂；松脂（ショウシ），材および樹脂から得る精油；テレビン油，精油を除いた樹脂；ロジン．	松脂；強壮，鎮咳薬．テレビン油；皮膚の引赤剤とし神経痛，リウマチに外用．葉；炙った葉を動脈硬化や高血圧の予防，肝機能改善などに煎用し，体が温まるので小児の夜尿症に良い．胃腸病や咳止めにも用いる．
アケビ	アケビ科（Lardizabalaceae）	茎	木通（モクツウ）【局】	消炎，利尿，排膿，通経．
イカリソウ	メギ科（Berberidaceae）	地上部	淫羊藿（インヨウカク）【局】	強壮，強精薬．
イノコズチ，ヒナタイノコズチ	ヒユ科（Amaranthaceae）	肥厚した根	牛膝（ゴシツ）【局】	利尿，通経，強壮薬，〈漢方〉婦人病に処方．
ウスバサイシン	ウマノスズクサ科（Aristolochiaceae）	根および根茎	細辛（サイシン）【局】	解熱，利尿，鎮咳，鎮痛，去痰薬．

表6.5 つづき

種 名 (別 名)	科 名	利用部位	生薬名	応 用
ウツボグサ	シソ科 (Labiatae)	花穂	夏枯草（カゴソウ）【局】	利尿，消腫薬として，瘰癧（るいれき），膀胱炎に用いる．
オオバコ	オオバコ科 (Plantaginaceae)	種子，全草	種子；車前子（シャゼンシ）【局】，全草；車前草（シャゼンソウ）【局】	車前子；鎮咳去痰，消炎利尿薬として賞用．車前草；止血，鎮咳去痰，消炎利尿薬．〈民間〉生の葉を炙って腫れ物の吸出しに用いる．
オカゼリ	セリ科 (Umbelliferae)	果実	蛇床子（ジャショウシ）【局】	湿疹，疥癬等の皮膚病に外用．
カタクリ	ユリ科 (Liliaceae)	鱗茎	片栗（カタクリ）	食用，滋養強壮，緩和，下剤．鱗茎のデンプンは本物の片栗粉．
カノコソウ	オミナエシ科 (Valerianaceae)	根と根茎	吉草根（キッソウコン）または纈草根（ケッソウコン）	精神安定やヒステリーの治療，漢方では鎮静，鎮痛，通経薬として処方．カノコソウチンキ製造原料．
キカラスウリ	ウリ科 (Cucurbitaceae)	種子，根，果実	種子；栝楼仁（カロニン），根；栝楼根（カロコン）【局】，果実；栝楼実（カロジツ）	栝楼仁を鎮咳，去痰，鎮痛，消炎解熱薬．栝楼根は止渇，強壮，去痰，利尿解熱薬で催乳の効がある．根のデンプンは天花粉として用いる．栝楼実は解熱，止渇，鎮痛に．
キンミズヒキ	バラ科 (Rosaceae)	開花期の全草	仙鶴草（センカクソウ）または竜牙草（リュウガソウ）	収斂，止血，止瀉薬とする．
クガイソウ	ゴマノハグサ科 (Scrophulariaceae)	根茎		民間で利尿剤とし，リウマチ，関節炎に．
クサノオウ	ケシ科 (Papaveraceae)	全草	白屈菜（ハックツサイ）	白屈菜を鎮痙，鎮痛薬としたが，有毒なので現在は用いない．〈民間〉生の切り口から出る乳液を疣（いぼ）取り，湿疹，皮膚病に外用．
クズ	マメ科 (Leguminosae)	根	葛根（カッコン）【局】	〈漢方〉発汗，解熱，鎮痙に処方．
クスノキ	クスノキ科 (Lauraceae)	葉や材	材；樟木（ショウボク）	神経痛，打撲傷に外用．香料，防臭防虫剤とされる樟脳の原料とする．d-camphor は血管中枢，呼吸中枢興奮作用がありカンフル注射でよく知られている医薬品．
クロモジ	クスノキ科 (Lauraceae)	根皮，枝葉	根皮；釣樟根皮（チョウショウコンピ），枝葉の精油；黒文字油（クロモジユ）	根皮は胃腸病，脚気や浮腫に煎服し，止血薬としてあるいは疥癬に外用．また，皮膚病や関節痛の浴湯料．黒文字油は石鹸の香料，香水原料．
ゲンノショウコ	フウロソウ科 (Geraniaceae)	開花前の地上部	現の証拠（ゲンノショウコ）【局】	収斂性止瀉薬とし，整腸に用いる．
コガネバナ	シソ科 (Labiatae)	根	黄芩（オウゴン）【局】	漢方で消炎，解熱，止瀉剤として用いられる．
コブシ，キタコブシ	モクレン科 (Magnoliaceae)	花蕾を乾燥したもの	辛夷（シンイ）【局】	漢方で鎮静，鎮痛薬として，頭痛，歯痛，鼻炎（特に蓄膿症）に煎用．

6.10 その他，日本の山野に自生する薬草や薬木

表6.5 つづき

種 名 (別 名)	科 名	利用部位	生薬名	応 用
ザクロ	ザクロ科 (Punicaceae)	幹皮，枝皮，根皮，果皮	幹皮，枝皮および根皮；石榴根皮（セキリュウコンピ），果皮；石榴皮（セキリュウヒ）	石榴根皮を条虫駆除薬とする．中国で果皮を止瀉薬，咽喉炎の含嗽薬とする．
サラシナショウマ	キンポウゲ科 (Ranunculaceae)	根茎	升麻（ショウマ）【局】	漢方で発汗解熱，解毒，消炎に用い，また，口内炎，扁桃腺炎の含嗽剤とする．
サルトリイバラ	ユリ科 (Liliaceae)	根茎	菝葜（バッキツ）または和製の山帰来（サンキライ）【局】	排膿，解毒薬．〈民間〉利尿や神経痛に煎用．
シャクヤク	ボタン科 (Paeoniaceae)	根	芍薬（シャクヤク）【局】	漢方では鎮痛，鎮痙，通経の目的で処方し，婦人病薬とする．
スイカズラ	スイカズラ科 (Caprifoliaceae)	葉，花蕾	葉；忍冬（ニンドウ）【局】，花蕾；金銀花（キンギンカ）	忍冬，金銀花とも解熱，解毒薬として腫瘍，扁桃炎，皮膚病に服用．また，浴湯料として湿疹，あせも，化膿症，美肌に効あり．酒に金銀花を浸し忍冬酒とし，浄血，解毒の効果あり．
ダイダイ	ミカン科 (Rutaceae)	果皮，未熟果実	果皮；橙皮（トウヒ）【局】，未熟果実；枳実（キジツ）【局】	橙皮は芳香性苦味健胃薬，また，苦味チンキ，トウヒチンキの原料．枳実も芳香性苦味健胃薬で，漢方で消化不良，胃下垂に処方．マウスを用いた実験で，精油および葉の水性エキスに不安解消，鎮静効果が認められている．
ツリガネニンジン	キキョウ科 (Campanulaceae)	根	沙参（シャジン）	鎮咳，去痰，強壮薬．
ツルニンジン	キキョウ科 (Campanulaceae)	根	（朝鮮半島では沙参）	鎮咳，去痰，強壮薬．また食用とする．
トウキ	セリ科 (Umbelliferae)	根および根茎	当帰（トウキ）【局】または和当帰（ワトウキ）	通経，鎮静，浄血，強壮を目的に婦人病薬として処方．
ナンテン	メギ科 (Berberidaceae)	果実，葉，根	果実；南天実（ナンテンジツ）	南天実は，喘息，百日咳などの鎮咳薬．民間で葉を咳止めや強壮薬とする．生葉に殺菌作用や，魚による食中毒の解毒効果があるとされ，また乗り物酔いにも良いという．根は痛み止めや黄疸に煎用するとよい．生葉を赤飯や魚の上に載せて贈答する習慣がある．
ニッケイ	クスノキ科 (Lauraceae)	根皮	肉桂（ニッケイ）または日本桂皮（ニホンケイヒ）	芳香性健胃，駆風，発汗解熱，収斂，鎮嘔，鎮痛薬として，桂皮と同様に用いるほか，菓子用香料としての原料．
ニワトコ	スイカズラ科 (Caprifoliaceae)	枝葉，花	枝葉；接骨木（セッコツボク），花；接骨木花（セッコツボクカ）	接骨木は，捻挫，打撲傷に外用し，消炎，利尿薬として浮腫に服用する．接骨木花は発汗解熱薬として感冒に用いる．

表 6.5 つづき

種 名 (別 名)	科 名	利用部位	生薬名	応 用
ヌルデ	ウルシ科 (Anacardiaceae)	虫嬰(虫こぶ),果実,葉	虫嬰;五倍子(ゴバイシ),果実;塩麩子(エンフシ),葉;塩麩葉(エンフヨウ).	五倍子は収斂止血,解毒薬であり,タンニン酸,没食子酸,ピロガロールの製造原料.また,染織用や,インキの製造にも用いる.塩麩子,塩麩葉は酒毒,血便に煎服する.
ノイバラ	バラ科 (Rosaceae)	偽果あるいは果実	営実(エイジツ)【局】	瀉下剤(峻下,緩下)とする.中国では,浮腫,脚気,腎炎,利尿にも用いる.
ヤマウコギ	ウコギ科 (Araliaceae)	根皮	五加皮(ゴカヒ)	強壮薬.五加皮酒として利用.
ヤマノイモ	ヤマノイモ科 (Dioscoreaceae)	根茎	山薬(サンヤク)【局】	漢方で滋養強壮薬.食用とする.
ヨロイグサ	セリ科 (Umbelliferae)	根および根茎	白芷(ビャクシ)【局】	鎮痛,鎮静,通経,浄血薬とし,婦人の諸病に用いる.
リンドウ	リンドウ科 (Gentianaceae)	根および根茎	龍胆(リュウタン)【局】	苦味健胃薬で消化不良,食欲不振に用いる.

6.11 医薬原料の供給源としての森林の役割

　古来より森林は食料や木材,燃料などの供給源として人類を支えてきたのみならず,病気の人々を癒す薬用植物の供給源としても重要な役割を果たしてきた.人類が長い年月の間に用いてきた薬用植物の大部分は,草原や原野ではなく,森林内に自生する植物である.林内の最下層部にはさまざまな草本類や低木層の樹木が茂り,その上に中木層,さらに上部には林冠部を構成する高木層の樹木が枝を伸ばしている.草原や原野に比べると森林は立体的な構造を持ち,多様な動植物の生活の場となっている.本章では植物起源の生薬のみに焦点を絞ったが,熊胆(ユウタン)(ツキノワグマやヒグマの胆嚢),麝香(ジャコウ)(雄のジャコウジカの麝香腺分泌物),蟾酥(センソ)(ヒキガエルの毒腺分泌物)のような動物起源の生薬も重要な役割を演じてきた.森林はこれらの動物の生息域でもあり,人類の健康は森林内の動植物の多様性によって維持されてきたといっても過言ではない.
　世界中に広がる多様な森林生態系は,さまざまな生薬原料となる動植物を育んできた.また,同じ薬用植物でも気候や土壌条件などの違いによって,含有成分の種類や組成が微妙に異なるという場合もある.薬用植物の栽培によって生薬資

源を確保することや，有効成分を化学合成する努力はもちろん必要であるが，クロロキン耐性マラリア治療薬の例をあげるまでもなく，多様な薬効成分を作り出す能力を持った動植物の生存基盤を確保することがきわめて重要である．今後は地球温暖化にともない，北半球では動植物が北上あるいは高地へ向かって生活の場を移していくことになるであろう．しかしながら，野生生物の生息・分布圏が人間の生活圏や，さまざまな人工構造物によって分断されている場合には，移動はきわめて困難で，薬用植物を含んだ多くの生物が地域個体群としては絶滅の危機に瀕する可能性が高い．近年，野生生物保護の観点からコリドー（緑の回廊）を確立しようという動きが出ているが,生薬資源を後世に残すという意味からも，里山を含めた森林の自然環境の保全が必要である．

　森林が育んだ恩恵は世界の各地で民間薬あるいは伝承薬として今日まで受け継がれてきた．これらを将来に伝えていくのは現代に生きるわれわれの義務であり，伝えることができないとすれば，人類の健康にとっても重大な危機に直面することになるであろう．　　　　　　　　　　　　　　　　　　　　　[有澤　宗久・加藤　輝隆]

引用文献

1) Withering W. An Account of the Foxglove, and Some of its Medical Uses : With Practical Remarks on Dropsy and Other Diseases, Classics of Medicine Library, 1979.
2) Aronson J and Withering W, An Account of the Foxglove and its Medical Uses 1785-1985, Oxford University Press, 1985.
3) 河本修身．重症心不全治療指針に関するアンケート調査．呼吸と循環，**52** (4) : S15-S16, 2004.
4) 百村伸一．最新の循環器薬の使い方，強心薬，ジギタリス薬．診断と治療，**92** : 70-74, 2004.
5) Klijinen J and Knipschild P. *Ginkgo biloba*. Lancet, **340** : 1136-1139, 1992.
6) Le Bars PL *et al.* A placebo-controlled, double blinded, randomized trial of an extract of *Ginkgo biloba* for demantia. JAMA, **278** : 1327-1332, 1997.
7) 植松大輔．プライマリケア医のための痴呆の診かた，痴呆の予防と対策，痴呆の新しい薬物治療と展望，イチョウ葉エキス．治療，**86** : 1730-1737, 2004.
8) Wani MC *et al.* Plant antitumor agents, VI The isolation and structure of taxol, a novel antileukemic and antitumor agent from *Taxus brevifolia*. J Am Chem Soc, **93** : 2325-2326, 1971.

9) Holton RA et al. First total synthesis of taxol, 1. Functionalization of the B ring. J Am Chem Soc, **116**: 1597-1599, 1994.
10) Holton RA et al. First total synthesis of taxol, completion of the C and D rings. J Am Chem Soc, **116**, 1599-1600, 1994.
11) 日本薬局方解説書編集委員会（編）. オウバク. 第十四改正 日本薬局方解説書：D-144-151, 廣川書店, 2001.
12) 日本薬局方解説書編集委員会（編）. パップ用複方オウバク散. 第十四改正日本薬局方解説書：D-155, 廣川書店, 2001.
13) 浮田忠之進, 田村とみ江, 水野伝一. Alkaloid-berberine 塩酸塩の抗菌性, Sulfa 剤との比較. ペニシリン, **2**：534-537, 1949.
14) 上海科学技術出版社, 小学館（編）. 0310 オウバク. 中薬大辞典 1, pp. 158-163, 小学館, 1985.
15) 日本薬局方解説書編集委員会（編）. オウバク・タンナルビン・ビスマス散. 第十四改正 日本薬局方解説書：D-156-158, 廣川書店, 2001.
16) 刈米達夫, 北村四郎. 薬用植物分類学, 廣川書店, 1965.
17) 西岡五男（編）. 薬用植物学, 廣川書店, 1985.
18) 野呂征男, 水野瑞夫, 木村孟淳（編）. 改訂 4 版 薬用植物学, 南江堂, 1992.
19) 川崎敏男, 西岡五男（編）. 天然薬物化学, 廣川書店, 1986.
20) 大木太一, 小松曼耆（編）. 天然物薬品化学, 廣川書店, 1990.
21) 難波恒雄. カラーブックス 197, 漢方薬入門, 保育社, 1970.
22) 顔 焜熒. 図解常用漢方処方, 薬業時報社, 1978.
23) 中山医学院（編）, 神戸中医学研究会（編, 訳）. 漢薬の臨床応用, 医歯薬出版, 1979.
24) 原田正敏. 210 処方 漢方薬治療学, 薬理学的アプローチ, 廣川書店, 1985.
25) WH ルイス, MPF エルビン・ルイス（著）. 大塚恭男, 丁宗鉄（訳）, 臨床医学と薬用植物, エンタプライズ, 1985.
26) Driscoll JS. The preclinical new drug research program of the National Cancer Institute. Cancer Treat Rep, **68**: 63-76, 1984.
27) 糸川秀治ほか. 高等植物より得られる抗腫瘍活性物質の研究. 薬学雑誌, **119**：529-583, 1999.
28) 菊地與志也ほか. 森林資源を活用したタキソールの生産方法に関する研究（第 1 報）イチイ針葉の調製法とタキソール含量. Nat Med, **54**：14-17, 2000.
29) Kupchan SM and Streelman DR. Quassimarin, a new antileukemic quassinoid from *Quassia amara*. J Org Chem, **41**: 3481-3482, 1976.
30) 村上千尋ほか. ニガキ科植物中のクアシノイド成分の抗腫瘍活性. Cancer Science, **95** (Suppl.)：459, 2004.
31) Wall ME et al. Plant antitumor agents I, The isolation and structure of camptothecin, a

novel alkaloidal leukemia and tumor inhibitor from *Camptotheca acuminata*. J Am Chem Soc, **88**: 3888-3890, 1966.
32) Cai JC and Hutchingson CR. Brossi A (ed), The Alkaloids, vol. 21, pp. 101, Academic Press, 1983.
33) Kunimoto T *et al*. Antitumor activity of 7 ethyl-10-[4-(1-piperidino)-1-piperidino] carbonyloxy-camptothecin, a novel water-soluble derivative of camptothecin, against murine tumors. Cancer Res, **47**: 5944-5947, 1987.
34) Sugimoto Y *et al*. Decreased expression of DNA topoisomerase I in camptothecin-resistant tumor cell lines as determined by a monoclonal antibody. Cancer Res, **50**: 5919-5924, 1990.
35) Arisawa M *et al*. Inhibition of tumor-promotor ennanced 3H-choline incorporation into cellular phopholipids by phloroglucinol derivatives from *Mallotus japonicus*. J Nat Prod, **54**: 1409-1412, 1991.
36) Satomi Y *et al*. Antitumor-promoting activity of mallotojaponin, a major constituent of pericarps of *Mallotus japonicus*. Oncology, **51**: 215-219, 1994.
37) 有澤宗久. アカメガシワ *Mallotus japonicus*（Euphorbiaceae）の果皮成分. Yakugaku Zasshi, **123**: 217-224, 2003.
38) Greenspan EM, Leiter J and Shear MJ. Effect of alpha-peltatin, beta-peltatin, podophyllotoxin on lymphomas and other transplanted tumors. J Natl Cancer Inst, **10**: 1295-1333, 1950.
39) Rivera G, Avery T and Pratt C. 4'-demethylepipodophyllotoxin 9-(4,6-o-2-thenylidene-beta-D-glucopyranoside)(NSC-122819；VM-26) and 4'-demethylepi podophyllotoxin 9-(4,6-o-ethylidene-beta-D-glucopyranoside)(NSC-141540；VP-16-213) in childhood cancer：preliminary observations. Cancer Chemother Rep, **59**: 743-749, 1975.
40) Minocha A and Long BH. Inhibition of the DNA catenation activity of type II topoisomerase by VP16-213 and VM26. Biochem Biophys Res Commun, **122**: 165-170, 1984.
41) Zhu JH, 竹下達也, 森本兼曩. 薬用人参の抗腫瘍活性. 環境変異原研究, **17**: 143-149, 1995.
42) Helms S. Cancer prevention and therapeutics：*Panax ginseng*. Altern. Med. Rev, **9**: 259-274, 2004.
43) 松田秀秋, 童　純寧, 久保道徳. 薬用人参の薬理学的研究（第14報）ラット腹水肝ガンAH130に対するMitomycin Cの細胞毒性に及ぼす紅参70％メタノール抽出エキスの影響. 薬学雑誌, **112**: 846-855, 1992.
44) Yamamoto M *et al*. The preventive effect of red ginseng on cyclophosphamide-induced hematopoietic damage in rats. J Nissei Hospital, **24**: 14-16, 1996.

45) Jung NP and Jin SH. Studies on the physiological and biochemical effects of Korean ginseng. Korean J Ginseng Sci, **20**：431-471, 1996.
46) 森下重雄，丹羽憲司，玉舎輝彦．マウス子宮内膜発癌における tamoxifen, medroxyprogesterone acetate, danazol, 甘草エキスの影響に関する研究．岐阜大学医学部紀要, **45**：121-132, 1997.
47) Fujita E et al. Antitumor activity of the isodon diterpenoids：structural requirements for the activity. Experientia, **32**：203-206, 1976.
48) 宮田斉門．主に中国で常用・試用されている抗ガン生薬とその処方例，科学書院, 1981.
49) Siripong P et al. Anti-invasive effects of curcuminoid compounds from *Curcuma aromatica* SALISB. on murine colon 26-L5 carcinoma cells. J Trad Med, **19**：209-215, 2002.
50) 糸川秀治，渡辺謹三，三原和彦．生薬の抗腫瘍性スクリーニングテスト（第2報）．生薬学雑誌, **36**：145-149, 1982.
51) Ohashi K et al. Indonesian medicinal plants. XXV. Cancer cell invasion inhibitory effects of chemical constituents in the parasitic plant *Scurrula atropurpurea* (Loranthaceae). Chem Pharm Bull, **51**：343-345, 2003.
52) Dzhambazov B et al. *In vitro* screening for antitumour activity of *Clinopodium vulgare* L. (Lamiaceae) extracts. Biol Pharm Bull, **25**：499-504, 2002.
53) Mori H et al. Mechanisms of antitumor activity of aqueous extracts from Chinese herbs：Their immunopharmacological properties. Jpn J Pharmacol, **49**：423-431, 1989.
54) 上海科学技術出版社，小学館（編）．1953 サンズコン．中薬大辞典, 2, pp. 963-965, 小学館, 1985.
55) Kadowaki S et al. The suppressing effect of the extract from *Cassia nomame* on clastogenicity and cytotoxicity of Mitomycin C in CHO cells. J Health Sci, **47**：86-88, 2001.
56) 横手克樹，関龍太郎．がん細胞に対する種々薬草抽出液の影響．島根県保健環境科学研究所報, **44**：83-86, 2003.
57) Ikeda K and Nagase H. Magnolol has the ability to induce apoptosis in tumor cells. Biol Pharm Bull, **25**：1546-1549, 2002.
58) Morikawa T et al. Medicinal foodstuffs. XXXI. Structures of new aromatic constituents and inhibitors of degranulation in RBL-2H3 cells from a Japanese folk medicine, the stem bark of *Acer nikoense*. Chem Pharm Bull, **51**：62-67, 2003.
59) 日本薬局方解説書編集委員会（編）．アジマリン．第十四改正 日本薬局方解説書：C-39-43, 廣川書店, 2001.
60) Oken BS, Storzbach DM and Kaye JA. The efficacy of *Ginkgo biloba* on cognitive function in Alzheimer disease. Arch Neurol, **55**：1409-1415, 1998.

61) 植松大輔. イチョウ葉エキスの脳梗塞慢性期の局所脳循環動態に対する効果. 脳卒中, **22**：313-319, 2000.
62) 長南 治ほか. イチョウ葉抽出物の高血圧者に対する降圧効果. 日本栄養・食糧学会誌, **55**：11-17, 2002.
63) 深谷浩大, 菅野秀貴. ラットのシスプラチン毒性に対する *Ginkgo biloba* extract の軽減効果に関する実験的研究. 日本耳鼻咽喉科学会会報, **102**：907-917, 1999.
64) Itokawa H *et al*. Antitumor principles from *Ginkgo biloba* L. Chem Pharm Bull, **35**：3016-3020, 1987.
65) Rai D *et al*. Anti-stress effects of *Ginkgo biloba* and *Panax ginseng*：A comparative study. J Pharm Sci, **93**：458-464, 2003.
66) Haji A *et al*. Increased feline cerebral blood flow induced by dehydroevodiamine hydrochloride from *Evodia rutaecarpa*. J Nat Prod, **57**：387-389, 1994.
67) Horiuchi T *et al*. Studies on evodiasaccharide-B purified from *evodiae fructus* Part I. Its properties and effects on cerebral blood flow. Inter J Pharmacognosy, **34**：262-266, 1996.
68) Ono K *et al*. Curcumin has potent anti-amyloidogenic effects for Alzheimer's β-amyloid fibrils *in vitro*. J Neurosci Res, **75**：742-750, 2004.
69) 後島博三. 伝統的薬草剤により満足に治療された糖尿病性腎症3例の報告, 明らかな蛋白尿を伴う糖尿病性腎症の進行に及ぼす大黄（Rhei Rhizoma）を含む伝統的薬草剤の効果の臨床的評価. 和漢医薬学雑誌, **19**：37-45, 2002.
70) 上海科学技術出版社, 小学館（編）. 3274 ソウボクコン, 3275 ソウボクハクヒ. 中薬大辞典, 3, pp.1606-1607, 小学館, 1985.
71) 坂東 浩, 石田芳彦. プライマリケア医が知っておくべき代替医療ガイド, 治療選択における代替医療とそのエビデンス, 代替医療による糖尿病・肥満へのアプローチ. 治療, **84**：49-53, 2002.
72) 森 豊ほか. 自然発症糖尿病 WBN/Kob ラットの腎症に対する高麗人参の効果. 和漢医薬学雑誌, **12**：406-407, 1995.
73) Hikino H *et al*. Isolation and hypoglycemic activity of panaxans F, G, and H, glycans of *Panax ginseng* roots. Shoyakugaku Zasshi, **39**：331-333, 1985.
74) 別府秀彦ほか. 自然発症糖尿病ハツカネズミに対するキダチアロエの血糖降下作用. 医学と生物学, **120**：151-156, 1990.
75) 有澤宗久, 林 利光, 百瀬弥寿徳. パラグアイの薬用飲用植物ニャンガピリーの効用. Food Style 21, **5**：69-73, 2001.
76) 上海科学技術出版社, 小学館（編）. 4637 ブカトウ. 中薬大辞典, 4, pp.2302, 小学館, 1985.
77) Yasni S, Imaizumi K and Sugano M. Efffects of an Indonesian medical plant, *Curcuma zanthorrhiya* ROXB., on the levels of serum glucose and triglyceride, fatty acid

desaturation, and bile acid excretion in streptozotocin-induced diabetic rats. Agr Biol Chem, **55**:3005-3010, 1991.
78) 三橋　博ほか．978 アマチャヅル．原色牧野和漢薬草大圖鑑，北隆館，p.515, 1988.
79) 上海科学技術出版社，小学館（編）．0384 ガイシ．中薬大辞典，1, pp.209-210, 小学館, 1985.
80) 三橋　博ほか．587 マタタビ．原色牧野和漢薬草大圖鑑，北隆館，p.310, 1988.
81) 三橋　博ほか．585 キーウィフルーツ．原色牧野和漢薬草大圖鑑，北隆館，p.309, 1988.
82) 上海科学技術出版社，小学館（編）．5567 ルソンシュウモウ．中薬大辞典, 4, pp.2725, 小学館, 1985.
83) 中村理恵ほか．甘草の抗潰瘍作用本体の解明．Nat Med, **57**:172-177, 2003.
84) Toma W et al. Antiulcerogenic activity of four extracts obtained from the bark wood of *Quassia amara* L. (Simaroubaceae). Biol Pharm Bull, **25**:1151-1155, 2002.
85) Zueva EP et al. The effect of an extract of aspen bark on the development of a chronic ulcerative process in animal stomachs. Eksp Klin Farmakol, **62**:28-30, 1999.
86) Matsunaga T et al. Isolation of the antiulcer compound in essential oil from the leaves of *Cryptomeria japonica*. Biol Pharm Bull, **23**:595-598, 2000.
87) Hiruma-Lima CA et al. Effect of essential oil obtained from *Croton cajucara* BENTH. on gastric ulcer healing and protective factors of the gastric mucosa. Phytomed, **9**:523-529, 2002.
88) 刈米達夫ほか．薬用植物大事典，p.56, 廣川書店，1993.
89) 上海科学技術出版社，小学館（編）．0341 オウレン．中薬大辞典，1, pp.175-185, 小学館, 1985.
90) 三橋　博ほか．1076 ツワブキ．原色牧野和漢薬草大圖鑑，北隆館，p.567, 1988.
91) 上海科学技術出版社，小学館（編）．3608 チユ．中薬大辞典，3, pp.1767-1769, 小学館, 1985.
92) 刈米達夫ほか．薬用植物大事典，廣川書店，p.392, 1993.
93) 波多野力，吉田隆志．天然由来抗 MRSA 物質の探索．バイオサイエンスとインダストリー，**60**:801-806, 2002.
94) Hattori M et al. Studies on dental caries prevention by traditional medicines (IX). Potent antibacterial action of coumarin derived from licorice roots against *Streptococcus mutans*. Shoyakugaku Zasshi, **40**:406-412, 1986.
95) 三橋　博ほか．595 セイヨウオトギリソウ．原色牧野和漢薬草大図鑑，北隆館，p.314, 1988.
96) 蒲原聖可．睡眠障害と自然療法，睡眠障害とハーブサプリメントからのアプローチ．Aromatopia, **11**:4-9, 2002.
97) 地阪光生ほか．野生チンパンジーの薬用植物 *Vernonia amygdalina* に含まれる苦味セス

キテルペンラクトン類の抗腫瘍および抗菌活性. Biosci Biotechnol Biochem, **57**:833-834, 1993.

98) Biser JA. Really wild remedies? Medicinal plant use by animals. Zoogoer, **27**: 1998, Smithsonian National Zoological Park (http://nationalzoo.si.edu/Publications/ZooGoer/1998/1/reallywildremedies.cfm).

99) Iwalokun BA. An antimicrobial evaluation of *Vernonia amygdalina* (Compositae) against gram positive and gram negative bacteria from Lagos, Nigeria. West Afr J Pharmacol Drug Res, **19**:9-15, 2003.

100) Jisaka M *et al.* Antitumoral and antimicrobial activities of bitter sesquiterpene lactones of *Vernonia amygdalina*, a possible medical plant used by wild chinpanzees. Biosci Biotechnol Biochem, **57**:833-834, 1993.

101) 刈米達夫ほか. 薬用植物大事典, 廣川書店, p.372, 1993.

102) 斉藤誠充ヴィクトルほか. ユーカリ葉抽出物の歯周病原性細菌に対する抗菌活性. 口腔衛生学会雑誌, **53**:585-591, 2003.

103) Ngassoum MB *et al.* Antimicrobial study of essential oils of *Ocimum gratissimum* leaves and *Zanthoxylum xanthoxyloides* fruits from Cameroon. Fitoterapia, **74**:284-287, 2003.

104) Orafidiya LO *et al.* An investigation into the wound-healing properties of essential oil of *Ocimum gratissimum* LINN. J Wound Care, **9**:331-334, 2003.

105) Opalchenova G and Obreshkova D. Antibacterial action of extracts of *Clinopodium vulgare* L. curative plant. Drug Dev Ind Pharm, **25**:323-328, 1999.

106) 上海科学技術出版社, 小学館 (編). 1605 ゴガンカジュヒ. 中薬大辞典, 2, pp.796-797, 小学館, 1985.

107) Nguyen DD *et al.* The use of a water extract from the bark of *Choerospondias axillaris* in the treatment of second degree burns. Scand J Plast Reconstr Surg Hand Surg, **30**: 139-144, 1996.

108) Martins AP *et al.* Essential oil composition and antimicrobial activity of *Santiria trimera* bark. Planta Med, **69**:77-79, 2003.

109) 三橋　博ほか. 483 サンショウ. 原色牧野和漢薬草大圖鑑, 北隆館, p.257, 1988.

110) Jain SR and Jain MR. Antifungal studies on some indigenous volatile oils and their combinations. Planta Medica, **22**:136-139, 1972.

111) Kamel A *et al. In vitro* anti-malarial activity of *Andrographis paniculata* (Acanthaceae). Int Med J, **10**:43-46, 2003.

112) Takahashi M *et al. In vitro* screening of leishmanicidal activity in Myanmar timber extracts. Biol Pharm Bull, **27**:921-925, 2004.

113) Abe F *et al.* Trypanocidal constituents in plants 3. Leaves of *Garcinia intermedia* and heartwood of *Calophyllum brasiliense*. Biol Pharm Bull, **27**:141-143, 2004.

114) Reyes-Chilpa R et al. Trypanocidal activity and chemistry of several guttiferae species from Mexico. 福岡大学研究部論集 E: 総合科学編, **1**: 157-165, 2003.
115) Abe F et al. Trypanocidal constituents in Plants 2. Xanthones from the stem bark of *Garcinia subelliptica*. Biol Pharm Bull, **26**: 1730-1733, 2003.
116) 上海科学技術出版社, 小学館（編）. 1149 クジン. 中薬大辞典, 1, pp.583-585, 小学館, 1985.
117) 三橋　博ほか. 433 クララ. 原色牧野和漢薬草大圖鑑, 北隆館, p.229, 1988.
118) Matsuo K et al. Trypanocidal flavonoids from *Sophora flavescens*. Nat Med, **57**: 253-255, 2003.
119) Yamaguchi-Miyamoto T et al. Antipruritic effects of *Sophora flavescens* on acute and chronic itch-related responses in mice. Biol Pharm Bull, **26**: 722-724, 2003.
120) 三橋　博ほか. 243 ゲッケイジュ. 原色牧野和漢薬草大圖鑑, 北隆館, p.130, 1988.
121) Uchiyama N et al. Trypanocidal terpenoids from *Laurus nobilis* L. Chem Pharm Bull, **50**: 1514-1516, 2002.

参考文献

1) A. シェヴァリエ（著), 難波恒雄（監訳). 世界薬用植物百科事典, 誠文堂新光社, 2000.
2) Ebadi MS. Pharmacodynamic Basis of Herbal Medicine, CRC Press, 2002.
3) 刈米達夫. 和漢生薬, 廣川書店, 1971.
4) 刈米達夫, 北村四郎. 薬用植物分類学 改稿版, 廣川書店, 1975.
5) 刈米達夫, 木村康一（監修). 薬用植物大事典, 廣川書店, 1993.
6) 厚生省薬務局. 一般用漢方処方の手引き, 厚生省, 1975.
7) 牧野富太郎. 牧野新日本植物図鑑, 北隆館, 1966.
8) 三橋　博（監修), 原色牧野和漢薬草大圖鑑, 北隆館, 1988.
9) 岡田　稔（監修), 和田浩志, 寺林　進, 近藤健児（編修). 新訂 原色牧野和漢薬草大圖鑑, 北隆館, 2002.
10) 水野瑞夫（監修), 田中俊弘（編). 日本薬草全書, 新日本法規出版, 1995.
11) 熱帯植物研究会（編). 熱帯植物要覧, 大日本山林会, 1984.
12) 日本大衆薬工業協会生薬製品委員会生薬文献調査部会（編). 汎用生薬便覧, 日本大衆薬工業協会, 2000.
13) （社）日本薬学会（編). 薬学生・薬剤師のための知っておきたい生薬 100 －含漢方処方－, 東京化学同人, 2004.
14) 日本薬局方解説書編集委員会（編). 第十四改正 日本薬局方解説書, 廣川書店, 2001.
15) 西岡五夫（編). 薬用植物学, 廣川書店, 1985.
16) 野呂征男, 水野瑞夫, 木村孟淳（編). 薬用植物学 改訂第 5 版, 南江堂, 1999.

17) 大井次三郎. 日本植物誌, 至文堂, 1965.
18) 奥田拓男（編）. 資源・応用 薬用植物学, 廣川書店, 1994.
19) 佐竹元吉, 伊田喜光, 根本幸夫（監修）, 昭和漢方生薬ハーブ研究会（編）. 漢方210処方 生薬解説―その基礎から運用まで―, じほう, 2001.
20) 上海科学技術出版社, 小学館（編）. 中薬大事典, 一～四, 別巻, 小学館, 1985.
21) 竹田忠紘ほか（編）. 天然医薬資源学 第2版, 廣川書店, 2002.
22) 富山医科薬科大学和漢薬研究所（編）, 難波恒雄（監修）. 和漢薬の辞典, 朝倉書店, 2002.
23) 山崎幹夫, 斉藤和季（編）. 薬用資源学, 丸善, 1997.

学名，科名，属名索引

(植物名は標準和名がついている植物のみ掲載)

欧文

Panax 属

ア 行

アオキ　*Aucuba japonica* THUNB.　213
アオツヅラフジ（カミエビ）　*Cocculus trilobus* DC.　219
アオワニロカイ　*Aloe ferox* MILL.　206
アカマツ　*Pinus densiflora* SIEB. et ZUCC.　219
アカメガシワ　*Mallotus japonicus* MUELL. ARG.　193, 195, 200, 209
アキウコン（ウコン）　*Curcuma longa*　196
アケビ　*Akebia quinata* DECNE.　190, 219
アケビ科　Lardizabalaceae.　219
アブラナ科　Cruciferae.　208
アメリカニガキ（スリナム・クァッシア木）　*Quassia amara* L.　193, 194, 209, 210
アマチャヅル　*Gynostemma pentaphyllum* MAKINO　207
アメリカニンジン　*Panax quinquefolium* L.　204
アロエ　*Aloe barbadensis* MILL.　205, 206
アロエ属　207

イカリソウ　*Epimedium grandiflorum* MORR. var. *thunbergianum* NAKAI　219
イチイ　*Taxus cuspidata* SIEB. et ZUCC.　190-192, 194
イチイ科　Taxaceae　193
イチョウ　*Ginkgo biloba* L.　190, 191, 201
イチョウ科　Ginkgoaceae　201

イネ科　Gramineae　208
イノコズチ　*Achyranthes japonica* NAKAI　219
イワヒバ科　Selaginellaceae　197
インドジャボク　*Rauwolfia serpentina* BENTH.　200, 201

ウコギ科　Araliaceae　204, 222
ウコン（アキウコン）　*Curcuma longa* L.　196, 201, 203
ウスバサイシン　*Asiasarum sieboldii* F. MAEKAWA　219
ウツボグサ　*Prunella vulgaris* L. var. *lilacina* NAKAI　220
ウマノスズクサ科　Aristolochiaceae　219
ウリ科　Cucurbitaceae　207, 220
ウルシ科　Anacardiaceae　215, 222
ウラルカンゾウ　*Glycyrrhiza uralensis* FISCH.　210

オウレン　*Coptis japonica* MAKINO　190, 191, 213
オオバコ　*Plantago asiatica* L.　220
オオバコ科　Plantaginaceae　220
オオツヅラフジ（ツヅラフジ）　*Sinomenium acutum* REHDER et WILSON　207, 208
オオバナオケラ　*Atractylodes ovata* DC.　197
オオバノキハダ　*Phellodendron amurense* RUPR. var. *japonicum* OHWI　209
オカゼリ　*Cnidium monnieri* CUSSON　220
オタネニンジン　*Panax ginseng* C. A. MEYER　193, 195, 203, 204, 207, 212
オトギリソウ科　Guttiferae　214, 217
オニクラマゴケ　*Selaginella doederleinii* HIERON.

197
オミナエシ科　Valerianaceae　220

カ 行

カエデ科　Aceraceae　199
ガガイモ科　Asclepiadaceae　207
ガジュツ　Curcuma zedoaria ROSCOE　197
カタクリ　Erythronium japonicum DECNE.　220
カノコソウ　Valeriana fauriei BRIQ.　190, 192, 220
カボチャアデク　Eugenia uniflora L.　203, 206
カラシナ　Brassica juncea CZERN. et COSS.　207, 208
カラダイオウ　Rheum undulatum L.　204
カルメグ（アンドログラフィス）　Andrographis paniculata NEES　216
カワラケツメイ　Cassia nomame HONDA　199
カワラヨモギ　Artemisia capillaris THUNB.　190, 197
カンゾウ　Glycyrohiza ssp.　190, 193, 209
カンラン科　Burseraceae　215

キウイフルーツ　Actinidia chinensis PLANCH.　209
キカラスウリ　Trichosanthes kirilowii MAXIM. var. japonica KITAM.　220
キキョウ科　Campanulaceae　221
キク科　Compositae　197, 207, 213, 214
キクバオウレン　Coptis japonica MAKINO var. japonica SATAKE　213
キジュ（カンレンボク）　Camptotheca acuminata DECNE.　193, 195
キタコブシ　Magnolia kobus DC. var. borealis SARG.　220
キダチアロエ　Aloe arborescens MILL.　205
キツネノマゴ科　Acanthaceae　216
キ　ハ　ダ　Phellodendron amurense RUPR.　190, 191, 209
キバナジギタリス　Digitalis lutea L.　200
ギムネマ　Gymnema sylvestre R. BR.　203, 207
キョウチクトウ　Nerium indicum MILL.　200
キョウチクトウ科　Apocynaceae　193, 200

キンポウゲ科　Ranunculaceae　213, 221
キンミズヒキ　Agrimonia pilosa LEDEBOUR. var. japonica NAKAI　220

クガイソウ　Veronicastrum sibiricum PENNELL var. japonicum HARA　220
クサノオウ　Chelidonium majus L. var. asiaticum OHWI　220
クズ　Pueraria lobata OHWI　190, 220
クスノキ　Cinnamomum camphora SIEB.　220
クスノキ科　Lauraceae　219-221
クスノハガシワ　Mallotus philippinensis MUELL. ARG.　209
クスリウコン　Curcuma zanthorrhiya ROXB.　203, 207
クララ　Sophora flavescens AIT. var. angustifolia KITAGAWA　216, 218
クロガラシ　Brassica nigra KOCH　208
クロモジ　Lindera umbellata THUNB.　220

ケシ科　Papaveraceae　220
ケジギタリス　Digitalis lanata EHRH.　190, 191, 200
ゲッケイジュ　Laurus nobilis L.　216, 219
ゲンノショウコ　Geranium thunbergii SIEB. et ZUCC.　214, 220

コガネバナ　Scutellaria baicalensis GEORGI　190, 192
ゴシュユ（ニセゴシュユ）　Evodia rutaecarpa BENTH.　201, 202
コセリバオウレン　Coptis japonica MAKINO var. major SATAKE　213
コブシ　Magnolia kobus DC.　220
ゴマノハグサ科　Scrophulariaceae　200, 220

サ 行

ザクロ　Punica granatum L.　221
ザクロ科　Punicaceae　221
サラシナショウマ　Cimicifuga simplex WORMSK.　221

サルトリイバラ　Smilax china L.　221
サルナシ　Actinidia arguta PLANCH. ex MIQ.　209
サンシチニンジン　Panax notoginseng BURKILL　204
サンショウ　Zanthoxylum piperitum DC.　215
サンタマリア　Calophyllum brasiliense CAMB.　216, 217

ジギタリス　Digitalis purpurea L.　189, 190, 200
シソ科　Labiatae　196, 197, 215, 220
シナキハダ　Phellodendron chinense SCHNEID.　210
シナタラノキ　Aralia chinensis L.　204
シャクヤク　Paeonia lactiflora PALL.　190, 221
ジュズダマ　Coix lachryma-jobi L.　208
ショウガ科　Zingiberaceae　196, 203, 207
ショウヨウダイオウ（モミジバダイオウ）　Rheum palmatum L.　203-204
シロガラシ　Sinapis alba L.（Brassica hirta MOENCH）　208
シンキョウカンゾウ　Glycyrrhiza inflata BAT.　210
シンシュウダイオウ　Rheum coreanum NAKAI × Rheum palmatum L.　204
シンロカイ　Aloe vera L.　206

スイカズラ　Lonicera japonica THUNB.　221
スイカズラ科　Caprifoliaceae　221
スギ　Cryptomeria japonica D. DON　211
スギ科　Taxodiaceae　211
スズラン　Convallaria keiskei MIQ.　200
ステビア　Stevia rebaudiana BERTONI.　203, 207
スペインカンゾウ　Glycyrrhiza glabra L.　210
スリアンバワン　Cedrela serrata ROYLE　216, 217

セイヨウイチイ　Taxus baccata L.　191, 193
セイヨウオトギリソウ　Hypericum perforatum LEDEB.　214
セリ科　Umbelliferae　220-222
セリバオウレン　Coptis japonica MAKINO var. dissecta NAKAI　213
センダン科　Meliaceae　217
センブリ　Swertia japonica MAKINO　190, 203, 207, 214

タ 行

ダイダイ　Citrus aurantium L. var. daidai MAKINO　190, 221
タイヘイヨウイチイ　Taxus brevifolia　194
タイワンキハダ　Phellodendron wilsonii HARA et. KANEHIRA　210
タデ科　Polygonaceae　203
タラノキ　Aralia elata SEEMANN　203, 204

チャンチンモドキ　Choerospondias axillaris B. L. BURTT et A. W. HILL var. japonica OHWI （Pouparitis fordii HEMSL.）　215
チョウセンダイオウ　Rheum coreanum NAKAI　203
チンウイン　Millettia pendula BENTH.　216, 217

ツヅラフジ科　Menispermaceae　208, 219
ツリガネニンジン　Adenophora triphylla A. DC. var. japonica HARA　221
ツルニチニチソウ　Vinca major L.　193
ツルニンジン　Codonopsis lanceolata TRAUTV.　221
ツワブキ　Farfugium japonicum KITAM.　213

ドイツスズラン　Convallaria majalis L.　200
トウキ　Angelica acutiloba KITAGAWA　221
トウダイグサ科　Euphorbiaceae　195, 209, 212
ドクダミ　Houttuynia cordata THUNB.　190, 213, 214
ドクダミ科　Saururaceae　214
トチバニンジン　Panax japonicus C. A. MEYER　204
トリーバジル　Ocimum gratissimum L.　215

ナ 行

ナス科　Solanaceae　210
ナツメ　Zizyphus jujuba MILL. var. inermis REHDER　190
ナンテン　Nandina domestica THUNB.　221

ニガキ　*Picrasma quassioides* BENN.（*P. ailanthoides* PLANCH.）　190, 193, 195
ニガキ科　Simaroubaceae　194
ニチニチソウ　*Vinca rosea* L.（*Catharanthus roseus* G. DON）　193
ニッケイ　*Cinnamomum okinawense* HATSUSHIMA（*C. sieboldii* MEISN.）　221
ニワトコ　*Sambucus sieboldiana* BLUME ex GRAEBN.　221

ヌマミズキ科（ニッサ科）　Nyssaceae　195
ヌルデ　*Rhus javanica* L.　222

ネズミモチ　*Ligustrum japonicum* THUNB.　199

ノイバラ　*Rosa multiflora* THUNB.　222

ハ 行

バイカオウレン　*Coptis quinquefolia* MIQ.　213
ハシリドコロ　*Scopolia japonica* MAXIM.　209, 210
ハトムギ　*Coix lachryma-jobi* L. var. *ma-yuen* STAPF　193, 195, 207, 208
バラ科　Rosaceae　214, 220, 222
ハルウコン　*Curcuma aromatica* SALISB.　196

ヒキオコシ　*Robdasia japonica* HARA *Achyranthes*（*Plectranthus japonicus* KOIDZ.）　193, 196
ヒナタイノコズチ　*A. fauriei* LEV. et VAN.　219
ヒマラヤハッカクレン　*Podophyllum emodi* WALL.　195
ヒユ科　Amaranthaceae　219
ビレイコウトウサン　*Taxus mairei* S. Y. HU.　194
ヒレハリソウ（コンフリー）　*Symphytum officinale* L.　200
ヒロハクララ　*Sophora flavescens* AIT.　219
ヒロハノキハダ　*Phellodendron amurense* RUPR. var. *sachalinense* FR. et SCHMIT　209

フイリドクダミ　*Houttuynia cordata* THUNB. var. *variegata* MAKINO　214
フウロソウ科　Geraniaceae　214, 220
フクギ　*Garcinia subelliptica* MERR.　216, 218
フトモモ科　Myrtaceae　206, 214

ホオノキ　*Magnolia obovata* THUNB.　199
ボタン科　Paeoniaceae　221
ポドフィルム　*Podophyllum peltatum* L.　193, 195
ホンゴシュユ　*Evodia officinalis* DODE.　202

マ 行

マタタビ　*Actinidia polygama* PLANCH. et MAXIM.　207, 208
マタタビ科　Actinidiaceae　208
マツ科　Pinaceae　219
マメ科　Leguminosae　199, 210, 217, 218, 220
マメーリンゴ（マンメイノキ）　*Mammea americana* L.　216, 217
マルバダイオウ　*Rheum rhaponticum* L.　204

ミカン科　Rutaceae　191, 202, 209, 215, 221
ミズキ科　Cornaceae　213
ミツバオウレン　*Coptis trifolia* SALISB.　213
ミツバノバイカオウレン　*Coptis trifoliolata* MAKINO　213
ミヤマキハダ　*Phellodendron amurense* RUPR. var. *lavallei* SPRAGUE　209
ミヤママタタビ　*Actinidia kolomikta* MAXIM.　209

ムラサキ科　Boraginaceae　200

メギ科　Berberidaceae　195, 219, 221
メグスリノキ　*Acer nikoense* MAXIM.　189, 190, 199

モクセイ科　Oleaceae　199
モクレン科　Magnoliaceae　199, 220

ヤ, ラ, ワ行

ヤエドクダミ　*Houttuynia cordata* THUNB. forma *plena* MAKINO　214

ヤクヨウダイオウ　*Rheum officinale* BAILL.　203
ヤドリギ科　Loranthaceae　197
ヤナギ科　Salicaceae　211
ヤマアサクラザンショウ　*Zanthoxylum piperitum* DC. f. *brevispinosum* MAKINO　215
ヤマウコギ　*Acanthopanax spinosus* MIQ.　222
ヤマナラシ（ハコヤナギ）　*Populus sieboldi* MIQ.（*P. tremuloides*）　209, 211
ヤマノイモ　*Dioscorea japonica* THUNB.　222
ヤマノイモ科　Dioscoreaceae　222

ユーカリノキ　*Eucalyptus globulus* LABILL.　214

ユリ科　Liliaceae　200, 205, 220, 221

ヨロイグサ　*Angelica dahurica* BENTH. et HOOK. fil.　222

リュウキュウツワブキ　*Farfugium japonicum* KITAM. var. *luchuense* KITAM.　213
リンドウ　*Gentiana scabra* BUNGE var. *buergeri* MAXIM.　222
リンドウ科　Gentianaceae　207, 222

ワレモコウ　*Sanguisorba officinalis* L.　213, 214

生薬，漢方方剤名索引

欧　文

EGb761　201

和　文

ア　行

アスペン（Aspen）　211

一位葉（イチイヨウ）　190, 191, 194
イチョウ葉　190, 191
イチョウ葉エキス　190-192, 201, 212
イチョウ葉エキス製剤　201
芋大黄（イモダイオウ）　204
茵蔯蒿（インチンコウ）　190
淫羊藿（インヨウカク）　219

鬱金（ウコン）　203

営実（エイジツ）　222
塩麩子（エンフシ）　222
塩麩葉（エンフヨウ）　222
延命草（エンメイソウ）　196

黄芩（オウゴン）　190, 192
黄芩湯（オウゴントウ）　192
黄柏（オウバク）　190, 191, 210
黄連（オウレン）　190-192, 213

カ　行

芥子（ガイシ）　208
夏枯草（カゴソウ）　220
莪蒁（ガジュツ）　197
カタクリ　220
葛根（カッコン）　190, 220
葛根黄連黄芩湯（カッコンオウレンオウゴントウ）　191, 192
カマラ　209

栝楼根（カロコン） 220
栝楼実（カロジツ） 220
栝楼仁（カロニン） 220
甘草（カンゾウ） 190, 196, 210
甘草エキス 196, 210
甘草湯（カンゾウトウ） 192
広東人参（カントンニンジン） 204
漢防己（カンボウイ） 208

枳実（キジツ） 190, 221
枳実芍薬散（キジツシャクヤクサン） 192
吉草根（キッソウコン） 190, 192, 220
ギムネマ葉 207
姜黄（キョウオウ） 196
金銀花（キンギンカ） 221
銀杏（ギンナン） 190, 191

苦参（クジン） 219
黒文字油（クロモジユ） 220

桂皮（ケイヒ） 221
月桂実（ゲッケイジツ） 219
月桂葉（ゲッケイヨウ） 219
纈草根（ケッソウコン） 220
血榧（ケツヒ） 194
毛人参（ケニンジン） 204
現の証拠（ゲンノショウコ） 220

紅参（コウジン） 204
広豆根（コウズコン） 199
厚朴（コウボク） 199
高麗人参（コウライニンジン） 204
五加皮（ゴカヒ） 222
五眼果樹皮（ゴガンカジュヒ） 215
牛膝（ゴシツ） 219
呉茱萸（ゴシュユ） 202
五倍子（ゴバイシ） 222

サ 行

細辛（サイシン） 219

三黄瀉心湯（サンオウシャシントウ） 191, 192
三七（サンシチ） 204
山椒（サンショウ） 216
山豆根（サンズコン） 199
山扁豆（サンペンズ） 199
山薬（サンヤク） 222

ジギタリス葉 190, 191, 200
芍薬（シャクヤク） 190, 221
芍薬甘草湯（シャクヤクカンゾウトウ） 192
麝香（ジャコウ） 222
蛇床子（ジャショウシ） 220
沙参（シャジン） 221
車前子（シャゼンシ） 220
車前草（シャゼンソウ） 220
十薬（重薬，ジュウヤク） 190, 214
松脂（ショウシ） 219
樟木（ショウボク） 220
升麻（ショウマ） 221
女貞子（ジョテイシ） 199
辛夷（シンイ） 220
新彊甘草（シンキョウカンゾウ） 210

西北甘草（セイホクカンゾウ） 210
石榴根皮（セキリュウコンピ） 221
石榴皮（セキリュウヒ） 221
接骨木（セッコツボク） 221
接骨木花（セッコツボクカ） 221
仙鶴草（センカクソウ） 220
川穀（センコク） 208
蟾酥（センソ） 222

楤木根（ソウボクコン） 204
楤木白皮（ソウボクハクヒ） 204

タ 行

大黄（ダイオウ） 190, 203
大黄黄連瀉心湯（ダイオウオウレンシャシントウ） 192
大黄甘草湯（ダイオウカンゾウトウ） 192

大棗（タイソウ）190
大葉菜（タイヨウサイ）197
陀羅尼助（ダラニスケ）210
タラノキ皮 204

竹節人参（チクセツニンジン）204
地楡（ヂユ）214
釣樟根皮（チョウショウコンピ）220
朝鮮人参（チョウセンニンジン）204
田七（デンシチ）204

当帰（トウキ）221
当薬（トウヤク）190, 207
橙皮（トウヒ）221
東北甘草（トウホクカンゾウ）210

ナ 行

南天実（ナンテンジツ）221

苦木（ニガキ）190, 195
肉桂（ニッケイ）221
日本桂皮（ニホンケイヒ）221
ニャンガピリー 206
人参（ニンジン）195, 204
人参エキス 212
人参三七（ニンジンサンシチ）204
忍冬（ニンドウ）221

練熊（ネリクマ）210

ハ 行

白参（ハクジン）204
菝葜（バッキツ）221
白屈菜（ハックツサイ）220

ピタンガ 206
白芷（ビャクシ）222

白朮（ビャクジュツ）197
百草（ヒャクソウ）210

ペルシャ甘草 210

防已（ボウイ）208

マ 行

木通（モクツウ）190, 219
木天蓼（モクテンリョウ）208
木防已（モクボウイ）219

ヤ, ラ, ワ 行

野参（ヤジン）204

熊胆（ユウタン）222

薏苡仁（ヨクイニン）208

羅漢果（ラカンカ）207

竜牙草（リュウガソウ）220
龍胆（リュウタン）222
梁外甘草（リョウガイカンゾウ）210
ロシアカンゾウ 210
ロジン 219
ロートエキス 211
ロート根 211
ロートチンキ 211
ロート葉 211
ローレル 219
和厚朴（ワコウボク）199
和女貞子（ワジョテイシ）199
和製の山帰来（サンキライ）221
和大黄（ワダイオウ）204
和当帰（ワトウキ）221

総括コラム

代替・統合医療と新しい健康づくり
― 森林セラピーの背景と新しい健康づくり ―

1. 代替・統合医療と新しい健康

　ここでは，代替・統合医療の1つとして森林セラピーを位置づけ，今後の展望を図るための基礎的な健康情報として，①代替・統合医療と新しい健康，②健康づくりにおける森林セラピーの位置づけについてまとめる．

(1) 代替・統合医療と健康づくり活用状況

　平成13年6月に「第1回日本統合医療学会（JIM）」大会を開催した渥美和彦代表は，世界のCAMに関する最新動向を紹介している．相補・代替医療（complementary and medicine：CAM）は，カイロプラクティック，漢方，アーユルベーダ，心理療法，イメージ療法，気功，食事（栄養）療法，アロマテラピーなどの伝統・伝承医療である．WHOによると医学的根拠が認められているCAM分野数は，世界におよそ100である．

　欧米では，西洋医療以外の医療（CAM）に解決策を求め，エビデンス（医学的な根拠）の調査・研究を行ってきた．ここ数年は，政府機関の後押しもあり，医療現場への導入が進み，西洋医療と代替医療の統合化へと向かっている．米国国立衛生研究所（NIH）では，代替医療の研究・普及が盛んに進められ，米国では医療費の50％以上を代替医療が占めるまでになっている．

　NIHは，1992年に代替医療調査室（Office of Alternative Medicine：OAM）を設立し，本格的な研究に取り組んでいる．1999年には，研究予算が5000万ドルとなり，相補・代替医療研究センター（National Center Complementary and Medicine：NCCAM）に昇格し，以下の7つの研究項目が設定された．①栄養および自然療法，②ライフスタイルの改善，③精神コントロール，④生体磁気の影響，⑤指圧など手技による治療，マッサージ，気功など，⑥薬物的生物学的効果，それに⑦薬草療法である．研究費は，13の大学および研

究機関に研究テーマと予算が振り分けられ，2001年には8600万ドルが割り当てられた．2002〜2004年には，2億ドルを目標としている．

ドイツ，英国でも代替医療の利用者は50から70%と増え，代替医療は世界的な潮流となっている．関島ら（2002）もアメリカ合衆国における代替・統合医療活動を紹介している[2]．また，これらの代替・統合医療活動は，医療機関で実施されるだけでなく，看護活動を含むさまざまな分野において幅広く活用されている．特に米国における補完・代替療法の専門家養成システムとしては，多くの有名大学が大学院を設置し，大学院教育として位置づけている．

一方，英国では，鍼が保険診療のシステムとして活用され，ドイツでは温泉療法や森林セラピーが医療制度の中で疾病予防や健康づくりのための手段の1つとして活用されている．

代替・補完療法が活用される対象疾患としては，がんに対するターミナルケアが多く，疾病の治癒そのものをめざすよりも，本人や家族のQOLを高めるための1つの方法として活用されているようである．Silver（2004）は，終末期のケア（end-of-life care）を医療と区分すべきこと，特に終末が近い患者でケアを受けるべきであるが，その効果を提示することは難しいものの全てのプロセスで活用されるべきであることを報告している[3]．

代替・補完療法の活用状況は，わが国でも報告されている．佐藤ら（2003）は，中年女性を対象にした緩和ケアにおいて代替療法を希望する患者のケアにおける看護の役割について述べている[4]．黒崎らは，肝がん患者が病気の意味を見出していく過程について，代替療法を取り入れていく意義を報告している．田村（2002）は，ターミナルにおける代替療法の効果を評価する必要性を報告している[5]．Vogelzang（2003）は，がんの代替療法としての機能性補助食品の必要性について報告している[6]．住吉ら（2003）は，前立腺がん患者における代替療法の現況を報告し[7]，兵頭ら（2002）はがんの代替療法に対する臨床腫瘍医の認識について全国アンケート調査を実施している[8]．このようにいくつかの報告例はあるものの，医療の現場で代替療法について認識が幅広く活用されるのは今後の課題であろう．

わが国において幅広く活用されている方法としては，鍼灸やカイロプラクティック，食事療法や漢方薬，アロマセラピー，音楽そしてヨガと多岐にわたっている．Hisanagaら（2002）は，漢方薬治療によってパニック障害4症例が軽快したことを報告している[9]．原田（2003）は，消化器がんの患者に対する

健康食品の活用によりQOLを高める必要性を述べている[10]. 岩本ら(2002)は, がん患者に対する緩和医療の1つとして健康食品を用いた代替療法の効果について科学的検証を試みている[11].

代替・補完療法は, ハイリスク戦略だけではなく, 健康リスクの少ない集団への健康保持増進としても活用されているが, 坪野(2002)は, βカロテンのがん予防効果とともに, 緑茶の胃がんリスクを低下させる効能を過信することには慎重になる必要性を述べている[12]. 一方, 小内(2002)は, 海外のダイエット用健康食品には危険性もあることから, 情報公開を推進させる必要性を示している[13].

Ciceroら(2004)は, イタリアにおける糖尿病の治療において, 補助食品が広がるためには, 医学以外の専門家の役割が大きいことを報告している[14]. Singhらは, 24人の2型糖尿病患者に対し, ヨガの主要13体位を用い1日30〜40分間, 40日間実施している[15]. その効果として心臓血管機能が改善し, 血糖値も統計上有意な改善が見られたことを報告している.

漢方薬の効果として, 桐生ら(2002)は皮膚原発性悪性黒色腫4症例に対するアガリクス茸の投与効果を追跡し, 末期症例に対する代替療法として使用できる可能性があることを報告している[16]. 山口ら(2002)は, かゆみ, 疼痛を有する透析患者20名に対してアロマセラピーによる援助を試み, 効果が得られたことを報告している[17].

一方, 板東ら(2002)は音楽療法を活用することによって, 自己評価によるうつ尺度でみると効果が見られる可能性を報告している[18]. Malinovaら(2004)は, 出産する前に音楽を聞かせると, 胎児の心拍数や体の運動に影響することを報告している[19]. 今後とも, 統合医療が普及していくためのシステムづくりが必要である. 今西ら(2003)は, より望ましい代替療法を推進するためには, 医療情報学を活用したデータベースの必要性を提示している[20]. また, 法整備により補完・代替医療サービスがより多くの人に活用された事例も米国で報告されている. 米国のWattsら(2004)は, ワシントン州における, 補完・代替医療サービスがより多くの人に活用された背景として, 法的な整備が大きな役割を果たしたが, サービス提供者がこれらも施策を継続させていくために, サービスの効果や治療費について考慮しなければならなくなったことを報告している[21].

わが国においても科学的なエビデンスが蓄積されながら, このような代替・

統合医療が保険制度の1つとして活用される時代を迎えるであろう．

(2) 代替・統合医療における森林セラピー

森林セラピーは，代替・統合医療の1つとして位置づけられると考えられる．森林セラピーに関する効果を心理面，医学面から研究している宮崎（2002）は，自然と人との関連が健康面で重要であることを報告している[22]．

今後も，森林セラピーや森林浴に関して多くのエビデンスが蓄積されることにより，QOLを高め，人々の癒しを促す療法の1つとして活用されていくことが期待されている．

(3) WHOが提案した新しい健康概念

a. spiritualな人生 WHOは旧来の「健康」の定義に"dynamic"と"spiritual"という言葉を追加した新しい健康概念を，1999年の総会で提案している．

"health is a dynamic state of complete physical, mental, spiritual and social well-being and not merely the absense of disease or infirmity."

"spiritual"は，生きがいをもって前向きに楽しくいきいきと生きている状態というように理解される．"spiritual"の翻訳例として「霊的に」とされたりしていて，定訳はない．しかしこの単語が追加された背景には，高齢社会を迎えて，住民1人1人のいきいきした人生を支援する意義が注目されていることがあるといえよう．特に高齢社会を迎えている先進諸国では，QOL (quality of life) を重視するとともに，いきいきした人生を送っていく大切さが認識されている．

自分が"spiritual"な気分になれるためには，達成したい夢や希望があることとともに，達成できそうな見通しと支援体制が大切である．なぜならば，自分自身の老後をポジティブに捉えることができる人ほど，その後の生存が保たれやすいことも報告されているからである[23]．

b. 人生をdynamicに捉える "dynamic"は，生きていることを連続的に時間軸でみた変動も含め大きな視点で捉えること生きていることの出来事を大きな視点から捉えることと理解できる．人生の中では，たとえばけがをしたり病気になったり，思い通りにいかないこともあるもののとらえ方によっては，その後の一病息災に役立つ経験をしている人も多いからである．不登校にして

も退学にしても離婚にしても，長期的にみれば全てがマイナスになるとは限らない．子どもが不登校となったあと，その後に別の学校に転校し，その後に，はつらつとした学校生活を送ったりする事例や，再婚によってより豊かな人生を全うする事例は，決して少なくないのである．

健康を医学的な検査値によって一時的に判定するだけでなく，プロセスを重視し，本人と家族のエンパワーメントを重視した長期的な視点で捉えることも大切なのである．

検査値や疾病の診断結果に基づいて「異常」と診断するだけではなく，その疾病や機能低下に対してどのように支援環境を整えるのか，また支援するのかについて，長期的な視点で受容する必要がある．あるいは見方を変え，一病息災の視点や，人生の価値を捉え直す動機付けとして疾病や機能低下を役立てる必要性が示唆されている．WHO が提案した新しい健康概念には，地域の健康水準を集団的で客観的な指標によってのみ判断するのではなく，主観的で個別的な健康水準，つまり QOL（quality of life）や well being や生きるプロセス，あるいは本人の意思決定を重視する意図を読みとる必要性が示唆される．

2. 健康づくりにおける森林セラピーの位置づけ

WHO が新しい健康づくりとしてヘルスプロモーションを提示した背景には，健康が医療のみでは対応できにくく，その寄与割合が低いことが挙げられる．

ここでは，健康づくりにおける森林セラピーの意義と位置づけとして，(1) 森林セラピーの健康戦略と健康効果，(2) ヘルス・プロモーションとしての森林についてまとめる．

(1) 森林セラピーの健康戦略と健康効果

健康づくりにおける森林セラピーの役割は，ストレス制御や自律神経系への緩和作用であるハイリスク戦略だけでなく，健康リスクの少ない，より多くの人々の健康度の増進をめざしており，より多くの人の疾病を予防し健康増進させる意味でポピュレーション戦略としての意義が高いものと考えられる．

Somosi ら (1983) は，公園が気候に与える影響とともに，大気汚染や騒音を低下させ，レクリエーションの視点からも効果が見られることをハンガリー人での調査によって報告している[24]．

a. 主観的健康感と健康 現在の自分の健康状態を，自分自身で自己評価したものが主観的健康感で，主観的健康観，健康度自己評価などとも呼ばれている．杉澤ら（1995）による詳細な総説研究[25]がある．1970年代後半から，生命予後に対する予測妥当性が高い健康指標として主観的健康感は位置づけられる．

Kaplanら（1983）は，カリフォルニア州のアラメダにおいて，1965年に無作為抽出による16歳以上の住民6921人を対象に，主観的健康感と死亡との関連性を調べている．9年間にわたって死亡者を追跡し，年齢，性別，身体的健康，

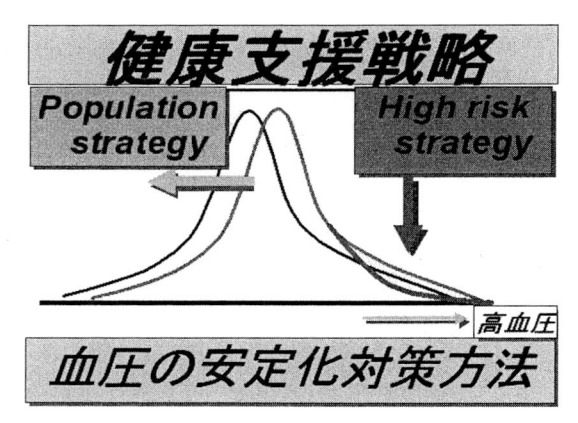

図 c4.1

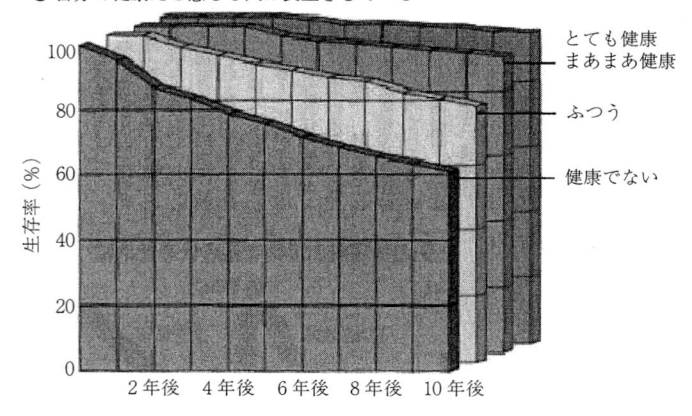

図 c4.2 主観的健康感とその後の追跡生存率

健康習慣，社会的ネットワーク，収入，教育，モラルや抑うつ，幸福感などをコントロールし，多重ロジスティック解析を行った結果，生命予後に最も関連していたのは主観的健康感であり，年齢調整後の死亡に対する相対危険度は，健康状態が「悪い（poor）」と答えたものは，「非常によい（excellent）」と答えたものに比べて，男性で2倍，女性では5倍であった，と報告している[26]．

老後に対する認識が，その後の生命予後を規定することが証明されている．50歳以上の660名を1975年から1998年1月1日まで追跡調査したエール大学Levyら（2002）によると，老化についてネガティブな考え方をすることは，寿命を縮める原因になると報告されている[27]．年齢・性別・社会的地位・孤独感そして健康全般を含む要素を考慮したとしても，7.5年長生きすることが証明されている．最高血圧が低いとか，コレステロール値が少ないといった生理学的な要素（これらのことは寿命を4年程度長くする）よりも重要であり，安心を支える精神的な支援システムも必要であることを示唆している．

b. 市役所の標高と平均寿命との関連[28]

全国の特別区と市役所の標高と1995年の平均寿命との関連を分析したが，ほぼ同様な傾向がある．一般的に短命な地域は，海抜が低い都市部である（図c4.3）．都市部よりも標高の高い市ほど平均寿命が長い傾向は，統計上有意な

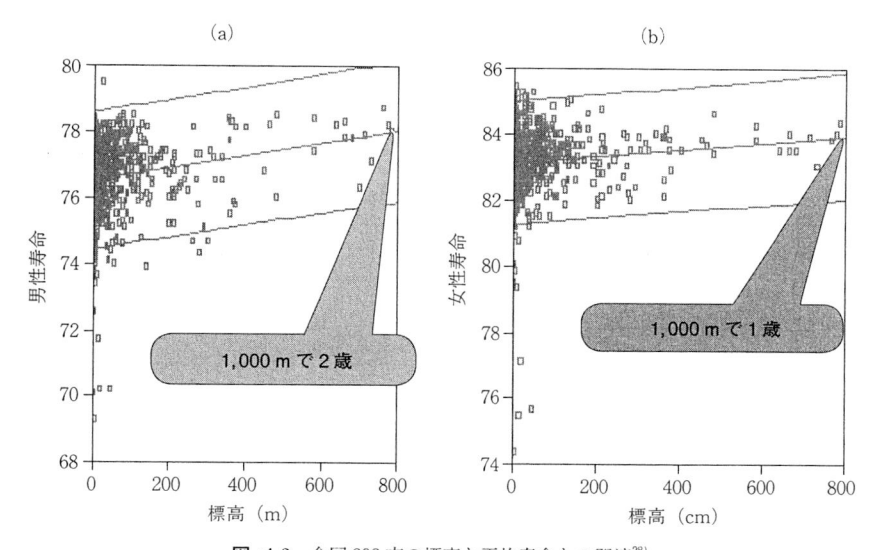

図 c4.3 全国808市の標高と平均寿命との関連[28]
(a) 全国各市の男性平均寿命と標高との関連，(b) 全国各市の女性平均寿命と標高との関連．

差を示している.

自治体平均寿命は，厚生労働省統計情報部が報告した1995年の平均寿命を用いた．標高は，市役所ないし区役所の標高をGISによって求めた．性別に分けた平均寿命と標高との関連性を回帰分析した．平均寿命と標高との関連は，男女とも統計学的に有意（$p<0.001$）な回帰式が得られている．

男性平均寿命 ＝ 標高 × 0.00188 + 76.488,

女性平均寿命 ＝ 標高 × 0.000998 + 83.102

男性平均寿命は，標高が1000m高くなる市で約2歳長寿に，一方女性では，約1歳長寿になる傾向が示された．県内いずれの市も高い標高に位置する長野県各市の平均寿命は，男女ともに長寿傾向を示していた．海抜ゼロメートルに近い自治体では，平均寿命が低い傾向を示した．

本研究の分析結果は，寿命と標高との単なる関連性を示したに過ぎない．今後は，これらの関連性を基に，本質的な健康の規程要因をさまざまな方法によって実証していくことが求められる．特に水や空気などの自然環境とともに，社会ネットワークなどの社会環境との関連，優れた地域医療システムとの関連，さらに，標高が高い比較的医療過疎市が長寿傾向を示す理由，他方医療が最も整備された都市の短命傾向を，震災の影響を含めて明確にする詳細な調査研究が求められる．

c. 都道府県別平均寿命の経年的な変化[29]　　1965年からの30年間の平均寿命延長幅を都道府県別に分けて経年的に分析した．男女ともに最も平均寿命が延長した県は，秋田県，山形県，岩手県，富山県，熊本県，石川県，大分県，長崎県であり，逆に平均寿命の延長幅が最も少ない県は，東京都，兵庫県，大

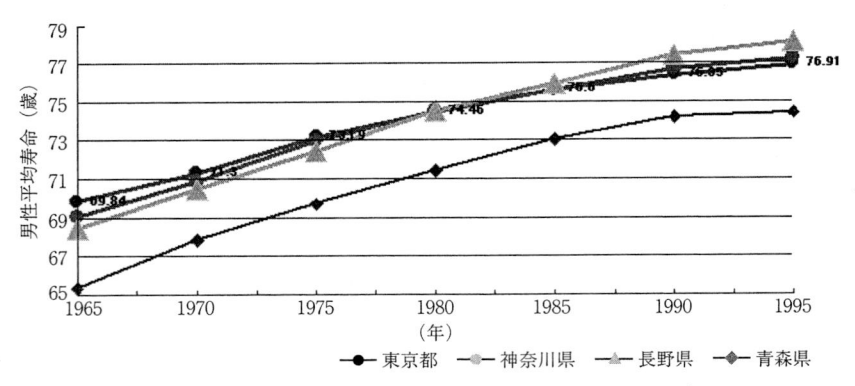

図c4.4　都県別平均寿命の経年変化，男性（1965～1995年）[29]

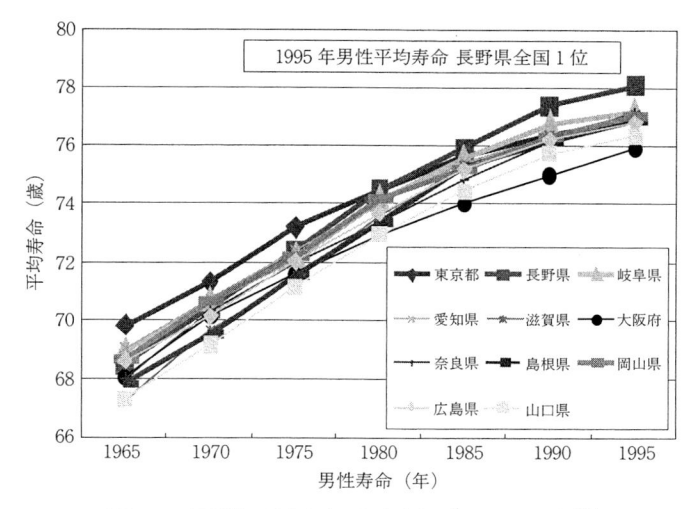

2. 健康づくりにおける森林セラピーの位置づけ

図 c4.5 長野県の平均寿命の経年変化（1965〜1995年）[29]

阪府，愛知県，京都府，神奈川県である．

特に都市部では，健康を環境の側面からも再検討することが必要になっている．1995年の東京都平均寿命の都道府県順位は，男性20位，女性が33位である．

d. 健康長寿長野県からの学び[29] 　1995年の都道府県別にみた男性平均寿命第1位は長野県である．同様に女性は全国第3位である．ここでは，長野県の平均寿命が急速に延びていった背景を科学的なエビデンスを基にして考察する．

長野県が長寿である理由として以下の仮説を設定した．標高が高く森林が多い山とその緑に囲まれ，きれいな空気と水に恵まれていることや，心和む風光明媚なこと．次に，公民館活動を背景とした学習意欲が高いことや，高齢者の就業率が都道府県別に見て最も高いことである．

長野県は都道府県別にみた医療費が最も少ない県であり，最も多い県に比べ約45%少なく，その較差は約1.8倍である．地域医療を担う医師らが，コメディカルスタッフと協働し，予防活動を推進する学習会を継続して続けている県の1つである．

(2) ヘルスプロモーションとしての森林

a. どの世代の死亡率が低いのか 　長野県の平均寿命を支える背景は，青

壮年の死亡率比（全国の年齢別にみた死亡率を 100 としたときの比）が，約 80 前後を示し，全国との比較では，約 20% ほど少なく，青森県の同世代に比べると約半分ほど少ない死亡率比である．その分，89 歳を超えた死亡率比は全国値をやや上回っている．

b. どの死因が少ないのか　長野県の平均寿命が男女ともに長い理由の 1 つは，青壮年での死亡率が低いためであるので，どの死因が関連しているかについて分析した．各死因別にみた死亡率を年齢構成別に調整し（年齢調整死亡率），全国値と比較することから探った（図 c4.7）．その結果，肝臓がんによる死亡率比は，全国と比べて男女ともに約 4 割ほど低いことが明らかになった．男性の肝臓がん死亡率比を見ると，大阪府や福岡県の約 3 分の 1 である．

疾病の予防に成功すればするほど，医療機関や医師の収入が減少するのがわが国の医療制度の特性である．それにもかかわらず，優れた地域医療活動が予防活動と連動して推進されている．優れた地域医療の推進をリードしてきたのが長野県の最大の特性である．

長野県が健康長寿である背景としては，標高が高く美しい緑に囲まれ，きれいな空気と水が供給されていることとともに，学習意欲の高さや，高齢者の就業率が高いことや勤勉な県民性もあげられると推測される．総合的に見て森林セラピーをポピュレーション戦略として活用できたのが長寿長野県である可能性がある．

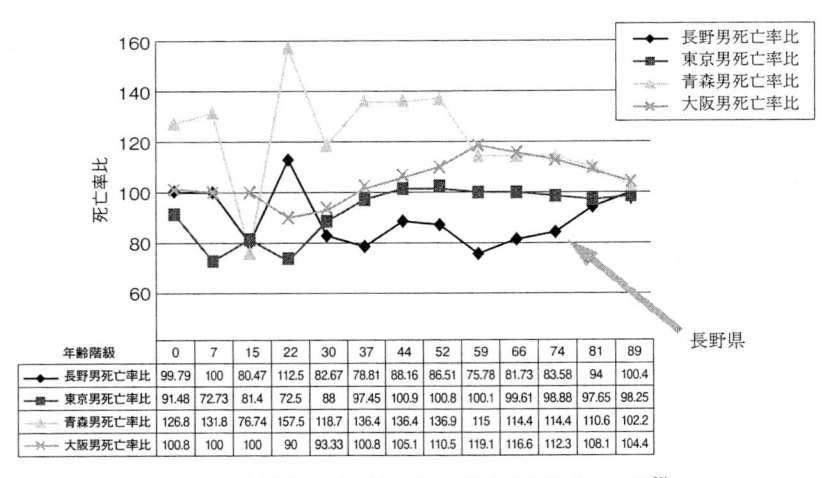

年齢階級	0	7	15	22	30	37	44	52	59	66	74	81	89
長野男死亡率比	99.79	100	80.47	112.5	82.67	78.81	88.16	86.51	75.78	81.73	83.58	94	100.4
東京男死亡率比	91.48	72.73	81.4	72.5	88	97.45	100.9	100.8	100.1	99.61	98.88	97.65	98.25
青森男死亡率比	126.8	131.8	76.74	157.5	118.7	136.4	136.4	136.9	115	114.4	114.4	110.6	102.2
大阪男死亡率比	100.8	100	100	90	93.33	100.8	105.1	110.5	119.1	116.6	112.3	108.1	104.4

図 c4.6　年齢別にみた死亡率比・都道府県比較（1990 年）[29]

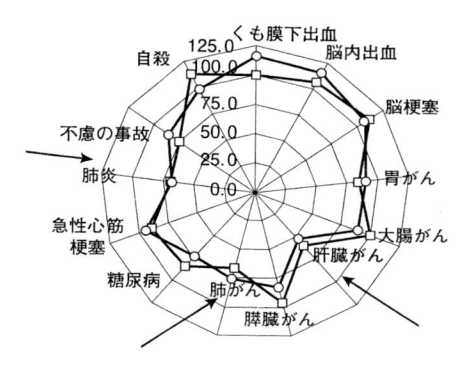

図 c4.7 各疾患別,男女別にみた年齢調整死亡率比較[29]
—○—:男性, —□—:女性.

英国における研究では森林が寿命を延伸させ,疾病を予防し,高い経済効果を示すことが報告されている.Poweら(2004)は,英国における森林が,SO_2とPM10などの大気汚染を減少させ,平均寿命を延伸させ同時に疾病治療率を低下させると試算している[31].具体的には,1 km^2 当たり2 haの森林があれば,年間5〜7人の死亡率を低下させ,同時に入院治療を年間4〜6人減少させ,年間90万ポンド(約2億円)の経済効果を持つと報告している.緑の力は,健康維持とともに経済効果ももたらす可能性を持つことを示唆している.

(3) ヘルスプロモーションとしての森林整備

健康を規定する要因とともに,健康政策を推進する先行研究を整理すると,健康を維持していくためには,保健医療,自然的環境とともに社会的環境の役割を重視すべきことが示唆される.また森林セラピーの位置づけは,きれいな水や空気を浄化する自然環境としての役割とともに,社会ネットワークを広げ,心の安らぎを得る社会環境,それに就業確保としても重要である.また,疾病を予防し寿命を延ばすという健康効果があることも明確にされている.

健康づくり分野としてWHOは,保健医療福祉活動だけではなく,「教育,輸送,住居,都市開発,工業生産,農業の部門等を健康に関連づけて優先することになる」ことを示している.またスウェーデンの厚生省は,20年前に,1990年代に向けた施策の方向性を報告している.その中では「社会のあらゆる分野が健康を阻害するものに対して積極的に対処する責任がある」ことと「既に病気になった人への対処だけではなく病気になった理由の追究と,その予防

活動に焦点をおかなければならない」と予防活動の意義を示している[32]．

今後，人間の生存や幅広い健康づくりを推進していくためには，Poweら(2004)が指摘しているように[31]，森林が健康面から整備され森林セラピーや癒しを促す森林浴として活用されることが，平均寿命の延伸とともに疾病を予防し，健康を増進させる役割を発揮していく不可欠な要素の1つである可能性が示唆されたといえよう．

[星　旦二]

引用文献

1) 「ヘルスネットメディア」ホームページ（http://www.health-station.com/topic125.html）．
2) 関島香代子，石倉有紀子．補完/代替療法と看護．新潟大学医学部保健学科紀要，**7**(4)：473-481，2002．
3) Silver S. Optimal healing environments in end-of-life care and beyond. J Altern Complement Med, **10**：201-209, 2004.
4) 佐藤知子，藤川孝子．緩和ケア病棟で代替療法を希望する患者のケア．日本がん看護学会誌，**17**：76，2003．
5) 田村康二．代替療法の評価．死の臨床，**25**(1)：12-14，2002．
6) Vogelzang JL. 癌の代替療法としての機能性食品及び補助食品について．Home Care Medicine, **4**(1)：22-24, 2003.
7) 住吉義光ほか．前立腺癌患者における代替療法の現況．日本泌尿器科学会雑誌，**94**(2)：328，2003．
8) 兵頭一之介ほか．癌の代替療法に対する臨床腫瘍医の認識に関する全国アンケート調査．日本癌学会61回総会記事，p.494，2002．
9) Hisanaga A et al. 漢方薬が奏効したパニック障害の4症例加味逍遙散と半夏厚朴湯（Four cases of panic disorder successfully treated with Kampo (Japanese herbal) medicines：Kami-shoyo-san and Hange-koboku-to）. Psychiatry and Clinical Neurosciences, **56**(6)：617-620, 2002.
10) 原田容治．消化器疾患における代替療法とQOL－消化器癌における健康食品の影響．日本高齢消化器医学会議会誌，**5**(1)：69，2003．
11) 岩本在弘ほか．EBMに基づいた癌患者の緩和医療健康食品を用いたがんの代替療法の科学的検証．日本臨床外科学会雑誌，**63**：256，2002．
12) 坪野吉孝．【予防医学をとらえ直す】癌予防のためのサプリメントと代替医療に関するエビデンス－βカロテン補給剤・緑茶の有効性と癌患者のための食生活ガイドライン．EBMジャーナル，**4**(1)：85-90，2002．
13) 小内　亨．代替療法へのメッセージ－危ない海外のダイエット用健康食品情報公開の推進

を.肥満と糖尿病,**1**(4):149-151,2002.
14) Cicero AF, Derosa G and Gaddi A. What do herbalists suggest to diabetic patients in order to improve glycemic control? Evaluation of scientific evidence and potential risks. Acta Diabetol, **41**(3):91-98, 2004.
15) Singh S *et al*. Role of yoga in modifying certain cardiovascular functions in type 2 diabetic. J Assoc Physicians India, **52**:203-206, 2004.
16) 桐生美麿,中山樹一郎.進行期皮膚悪性黒色腫に対するアガリスク茸投与の試み.臨牀と研究,**79**(10):1845-1848, 2002.
17) 山口晴美,田端幸代,谷口敏雄.当院におけるアロマセラピーの試み.大阪透析研究会誌,**20**(2):189-191, 2002.
18) 板東 浩,天保英明,松本晴子.代替療法と音楽-音楽療法と心理学(No.3).内科専門医会誌,**14**(4):623-627, 2002.
19) Malinova M and Malinova M. Effect of music on fetal behaviour. Akush Ginekol (Sofiia), **43**:25-28, 2004.
20) 今西二郎,栗山洋子.医用工学・医療情報学・代替療法に関するデータベースの作成.医学のあゆみ,**204**(6):459-460, 2003.
21) Watts CA, Lafferty WE and Baden AC. The effect of mandating complementary and alternative medicine services on insurance benefits in Washington State. J Altern Complement Med, **10**(6):1001-1008, 2004.
22) 宮崎良文.自然と人の関係.日本生気象学会雑誌,**39**(3):72, 2002.
23) Levy BR *et al*. Longevity increased by positive self-perceptions of aging. Journal of Personality and Social Psychology, **83**(2):261-270, 2002.
24) Somosi G. The role of the forest and public parks in Hungarian health. Zentralbl Bakteriol Mikrobiol Hyg [B], **177**(3-4):319-326, 1983.
25) 杉澤秀博,杉澤あつ子.健康度自己評価に関する研究の展開-米国での研究を中心に.日本公衆衛生学会雑誌,**42**:366-378, 1995.
26) Kaplan GA and Camacho T. Perceived health and mortality:a nine-year follow-up of the Human Population Laboratory cohort. American Journal of Epidemiology, **117**:292-304, 1983.
27) Levy BR *et al*. Longevity increased by positive self-perceptions of aging. Journal of Personality and Social Psychology, **83**(2):261-270, 2002.
28) 星 旦二,谷口力夫.自治体平均寿命と標高との関連.日本公衆衛生学会雑誌,**50**(10):183, 2003.
29) 谷口力夫,星 旦二.都道府県別平均寿命の経年変化とその特性.厚生の指標,**46**(11):24-31, 1999.
30) 星 旦二.緑と市民参画の視点からみた健康づくり.公園緑地,**63**(4):12-19, 2002.

31) Powe NA and Willis KG. Mortality and morbidity benefits of air pollution (SO_2 and PM10) absorption attributable to woodland in Britain. J Environ Manage, **70**(2): 119-128, 2004.
32) 星　旦二. 系統看護学講座　公衆衛生（松田正巳（編集）），医学書院，2004.

第 II 部

森林・人間系の評価

7
森林・自然と感性医学

7.1 自然と人間の関係[1]

(1) 自然と人間

　人間は自然に触れたとき，快適な感じを持つ．その理由については，以下のように考えられている．

　人間は，ヒトとなって500万年経過するが，仮に産業革命以降を都市化，人工化と仮定した場合，その99.99％以上を自然環境下で過ごしてきたことになる．その間，進化という過程を経て，いまを生きる人間となった．自然環境に適応したわれわれの体が急激な都市化に伴う人工環境に適応できないため，つねに緊張を強いられたストレス状態にある．日本生理人類学会会長の佐藤方彦は，人間と自然の関係について，「人間が人間となってからの500万年の間，人間が生活してきたのは自然環境でした．人間の歴史の中で都市が出現したのはごく最近のことです．（中略）太古の野生の森や草原に生きた脳をもって，私たちは今日，都市生活を営んでいるのです．人間の生理機能は，脳も，神経系も，筋肉も，肺も，消化器も，肝臓も，感覚系も，すべて自然環境のもとで進化し，自然環境用につくられています」[2]と記す．さらに，森と人間の関係について，「人類は森に生まれた．霊長類の仲間として森に住み始めたのは約6000万年前のことであった．さらに，猿人・原人・旧人・新人と続く進化の過程を通して，森は人間の体質に深く刻み込まれてきたはずである」[3]とも言及している．人間と自然の関係を捉える上で，基本的な考え方となろう．

　一方，近年における急激なコンピュータの普及はさらなるストレス状態の昂進を生み出しており，1984年にはアメリカの臨床心理学者クレイグ・ブロードに

より,「テクノストレス」という言葉が作られた．そのような状況を受けて，いま，急速に森林浴に注目が集まっているのであろうが,その森林浴という言葉は,元々は1982年7月29日の朝日新聞紙上における林野庁の「森林浴」構想に端を発しており[4]，上記の「テクノストレス」が作られた時期と近い．森林浴をしたり，代表的な自然環境要素である木材に触れたりしたとき，強すぎる緊張状態，高すぎる交感神経活動が抑制されリラックス感を持つのであろう．人間としての本来のあるべき姿に近づき，それが快適感となって認識されるのである．

これまでは，これらの自然がもたらす快適性増進効果について，生理指標を用いた検証はほとんどなされてこなかったし，その評価手法自体が確立されていなかった．最近，人間の状態を生理的に評価する手法の発達とともに，少しずつではあるが，森林浴実験データならびに五感を介してもたらされる実験室内実験データが蓄積されるようになってきた．本稿では，生理指標を用いた実験例を中心に紹介する．

(2) 日本人の自然観

人間と自然の関係に関して日本人と西洋人に違いがあるといわれている．日本人は人間と自然を同等と考え，西洋人は自然とは対峙するものであり，人間が一段高い存在にあると考えているというものである．

東京大学名誉教授の渡辺正雄は以下のように指摘する[5,6]．「西洋の場合，西洋社会で信奉されてきたキリスト教に従って，天地万物はすべて神の被造物であって，その中で人間だけは特別な被造物であるとして，人間とそれ以外の被造物との間には截然たる一線が引かれてきました．（中略）人間を，かつ人間だけを，他よりは上位にある特別の被造物であるとみるところに，西洋の自然観の基本があると言えましょう」．また，「西洋では，人間が，自然と対峙する人間であるのに対して，日本では，自然の中にある人間である（略）」と述べる．

日本の歌においても，紀貫之は「秋の菊にほふ限りはかざしてん花よりさきと知らぬ我が身を」と詠み，小野小町は「花の色はうつりにけりないたづらに我が身世にふるながめせし間に」と詠んだ．ともに，花と自分の命や容色を一体と考えていることが分かる．日本人における人間と自然の関係を示しているといえよう．

一方，森永晴彦はそのエッセイの中で西洋的絶対と東洋的相対に触れ，それぞれの文化の底に流れているものを以下の例で示している[7]．一般に，"A whale is not fish, is it?"の問いに対し，日本人は "Yes, of course, it is not fish." と答える．西洋では，後に続く文が肯定なら yes，否定なら no となるが，日本人は相手に同意する場合に yes，相手を否定する場合に no となるからであると説明している．この西洋的絶対と東洋的相対が人間と自然の関係にも当てはまると思われる．

7.2　快適性の考え方[1]

(1)　快適性の種類

学問領域において，「快適性」に関する定まった定義は，まだ確定していないのが現状である．広辞苑には，快適とは，「ぐあいがよくて気持ちのよいこと」と記されている．つまり，「ぐあいがよい」とは，人間と外部環境との相互状態が良いことを表し，「気持ちのよい」とは，その結果生じた人間の状態を表していると考えられる．ここから分かることは，「快適性」を論じる場合，人間の状態を解釈しなくてはならないということである．

唯一定まっている「快適性」の定義は熱的快適性（thermal comfort）である．アメリカ暖房・冷凍・空調技術協会（ASHRAE）は，"that condition of mind which express satisfaction with the thermal environment（熱的環境に満足を表す心理状態）"と示し，さらに，1972年のHandbookの中では，"comfort" を "… is defined as 'a sensation that is neither slightly warm nor slightly cool'（暑くも寒くもない感覚として定義される）" と表現している．しかし，この場合は不快の除去を目的としており，後述する「消極的快適性」を指向している．いま，主として議論したい快適性は，「積極的快適性」であるため，これは現状の議論からは外れる．

世界保健機関（WHO）は，1961年に，生活に関する基本的考え方を示し，それらは快適性（comfort），能率（efficiency），健康（health），安全性（safety）の4階層構造に分けて解釈されている．乾（1988）は，その4階層構造をA. マズローの欲求の分類に対応させ，安全性（safety），健康（health），能率（efficiency）を欠乏欲求，快適性（comfort）を成長欲求であるとした[8]．現在，多くの学会

表 7.1 快適性

消極的快適性 (comfort)	積極的快適性 (pleasantness)
・安全性や健康の維持（欠乏欲求）を含む	・適度な刺激によってもたらされる成長欲求
・不快の除去	・プラス α の獲得
・個人の考え方や感じ方が入らない	・同一人物であっても状況によって変化
・合意が得られやすい	・合意は得られにくい
・意識されない	・意識される
・静	・動
・日常	・非日常
・安定	・不安定
・定常	・非定常
・長期間	・短時間（短期間）
・具合がよい	・気持ちがよい
・「地」（知覚されない）	・「図」（知覚・認識される）
・ニュートラルな状態でストレスが少ない	・適度な生体的負荷

において快適性が討議されているが，乾の考え方を基本として，表7.1に示すように，「消極的快適性」と「積極的快適性」に分けて整理した．

「消極的快適性」は，安全や健康の維持を含む欠乏欲求であり，不快の除去を目的とする．ゆえに，個人の考え方や感じ方が入ることがなく合意が得られやすい．「静」「日常的」「安定」「定常」等と表現される．「地」と「図」という分類においては，通常は知覚されることのない「地」に対応する．一方，「積極的快適性」は，適度な刺激によってもたらされる成長欲求であり，プラス α の獲得を目的とする．ゆえに，合意を得ることは困難となる．「動」「非日常」「不安定」「非定常」等と表現される．この場合は，意識されることが多い「図」に対応する．

現代社会において求められている，あるいは人間が本来求めている快適性は2つの快適性のうちの「積極的快適性」であると考えられる．もちろん，「消極的快適性」を保証することは，基本的な欲求として必要なことではあるが，これからの快適性研究においては，「積極的快適性」を志向していくこととなる．森林浴や木材等の自然環境要素においても，その刺激によって過度な緊張が解かれ，より積極的に生体が鎮静化されることが実験データから明らかになりつつある．本来の人間としてのあるべき姿に近づくことによってリラックスし，積極的な快適感を感じるのである．

従来の快適性研究においては，測定技術や快適性に対する考え方の未熟さに起

因して,「消極的快適性」を指向した研究がほとんどであった.しかし,今後の快適性研究においては,主として,本稿に記すような「積極的快適性」を志向していくことになると思われる.

(2) 自然と快適性・感性

前述したように,快適性に関してはまだ,確定した定義は存在しないが,われわれは,「人間と環境間のリズムの同調」であると考えている.人間がその場の環境と同調しているか否かという観点から,快適性を論じることができると考えている.哲学者の中村雄二郎は,「『哲学とはリズムだ』とさえいえると思うのです.たとえば,非常に難解だといわれている哲学書でも,自分のリズムに合うものはよく分かります.そして逆にそんなに難しくないものでも,リズムが合わないと,うまく頭に入らないのです」[9]と記す.これも,ここで話題にしている「リズムの同調」と関連する事象であろう.また,リズムの同調と近い言葉に「エントレインメント(引き込み)」がある.これは,ウィリアム・コンドンが2人以上の人間の間のリズムが合う現象に対して用いた言葉である[10].文化人類学者のエドワード・ホールもコミュニケーション時におけるリズムの同調の重要性を強調している[11].

人間と自然の同調作用を例にすると次のようになる.私たちは,花や樹木等の自然に対しては無意識に近寄ってしまうことをたびたび経験する.これも今を生きる人間がヒトとなってからの500万年の間,自然の中で生活してきたことと関係しているのであろう.人間と自然は,価値観の基礎を作り出す遺伝子レベルで先天的に同調しているため,自然と触れ合ったとき,人間としてのあるべき姿に近づきリラックスするのであろう.

さらに,後述するが,自然由来の各種の刺激による実験データにおいて,たとえば木の香りの吸入や冷やした木材への接触によって不快感を生じたグループにおいても,生理的には血圧が上昇する等のストレス状態を生じないことが示された.つまり,遺伝子レベルで人間と自然由来の刺激が同調しているため,後天的な経験等によって不快であると感じたグループにおいても,さすがにリラックス効果は示さないものの,ストレス状態は生じないと解釈される.

一方,感性に関しても確定した定義は存在しないが,宮崎は,「非論理的,直

観的な能力の特性であり，その処理過程を言葉では表現することができないもの」と定義している．非論理的，直観的，言葉では表現できないという点は，自然と人間の関係を表しているといえよう．一般に，感性は，感受性の略としての感性と直観的な能力としての感性に大別されるが，ここでは，直観的な能力としての感性の立場がとられる．その場合，イマヌエル・カントが記した『純粋理性批判』が大きな意味を持つ．カントは1781年に記した『純粋理性批判』において，"Sinnlichkeit"という単語を使用しているが，その日本語訳が「感性」である．その訳はカントが記した140年後の1921年に天野貞祐（哲学者・京都大学教授，元文部大臣）によってなされた[12]．

自然に触れたとき，リラックスするが，これは，われわれに遺伝的に備わった非論理的で直観的な能力によるもので，そのリラックスする過程を言葉で説明することはできない．私たちは，人工環境下の現代社会において，森林浴を行ったり木材等に触れたとき，快適な感じを受けるが，それは感性を介して感じるものであり，その評価は生理指標を用いることによって可能となる．

7.3 森 林 浴 実 験

(1) 千葉清和県民の森における森林浴実験[13]

森林浴の生理的効果を明らかにするため，近赤外線を用いた脳前頭前野の活動（時間分解分光法），唾液中コルチゾール濃度，血圧，HRV（心拍変動性）等を用いて多面的に評価した．また，順番の影響をキャンセルするため実験デザインにも留意して実験を実施したので紹介する．本実験は，(独)森林総合研究所，千葉県森林研究センター，九州大学，富山大学，ソニー PCL (株)，林野庁の協力によってなされた．

森林浴実験は千葉県清和県民の森（図7.1）で行い，対照としての都市部実験（図7.2）はJR千葉駅前にて同じ実験スケジュールで行った．12名の被験者（男性，22.8 ± 1.4歳）は実験前日に集合し，十分な説明を受けた後，同意書に署名し，実験に参加した．なお，本実験は森林総合研究所倫理委員会の承認を得て実施された．被験者は実験前日から終了までホテルの個室に宿泊し，同じ食事をとった．被験者は6名ずつ2つの群に分けられ，前日の午後，森林と都市部の下見を行った．

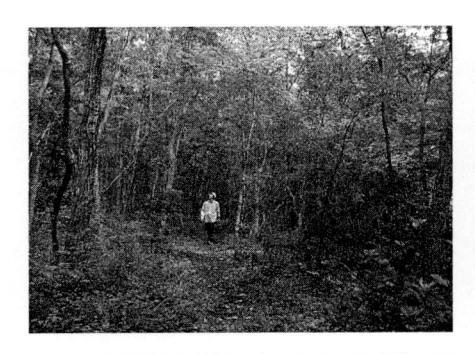

図 7.1 千葉県清和県民の森における歩行時の森林浴風景

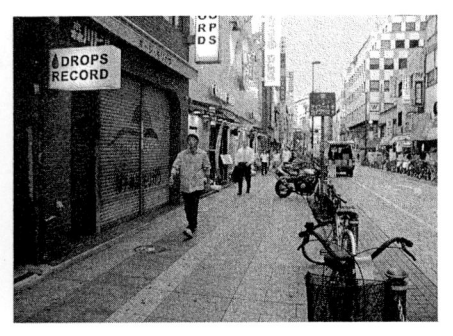

図 7.2 千葉駅前における歩行時の対照実験

1日目はそれぞれ森林浴と都市部の被験者となり，2日目は互いに交代した．唾液の採取は1日6回行った．1回目はホテルの会議室で行い（7時±30分），その後，森林群と都市群に分かれて車にて移動した（約60分）．2, 3回目は20分間の歩行実験の前（11時5分±50分）と後（11時25分±50分）に行った．4, 5回目は20分の座観実験の前（14時35分±50分）と後（14時55分±50分）に行い，6回目はホテルに戻った後（18時30分±30分）同様に行った．また，脳血液動態は6回目を除き1日5回測定した．唾液の採取は，唾液コレクションチューブを用いて，脱脂綿を口の中に5分間含ませることにより行い，冷凍保存後，コルチゾールの分析を行った．脳血液動態の計測は時間分解分光法を用いて，左前頭前野を中心に行った（図7.3，浜松ホトニクス社製 TRS-10）．なお，被験者，実験条件（森林と都市部）ならびに測定時間を要因とした分散分析を実施した．

図7.4にコルチゾール濃度の結果を示す．座観前，座観後ともに森林浴時において都市部に比べ有意にコルチゾール濃度が低いことが示された．これは，森林部において快適感（図7.5），鎮静感（図7.6）ともに有意に高く評価された反映であると思われる．一方，興味深いことに森林群はホテルにおける朝食前の計測においても低い傾向を示した．朝食前の計測では快適感，鎮静感には差異がないものの，その後，森林浴を行うか，都市部に行くか決められているため，それが生理面に影響を与えたものと思われる．また，都市部における座観においては，座観前に比べ座観後，コルチゾール濃度が高まる傾向にあった．

脳活動（前頭前野）計測の結果を図7.7に示す．コルチゾールの結果と同様に

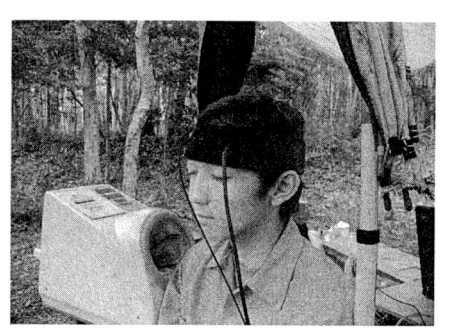

図 7.3 森林浴における時間分解分光法による前頭前野の活動水準の測定

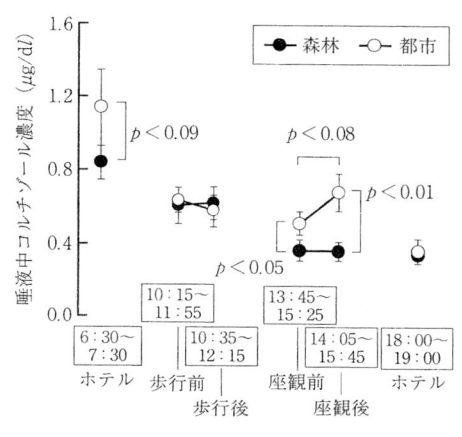

図 7.4 森林浴による唾液中コルチゾール濃度の低下[13]
平均±標準誤差，$N=9\sim12$．

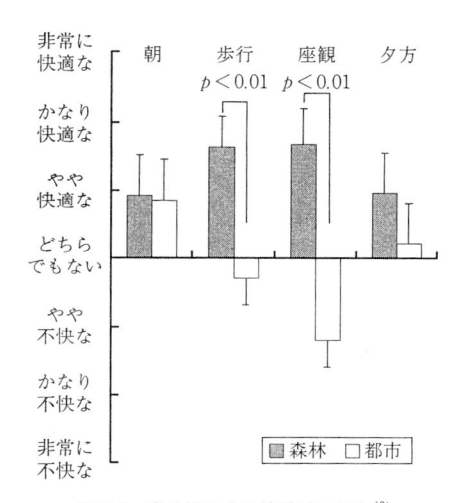

図 7.5 森林浴による快適感の増加[13]
平均±標準偏差，$N=12$（Wilcoxon の符号付き順位検定）．

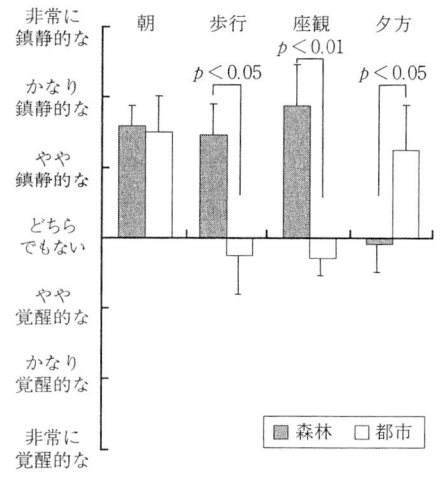

図 7.6 森林浴による鎮静感の増加[13]
平均±標準偏差，$N=12$（Wilcoxon の符号付き順位検定）．

朝食前の計測において主観的な差異は両群間にないにもかかわらず，前頭前野の活動が森林群において有意に鎮静化していることが分かった．また，歩行後，座観前ともに森林浴時において都市部に比べて，前頭前野の活動が鎮静化している

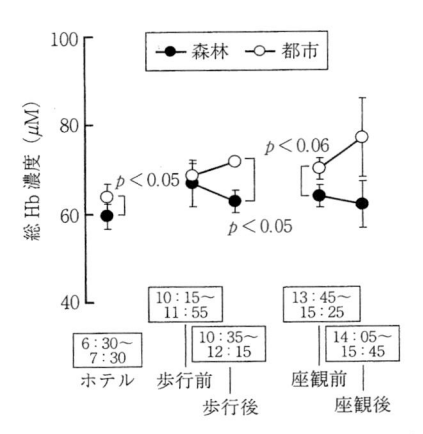

図 7.7 森林浴による前頭前野の活動の鎮静化[13]
平均±標準誤差．$N=5〜12$．

ことが示された．

結論として，① 森林浴時には，唾液中コルチゾール濃度の低下ならびに前頭前野の活動の鎮静化を生じ，生体が生理的にリラックスしていること，② 森林浴ならびに都市部に行く前の朝の測定においては主観的な快適感，鎮静感に差異はないにもかかわらず，上記の生理指標には差異が認められ森林浴前にすでにリラックスしていることが分かった．

(2) 屋久島における森林浴実験[14]

（独）森林総合研究所によって屋久島において実施された研究である．森林浴は，5人の男子学生を被験者として2日間行った．9時から15時まで屋久スギの森に入り，午前，午後とそれぞれ40分間ずつ，各人のペースに合わせて約2000〜2500歩の森林浴をさせた．対照実験は，鹿児島大学の人工気候室にて，温度，湿度をほぼ同条件にして，40分間の運動（各自，森林時とほぼ同じ歩数）を行った．森林浴時の林道上での空気からはα-ピネンやリモネン等の芳香物質が検出された．森林浴の効果は，質問紙による主観評価ならびにリラックス時には減少しストレス時には増加することが知られているコルチゾールというストレスホルモンによって調べた．この実験は16年前に実施したが，本実験時から血液や尿ではなく，唾液中での定量が可能となった．

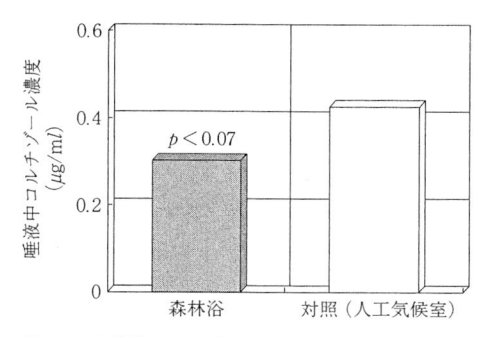

図 7.8 森林浴による唾液中コルチゾール（ストレスホルモン）濃度の低下 [14]

まず，印象を調べる質問紙法において，被験者は森林浴を快適であると感じていることが分かった．また，自然で，安らぎ感があるとも感じていた．さらに，気分の変化を調べる感情プロフィールテストにおいては，森林浴は，「緊張-不安」「混乱」「抑うつ-落ち込み」「怒り-敵意」「疲労」といったリラックス時において減少し，ストレス時には増大する感情尺度を減少させた．逆に，「活気」については増加させることが分かった．生理的な変化としては，唾液中コルチゾール濃度は対照に比べ低下することが分かった（図7.8）．森林浴によって，体の中のストレスホルモン濃度が低下し，物質レベルで生体に変化が起きており，主観的にも生理的にも，リラックスした状態になっていることが分かった．

(3) 岐阜県における森林浴実験 [15]

大平ら（1999）は，岐阜県益田郡の森林において1998年10月に森林浴実験を実施した．対照実験（非森林部は岐阜市内の健康プラザにおいて行った．森林での実験は1日（10月21日）で行い，非森林部での実験は被験者を2群に分け，森林実験をはさみ2日間（10月17日と24日）で実施しており，やや変則的な実験デザインとなっている．両条件において8時間の滞在をさせている（非森林部は室内と記されているが，森林部での記載はない）．天候に関しては，森林部では雨，開始時の気温は12.5℃であった．非森林部では17日は雨，24日は曇り，室内の気温はそれぞれ23.5℃，25.5℃であり，森林部との差は大きかった．

測定指標としては，① 免疫系指標として，NK細胞活性，免疫グロブリンG，M，

A（以上，血液中），分泌型免疫グロブリン A（唾液中），② 内分泌系指標として，コルチゾール（尿中），アドレナリン，ノルアドレナリン，ドーパミン（尿ならびに唾液中），③ 中枢神経系指標として，脳波，④ 自律神経系指標として心拍と血圧，⑤ 心理的指標として，STAI-S（状態不安），POMS（感情プロフィールテスト）日本語版，ストレス尺度を用いている．

被験者は男子大学生 10 名，女子大学生 10 名とし，各条件とも 9 時に開始された．開始前ならびに 8 時間の曝露後に採血，採尿を行うとともに，森林あるいは非森林環境に存在中に唾液の採取をはじめとしたその他の指標の測定を行っている．また，冷水負荷ならびにストループ課題（例えば，赤いインクで「青」と書いてある視覚刺激を提示して，できるだけ早く文字のインク色を答えさせるというもので，精神的ストレスを与える課題）によって急性ストレス負荷を与え，それに対する反応を調べている．

その結果，① 8 時間の滞在前後の測定において，血液中の NK 細胞活性ならびに免疫グロブリン G，M，A が森林部において非森林部より有意に増加することが明らかとなり，森林環境において免疫機能が向上することが観察された．また，② ストループ課題における脳波測定において θ 波と α 波のパワー値が大きくなっており，森林浴によって集中するとともにリラックス状態がつくられたと論文著者は述べている．

フィールド実験における実験条件をできるだけ統制することを念頭において行われた実験であり，気象条件には恵まれなかったが貴重なデータを提供した意欲的な研究といえよう．

(4) 森林浴と糖尿病[16]

Ohtsuka ら（1998）は，高齢糖尿病患者における運動療法に森林浴を取り入れることにより，血糖値が有意に低下することを報告している．患者はインスリン非依存性糖尿病で男性 29 名，女性 58 名の 87 名であり，平均年齢は 61 歳である．森林浴実験は 6 年間に 9 度行われた．患者は 2 群に分けられ，体力に合わせて 3 あるいは 6 km を歩行し，午前中に行われている．9 回のべ参加数は 237 名だった．

その結果，森林浴歩行におけるのべ 237 名の血糖値は平均 179 mg/dl から 108 mg/dl へと 40% の有意な低下が見られた．3 km コースの参加者は 68 名であ

り平均血糖値は190 mg/dl から116 mg/dl へと39％減少し，6 kmコースの参加者は169名で175 mg/dl から104 mg/dl へと41％減少しており，両群間の減少率には差がなかった．この実験においては，森林浴歩行に対する対照実験はないが，糖尿病患者の血糖値が森林浴歩行によって有意に低下することを示した貴重な臨床データといえよう．

7.4 実験室内実験

　森林浴の効果を調べようとした場合，前述したフィールド実験が欠かせない．現場で五感を通して影響を受け，その結果，森林浴としてのトータルな効果を評価することができる．しかし，残念ながら，実験の再現性はない．気候条件はつねに変動するし，森林の様子も変化する．一方，室内実験においては，温度，湿度，照度等の環境条件をコントロールした防音機能付きの人工気候室で実験を行うため，再現性を追求することが可能となる．しかも，例えば，森林風景，森林の音等の単一の刺激を与えて，その影響を評価することによって，森林浴がもたらす五感へのトータルな影響をそれぞれの感覚に分けて調べることができる，という長所を持っている．ここでは，実験室内実験において明らかにされた森林環境要素ならびに木材が人間の生理機能に及ぼす影響を調べた研究例を紹介する．

(1) 視　　覚

a. 森林浴と桜[17]　　森林浴効果を五感に分けて見たとき，視覚が大きな影響を持つ．これまでの森林浴を対象とした視覚実験においては提示画面が粗かったり，小さかったりしたため，臨場感を得ることが難しく実験の実施には困難が付きまとっていた．本実験では，70インチ，高輝度，高解像度のディスプレイを使用することによって，これらの問題をクリアーした．視覚刺激としては，数年前にパリで学会が開催されたおりに撮影してきた「パリの森林浴風景」（図7.9）と題した画像を用いた．さらに，森林浴とは反対に，特に，日本人にはわくわくした特別な感覚を与える「満開の桜」（図7.10）の風景を使用した．男子大学生14名を被験者として，脳前頭前野の活動，血圧，脈拍数に及ぼす影響を調べた．実験風景を図7.11に示す．実際の実験時には，室内を映画館程度の照度とし臨

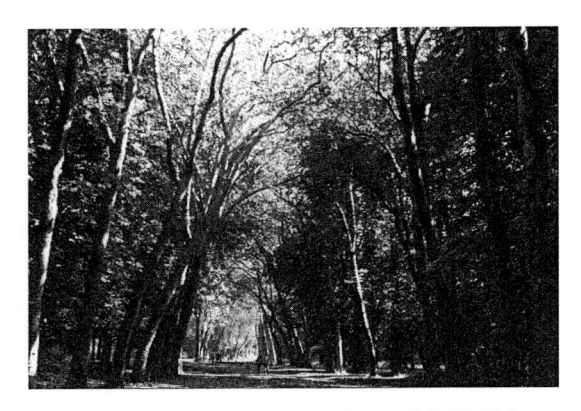

図 7.9 視覚刺激として用いた「パリの森林浴風景」

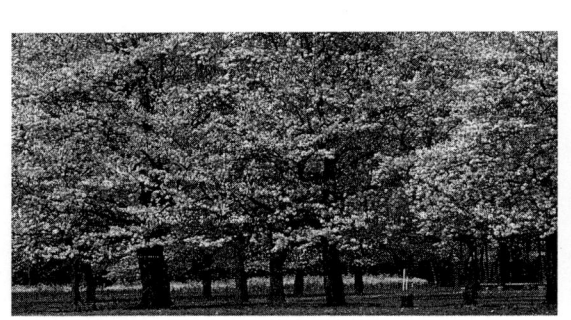

図 7.10 視覚刺激として用いた「満開の桜」　　**図 7.11** 視覚刺激の実験風景

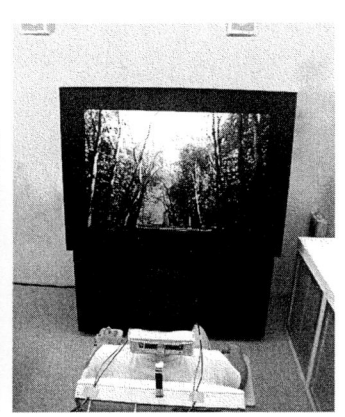

場感を持たせた．

　その結果，主観的には，ディスプレイを見ることにより「パリの森林浴」は快適で，鎮静的であると評価され，「満開の桜」は快適で，覚醒的であると評価されていた．

　生理的変化に関しては，「パリの森林浴風景」を見ることによって，収縮期血圧（図7.12），拡張期血圧ともに統計的に有意に低下することが分かった．特に，90秒間の視覚刺激の前半部で血圧の低下が著しく，ストレス時に昂進する交感神経活動が抑制され，鎮静的なリラックス状態になることが明らかとなった．さ

7.4 実験室内実験

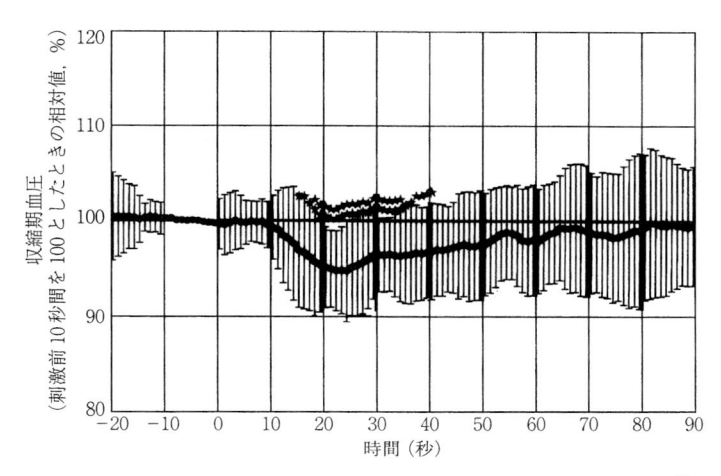

図 7.12 「パリの森林浴風景」を見たときの収縮期血圧（最高血圧）の低下[17]
平均値 ± 標準偏差, $N=13$, ★ : $p<0.05$, ★★ : $p<0.01$.

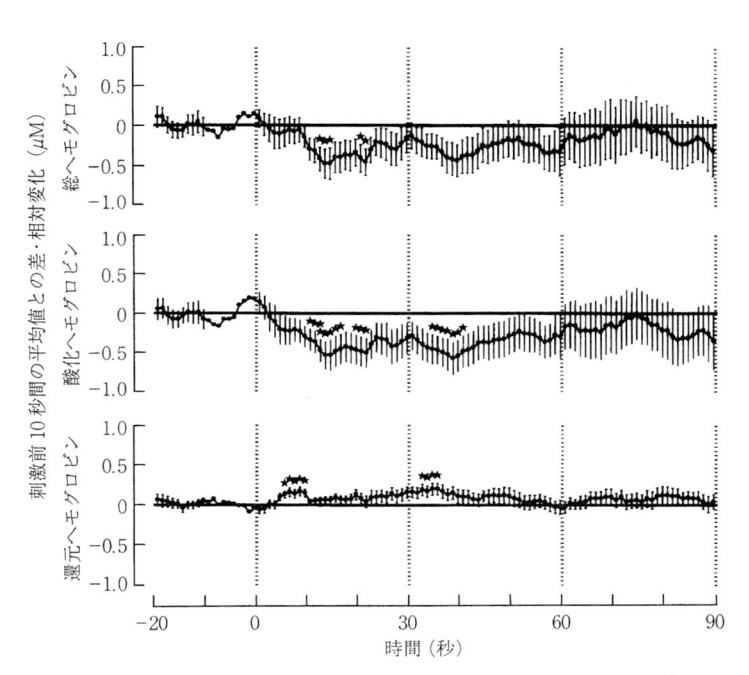

図 7.13 「パリの森林浴風景」を見たときの前頭前野の活動の鎮静化[17]
平均値 ± 標準偏差, $N=13$, ★ : $p<0.05$, ★★ : $p<0.01$.

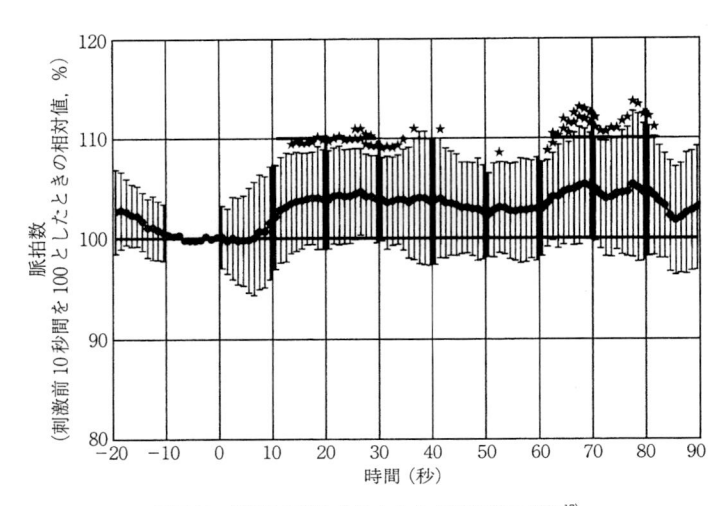

図 7.14 「満開の桜」を見たときの脈拍数の増加[17]
平均値±標準偏差，$N=13$，★：$p<0.05$，★★：$p<0.01$．

らに，左前頭前野の脳活動も図7.13に示すように鎮静的な変化を生じた．血圧の変化と同様に前半部において鎮静的な状態になることが示され，自律神経活動と脳前頭前野の活動の変化が連動して起きていることが分かった．つまり，快適で，鎮静的であるという主観評価とともに，血圧は低下し，前頭前野の活動も鎮静化していた．このような臨場感のある森林浴風景という自然由来の刺激を受けることによって生体が実質的にリラックスすることが分かった．

一方，「満開の桜」においては，その刺激によって脈拍数が有意に増加し（図7.14），90秒後においても高い状態を保っていた．収縮期血圧，拡張期血圧に関しても，ともに上昇傾向にあった．脈拍数や血圧の上昇は，わくわくしたりストレス状態にあるときに生じることが知られているが，主観評価の結果も考慮すると，この場合は明らかにわくわくした状態を反映していると考えてよかろう．さらに，脳前頭前野の活動も90秒間の刺激時間中，連続的に昂進していた（図7.15）．つまり，快適で，覚醒的であるという主観評価とともに，脈拍数，前頭前野の活動ともに有意に高まり，生理的にも生体がわくわくした覚醒的な状態になっていることが分かった．

b. 木材率やデザインの異なる木質空間[18, 19]　　ここでは，実際の部屋（8帖）

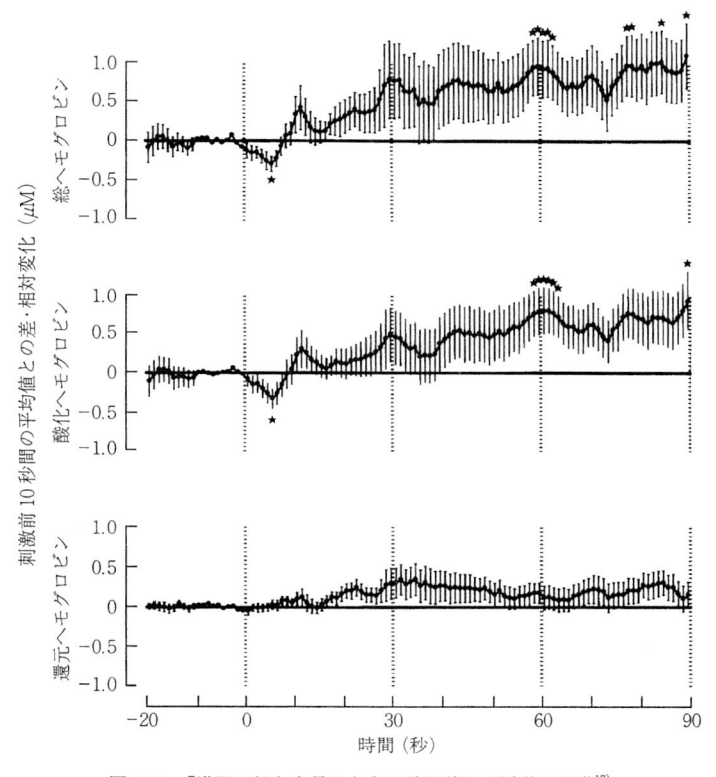

図 7.15 「満開の桜」を見たときの前頭前野の活動の昂進[17]
平均値 ± 標準偏差,$N=13$,★:$p<0.05$.

を作成し,その部屋の木材率やデザインを変えた場合の視覚影響を明らかにした.臨場感を得るために,家具や間取り等が同一で,木材率やデザインの異なる8帖の部屋を用意し,生理応答に及ぼす影響を調べた.男子大学生15名を被験者とした.現在,市販されている木質の居室は床が木材となっている場合が多く,木材率はほぼ30%程度である.ここでは,通常の木質居室(木材率30%),壁に木材を加えた少し木材率の多い居室(45%)の2部屋を作成し比較した.特性車椅子に閉眼状態で座らせ,実験者が車椅子を押して移動した.測定する部屋で車椅子に乗った被験者を閉眼状態のまま安静に保ち,隣室で生理応答指標が安定したことを確認後,開眼させ視覚刺激を与えた.刺激時間は90秒とした.

その結果，主観的には，全ての部屋が快適であると評価されたが，特に，45％の部屋が好まれていた．脈拍数に関しては，通常の木質居室である30％の部屋で有意に低下することが分かった．逆に，最も好まれていた45％の部屋においては，有意な増加が認められた．通常の木質居室は，快適と感じられ，脈拍数が低下することから生体がリラックスしていると解釈される．一方，最も快適であると評価され交感神経活動が昂進した45％の部屋では，被験者がわくわくした状態になったと考えられる．

さらに，梁と柱を追加した斬新なデザインの部屋を作り，その影響についても明らかにした．その結果，主観的な快適感は両者間で差異がなく，ともに快適であると評価されていた．落ち着き感についても差がなかった．しかし，脈拍数に関しては，30％の部屋で有意に低下したのに対し，斬新なデザインの部屋では有意に増加した．拡張期血圧に関しても30％の部屋では有意に低下した．つまり，主観的には差異がないにもかかわらず，生体は木材率30％の部屋では鎮静的に，斬新なデザインの部屋では覚醒的に変化していることが分かった．

つまり，木質居室についてはその使い道に合った木材率やデザインが存在することが示唆された．

c. ヒノキ材壁面と白壁[20]　節の多いヒノキ材と白壁を壁一面に提示し，それらを見た場合の影響を調べた．男子大学生14名を被験者とし，自律神経反射と主観評価を指標として測定したところ，主観的な評価に関しては，ヒノキ材の壁を見ることによって抑うつ，疲労の各感情尺度得点が減少し，活気が増加すると感じられていた．逆に，白壁においては抑うつ，怒りが増加し，活気が減少することが分かった．血圧の変化においては，ヒノキ材壁面ならびに白色壁面を見ることによる14名の平均値としては，変化が認められなかったが，「好き-嫌い」といった価値観に分けて評価した場合，「好き」群においては有意に血圧が低下した．一方，「嫌い」群における評価においては，白色壁面では血圧が上昇したが，ヒノキ材壁面においては上昇がみられず，主観的に不快であると評価しても生理的にはストレス反応を生じないことが分かった．

(2) 聴　　覚[21,22]

森林浴は各種の感覚を介して総合的に楽しむものであるが，森林浴中の小川の

7.4 実験室内実験

せせらぎや小鳥のさえずり等の聴覚を介した刺激が森林浴による快適性増進に強く寄与していることは経験的に知られている．そこで，人工気候室内において，森林由来の音を聞くことによって，生体はどの程度リラックスするのか2回に分けて実験を行った．

最初の実験においては，男子大学生12名を被験者とし，閉眼状態で各種の森林の音を2分間聞いてもらった．森林の音は清里で収録した市販のCDによる ① 小川のせせらぎ音，② カッコウの鳴き声の入った森の音，③ ウグイスのさえずりの入った森の音，ならびに ④ 西表島で収録したカエルの鳴き声の入った夜の田園の音，さらに ⑤ 代表的な不快な音である「ピー」というピュアトーンとした．評価は，主観評価と近赤外線分光分析法による前頭前野の脳活動の測定によった．この実験を行ったときは，まだ，1秒ごとの安定した測定ができなかったため，2分間の平均値を用いた．

その結果，主観評価における快適感に関しては，予想されることであるが，音を流さない対照実験に比べて，「小川のせせらぎ音」，「ウグイスのさえずり」，「カッコウの鳴き声」等の森林由来の音を聞いたときに快適であると感じられ，「ピュアトーン」は不快であると評価されていた．前頭前野の活動については，「ウグイスのさえずり」で最も鎮静的になり，「小川のせせらぎ音」，「カッコウの鳴き声」，「西表島の夜の田園」の順で鎮静化した．主観的に快適であると感じられていた種々の森の音を聞くことにより，脳前頭前野の活動が鎮静化し，生体がリラックスした状態になることが分かった．また，最も不快であると評価された「ピュアトーン」においては，前頭前野の活動の平均値では変化が少ないが，増加した人たちと減少した人たちに分けて平均した場合，他の刺激に比べて，増加群でも減少群でもその絶対値が最も大きかった．つまり，「ピュアトーン」を聞いたとき，前頭前野の活動が増えるにせよ，減るにせよ，大きな変化を生じることが分かった．ストレス反応は一般に闘争・逃走反応といわれるが，前頭前野の脳活動に関しても，積極的に対応し活動が昂進するケースと脳活動を低下させ災難が過ぎ去るのをじっと待つ消極的なケースに分かれるように思われる．

さらに，男子大学生16名を被験者として，追加実験を行った．測定は同じく人工気候室内において，閉眼座位にて実施した．各生理指標において30秒以上の安定状態を確認した後，90秒間，聴覚刺激を行った．刺激は前回使用した「小

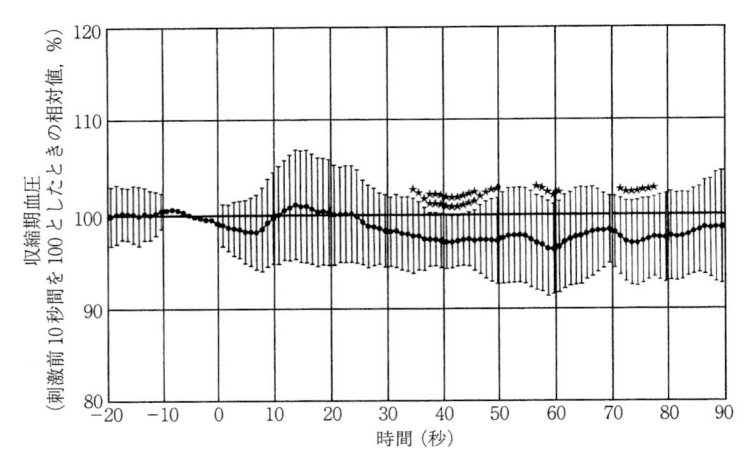

図 7.16 せせらぎ音を聞いたときの収縮期血圧の低下[22)]
$N=16$, 平均値±標準偏差, ★★：$p<0.01$, ★：$p<0.05$.

川のせせらぎ音」とした．同時に音刺激を行わない対照実験も行った．生理応答指標は近赤外線分光分析法を用いた左右の前頭前野の脳活動ならびに指式血圧とし，両指標とも毎秒測定を実施した．さらに，聴覚刺激後に，主観評価を行った．

「小川のせせらぎ音」を聞いたとき，主観評価において，音を流さない対照に比べ，快適で，馴染みがあり，鎮静的であると評価されていた．また，収縮期血圧は，図 7.16 に示すように，統計的に有意に低下していた．また，15 名中 13 名の被験者が「特に好き」であると評価しており，そのときの収縮期血圧は，聴覚刺激後, 40 秒前後において刺激前に比べ，有意に低下していた．さらに，図 7.17 に示すように，そのときの左前頭前野の脳活動も特に刺激の前半部において有意に低下していた．つまり，自然由来の聴覚刺激である「小川のせせらぎ音」を聞いたとき，ストレス時に昂進することが知られている交感神経活動が低下し，脳活動も鎮静化し生体がリラックスした状態になることが分かった．

(3) 触　　　覚

a. 手で冷やした木材に触る[23, 24)]　　われわれは，日常的に多くの物に触れる．金属，ガラス，プラスチックなどの人工物や木材に代表される自然由来の素材に触れたとき，異なる感覚を持つことを経験する．一般に，木材は体に優しい素材

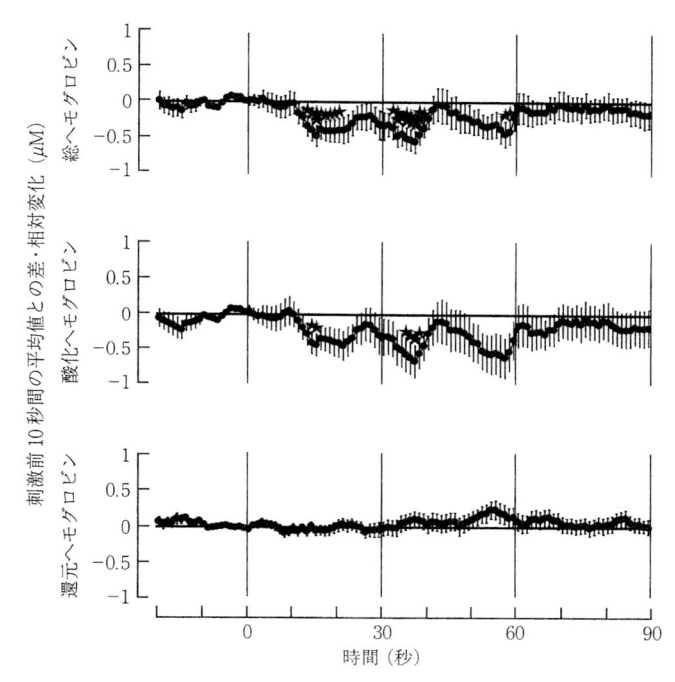

図 7.17 せせらぎ音を聞いたときの「特に快適群」における前頭前野の活動の鎮静化[22]

平均値±標準偏差, $N=13$, ★★: $p<0.01$, ★: $p<0.0$.

であるといわれているが，実際に触れたとき生理的にどのような変化が生じているのか調べた実験例を紹介する．

最初に，目をつぶった状態で60秒間，木材（ヒノキ）と金属に手で接触したときの血圧，脈拍数，瞳孔径を測定してみた．見えないようカーテン越しに，肘を起点として手を動かすことによって接触してもらった．被験者は女子大学生とした．生理的には，主観評価を反映してか，金属への接触においては収縮期血圧と瞳孔径が統計的に有意に上昇し，60秒後においても接触前の値に戻ることはなく，典型的なストレス状態になることが分かった．一方，木材への接触においては，閉眼状態で触らせているため接触後，一過性には血圧，瞳孔径ともに軽微な上昇を示すがすぐに接触前の値に戻った．

しかし，木材と金属では温冷感が異なるため，木材は冷蔵庫に入れ，金属はホッ

トプレートで温めてほぼ熱的には同じ条件にして接触実験を行った．男子大学生13名を被験者とし収縮期血圧と主観評価を指標とした．主観評価の快適感においては，ナラ，スギ，ヒノキ材ならびに温めた金属が快適であると感じられていた．一方，冷やしたナラ材が最も不快であると評価され，金属と冷やしたアクリルも強く不快であると感じられていた．つまり，金属への接触は不快であるが，温めると快適であると評価され，木材への接触は快適であるが，冷やすと不快であると感じられることが分かった．また，自然感に関しては，スギ，ヒノキ，ナラ，冷やしたナラ材ともに自然な感じがすると評価されていた．冷やしたナラ材への接触においては，最も不快であると評価されたにもかかわらず，自然な感じは残していたことになる．

拡張期血圧については，金属への接触において接触直後に有意な上昇を認め，さらに接触前の値に戻ることなく有意に高い値で推移した．それに対し，金属を温めることによって，血圧の上昇が抑制された．温めた金属は主観評価の快適感においても，最も快適であると評価されており，金属への不快感は冷たさが大きな要因であると考えられた．同じく人工物であるアクリルへの接触では，軽微ではあるが有意な血圧の上昇を認め，さらに冷やしたアクリルへの接触においてはさらに強い上昇が観察された．このデータからも，温度が大きな要因を占めていることが分かる．次に，ヒノキ，スギ，ナラ材への接触の影響を示す．どの木材への接触においても，接触直後には一過性の血圧の上昇を認めるが，接触15秒後には接触前の値に戻り，その後，上昇することはなかった．冷やしたナラ材への接触に関しては，主観評価では，不快であると評価されていたにもかかわらず，拡張期血圧は上昇しないことが観察された．この理由として，冷やしたナラ材への接触においては主観的に自然感が残っていたことが注目される．金属の場合は，暖めることによって不快感や生理的ストレス状態を除去できた．一方，木材に関しては冷やすことによって主観的には不快であると評価されるが，生体はストレス状態にならないことが分かった．やはり，これも，人間の生理機能は先天的に自然対応用にできていることを示す傍証の1つであると考えられる．

b. 手で塗装木材に触る[25)]　　実際の生活環境中において，木材は塗装して用いられる場合がほとんどである．異なる塗装を施した木材への接触は，実質的に生体にどのような影響を及ぼすのであろうか．閉眼状態で触ったときの生体変化

を自律神経反射と主観評価から調べてみた．材料としては，無塗装スギ材，オイルフィニッシュ塗装スギ材，ポリウレタン塗装スギ材，金属の4種類とした．オイルフィニッシュ塗装はオイル塗料を木材に染み込ませて表面を硬化させるため凹凸感が残り，無塗装の木材に近い表面仕上げとなる．それに対し，ポリウレタン塗装は，塗料を木材に染み込ませず，表面の塗装と研削を繰り返して仕上げるため，漆塗りのような平滑な表面仕上げとなる．すべすべした表面となり，家具や玩具等によく見られる．それぞれの素材への接触は，90秒間とした．

主観評価においては，無塗装とオイルフィニッシュ塗装への接触は，好きで，自然な感じがすると評価されていた．一方，ポリウレタン塗装と金属はともに不快で，人工的であると評価されていたが，ポリウレタン塗装の方が金属よりも，さらに不快であると感じられていた．

収縮期血圧については，スギ材無塗装への接触によって接触時に一過性に上昇するもののすぐに接触前の値に戻ることが分かった．金属への接触においては一過性に上昇した後，90秒間の接触中，接触前値に戻ることなく高い値で推移しており，典型的なストレス状態を示した．それに対し，オイルフィニッシュ塗装においては，無塗装への接触と非常に良く似た変化を示しており，主観評価の結果を良く反映していた．主観評価において金属と近い評価が示されたポリウレタン塗装においては，90秒間，前値に戻ることなく高く推移しており，金属への接触同様，ストレス状態を示すことが明らかとなった．

塗装の違いによって，快適感が増加したり，ストレス状態が生じたりすることが明らかとなった．

(4) 嗅 覚[26)]

木材のチップを使用して，そこから直接発せられる木材の香り物質の吸入の影響を調べてみた．男子大学生13名を被験者とし，前頭前野の活動と自律神経活動を1秒ごとに連続測定する快適性評価システムを用いた．においの刺激は閉眼・座位にて実施し90秒間とした．樹種は代表的な日本の木であるスギ材とヒバ材とし，約3 mmのチップから発散される香り物質を用いた．感覚強度としては，「無臭」から「耐えられないほど強いにおい」までを6段階に分けて評価する「においの6段階法」において，ほぼ「楽に感じるにおい」となるように設定した．

そうしたところ，スギ材チップの揮発物質の吸入において，収縮期血圧が統計的に有意に低下することが分かった．さらに，前頭前野の活動も，特に刺激90秒間の後半部において有意に鎮静化しており，主観評価においても快適で自然であると評価されていた．これらのデータからスギチップの香り物質の吸入は，人間をリラックスさせると解釈することができる．加えて，被験者がスギの香りを不快であると評価した場合においても，収縮期血圧は上昇せず，ストレス状態は生じないことが観察された．これも，人間の生理機能は先天的に自然対応用にできていることを示す傍証の1つかも知れない．

また，ヒバ材チップにおいても，スギ材チップ同様に前頭前野の活動が鎮静化し，収縮期血圧も同様に低下していた．

(5) 味　　覚[27]

通常のモルトウィスキー（以下，スギなしウィスキー）にスギ樽貯蔵したウィスキーをブレンドしたウィスキー（以下，スギ樽ウィスキー）を作成し，それらの味と香りの生体影響を調べた．スギ材チップ由来の香りによる嗅覚刺激は，生体を鎮静化させるが，スギ樽由来の抽出物が味覚・嗅覚刺激を通してどのような影響をもたらすのか明らかにすることを目的とした．アルコール濃度は25％とし，対照としてエタノール（アルコール濃度25％）と水を用いた．それらを閉眼状態にて順番をランダムにして，舌の上に0.1 ml置いた．

その結果，主観評価においては，まず感覚強度であるが，スギ無しウィスキーとスギ樽ウィスキーともにほぼ楽に感じるにおいと評価されていた．また，快適感においても差異はなかった．実験終了後，被験者に感想を聞いて見ると多くの被験者は同じウィスキーを二度舌の上に置かれたと感じていた．

しかし，生理応答には大きな違いがあった．最初に収縮期血圧であるがスギなしウィスキーでは，舌の上にウィスキーを置いた後，一過性の有意な上昇を認め，さらに味覚刺激前の値に戻るのに50秒を要した．それに対し，スギ樽ウィスキーで有意な血圧の上昇は認めず，前値に20秒で戻った．明らかにスギ樽ウィスキーの方が交感神経活動の昂進が抑制されており，それはスギ樽貯蔵由来の抽出物によるものと考えられた．

さらに，左前頭前野の脳活動においても同様の結果を示した．スギ無しウィ

スキーにおいては，刺激後90秒間，つねに活発な脳活動が継続していた．一方，スギ樽ウィスキーにおいては刺激直後に一過性の有意な脳活動が観察されたが，その後は有意な活動は観察されなかった．血圧の結果と同様に活動の上昇の抑制がスギ樽由来の抽出物によってなされたものと考えられた．

スギ無しウィスキーは，交感神経活動と脳前頭前野の活動を昂進させるが，その昂進はスギ樽由来の抽出物によって抑制されることが分かった．さらに主観的には，全く差異がなく，被験者によっては，全く同じものを舌の上に置かれたと感じていたが，生理的には前頭前野の活動においても，自律神経活動においても，統計的に明らかな違いがあることが分かった．

7.5 生理応答と主観評価の対応

これまでの実験データから，主観評価の結果は人間の生理的な状態を反映している場合が多いが，反映していない場合もあり，時として，逆の評価をしている場合もあることが分かった．その理由として，以下の4点が挙げられる．第1に，主観評価においては，自分の状態を解釈しなおし，さらに言葉に直して表現する必要があり，これがかなり困難であること．第2には，言葉で表現した場合，その言葉の持つ意味が人によって異なること．第3には，生理応答指標と異なり，連続測定が不可能であるため，ある連続した期間を評価する場合，どの時点の評価を行っているのか評価者によって異なること．さらに，第4として，その反応が意識下で起きている場合，表現することは不可能なことである．

本稿で紹介した実験においても，多くの場合，主観評価と生理応答の結果には対応があったが，一部の結果では対応が認められなかった．たとえば，大型ディスプレイを使って，各種の森の風景を見せる実験において，それが観察された．木々の多い「深い森」を見せたとき，ほとんどの被験者が程度の差こそあれ，主観的には，快適で，自然で，鎮静的であると評価した．左前頭前野の脳活動に関しては，13名全員の結果においては，統計的に有意に鎮静化することが分かった．次に，強く鎮静的であると感じていた7名を抜いた6名でまとめてみると全体よりも強く脳が鎮静化していることが分かった．そこで，さきほど除いた，強く鎮静的であると評価したグループの結果をみると，脳活動は鎮静化しておらず，む

しろ昂進する傾向にあった．自律神経活動の収縮期血圧，拡張期血圧においても，ほぼ同様の結果が得られた．つまり，森の風景を見て，鎮静的であると評価した人達は，実は，生体は鎮静的ではなく，むしろ，わくわくする覚醒的な変化を生じていたのである．しかし，森は鎮静感をもたらすという観念や常識から，主観的には，鎮静的であると回答し，自分でもそのように感じていたものと思われる．

　主観的な評価と生理応答がよく一致するケースが多く観察される一方，ここに示したように，主観評価が生体の変化と一致しないばかりか逆の評価してしまうケースがあることを念頭におかなくてはならない．

おわりに

　人間はヒトとなって500万年が経ち，そのほとんどを自然環境下で過ごしてきた．今を生きるわれわれも自分ではなかなか気付かないが，自然対応用の生理機能をもって人工環境下に生きており，基本的につねに高い緊張状態にあるものと思われる．

　本稿に示したように森林浴と行ったフィールド実験においても，森林環境要素や木材を用いた実験室内実験においても，「自然」は人間を生理的に鎮静化させ生体をリラックスさせることが示されつつある．今後，これらのデータが蓄積されるとともにストレス緩和に向けた実質的な森林浴法ならびに室内における自然環境要素の利用法の提案がなされていくものと思われる．

[宮崎　良文・恒次　祐子]

引用文献

1) 宮崎良文．森林浴はなぜ体にいいか，文春新書，2003．
2) 佐藤方彦．おはなし生活科学，日本規格協会，1994．
3) 佐藤方彦．樹木伝説の現代化－生理人類学の視点．APAST, **16**：4, 1995．
4) 朝日新聞．林野庁が「森林浴」構想，1982年7月29日の記事．
5) 渡辺正雄．近代における日本人の自然観－西洋との比較において．in：日本人の自然観－縄文から現代まで（伊東俊太郎（編）），河出書房新社，1995．
6) Watanabe M. The concept of nature in Japan culture. Science, **183**, 1974．
7) 上垣外憲一．『新古今集』の自然観．in：日本人の自然観－縄文から現代まで（伊東俊太郎（編）），河出書房新社，1995．

8) 森永晴彦．日本人にも科学ができるか？「自然」**1976**(1)：52-58；河合雅雄．なぜ緑を求めるのか－人の本性への回帰．in：人はなぜ自然を求めるのか，三田出版会，1995．
8) 乾　正雄．やわらかい環境論，海鳴社，1988．
9) 中村雄二郎．自然の不思議さ－ひとは共振する宇宙のなかでなぜ自然を求めるのか，三田出版会，1995．
10) Condon WS and Sander LW. Science, **183**：99-101, 1974.
11) Hall ET. Beyond Culture, Anchor Press, 1976.
12) 天野貞祐（訳）．カント純粋理性批判，岩波書店，1921．
13) 朴範鎭ほか．森林浴の生理的効果（Ⅰ）－唾液中コルチゾールならびに脳活動（TRS）を指標として－．日本生理人類学会誌，**9**(2)：44-45, 2004．
14) 宮崎良文ほか．日本生気象学会雑誌，**27**：48, 1990．
15) 大平秀樹ほか．森林浴と健康に関する精神神経免疫学的研究．東海女子大学紀要，**19**：217-232, 1999．
16) Ohtsuka Y, Yabunaka N and Takayama Y. Shinrin-yoku (forest-air bathing and walking) effectively decreases blood glucose levels in diabetic patients. Int J Biometeorol, **41**：125-127, 1998.
17) 須田理恵ほか．日本生理人類学会大会要旨集，**45**：84-85, 2001．
18) Tsunetsugu Y, Miyazaki Y and Sato H. Visual effects of interior design in actual-size living rooms on physiological responses, Building and Environment, **40**(10)：1341-1346, 2005.
19) Tsunetsugu Y, Miyazaki Y and Sato H. The visual effects of wooden interiors in actual-size living rooms on the autonomic nervous activities. Journal of Physiological Anthropology and Applied Human Science, **21**(6)：297-300, 2002.
20) Sakuragawa S *et al.* Influence of wood wall-panels on physiological and psychological responses. J Wood Science, **51**(2)：136-140, 2005.
21) 宮崎良文，菊池吉晃．日本生理人類学会大会要旨集，**33**：14, 1994．
22) 鈴木雄一ほか．日本生理人類学会大会要旨集，**42**：36-37, 1999．
23) 森川　岳ほか．木材への接触による血圧の経時的変化．日本木材学会大会研究発表要旨集，**47**：56, 1997．
24) 宮崎良文ほか．日本木材学会大会研究発表要旨集，**48**：216, 1998．
25) 宮崎良文ほか．日本生理人類学会大会要旨集，**41**：51-52, 1999．
26) 森川　岳ほか．日本木材学会大会研究発表要旨集，**49**：183, 1999．
27) 森川　岳ほか．日本生理人類学会大会要旨集，**45**：76-77, 2001．

7.6 森林セラピー効果評価指標

　森林や自然環境がもたらすセラピー効果は多くの人に経験的に知られている．人の五感に対する刺激はそれぞれ目，耳，鼻，皮膚，舌などにある感覚器の感覚細胞で受容され，情報は神経を通じて脳に伝えられる．脳ではそれぞれの感覚野で情報が処理されるとともに，情報が統合され，記憶との照合や価値判断などが行われる．また入ってきた情報に基づき種々の生理機能が調整され，環境に体は刻々と変化しながら対応している．

　これら五感を通して人に影響を与える森林環境要素としては，たとえば以下のようなものが考えられよう．

　【視覚】木々や葉の色合い，色のコントラスト，光環境（照度等）など．【聴覚】葉ずれの音，小川のせせらぎ，鳥の声，枯葉を踏みしめる足音など．【嗅覚】木から出る香り物質など．【触覚】ひんやりした空気，木漏れ日の温かさ，足を降ろした際の道の軟らかさなど．【味覚】湧き水の甘さなど．

　もちろんこのように森林浴のセラピー効果をもたらす要素を列挙することはできるが，人が森で心地よさを感じるとき，その効果を言葉を用いて分析的に語ることは実は難しい．各々の要素は複合的に人に作用し，その影響は要素の足し算で表すことができない（非線形的）．また，心地よさは直観的に「感じられる」ものであって，論理的な段階を踏んで生まれるものではない（非論理的）．さらに人が自覚的に認識することができない多くの環境要素が心地よさに寄与していることも考えられる．言い換えるならば自然環境の中で数百万年という時間をかけて進化してきた人という動物としての感性が，直観的に森林の心地よさを感じるのである．その心地よさを論理の道具である言葉を用いて過不足なく表現することは不可能に近い．このように考えると，森林セラピーの効果は，アンケートなど言葉による手法を傍証として用いながら，生理指標測定手法を用いて適切に評価することが必要であるという結論に達する．

　本項では，ある環境に置かれた際の人の状態を解釈するために用いられているさまざまな生理指標をあげ，測定法や実際の測定例などを概説する．特に重要であるのは，単一の指標ではなく複数の指標を用いて，人の状態を多面的に理解し

ようとすることであろう．たとえば「血圧の上昇」という1つの現象でも，その現象の原因となった人の状態の変化はさまざまであることが推測される．このため「血圧の上昇」が指し示すものを，他の指標を参考にしながら妥当に解釈しなければならない．単一の指標の変化からステレオタイプにその意味を読み取ろうとすることは誤りを生む危険性があると思われる．

(1) 各評価指標

人の測定は現在は広い分野で行われており，技術の進歩も著しい．ここでは森林セラピー研究に用いられる，あるいはその可能性のある指標を中心に概説する．

a. 中枢神経系 生体内における情報の統合を担い，生体の諸機能の調整の中枢である脳の活動状況を測定するための手法には，神経活動に伴う電気的な変化を測定するものや，脳の活動に伴う酸素代謝を測定するものなどがある．

【脳波】[1,2]：脳の神経活動に伴って発生する電位の変化を頭皮上の電極により測定する手法で，古くから用いられており研究蓄積も多い．脳波は複数の周波数成分からなる複合波となることが多く，その周波数帯域から，δ波($f<4\,\text{Hz}$)，θ波($4\,\text{Hz} \leq f < 8\,\text{Hz}$)，$\alpha$波($8\,\text{Hz} \leq f < 13\,\text{Hz}$)，$\beta$波($13\,\text{Hz} < f$)に分類される．脳の覚醒度によりこれらの構成成分の発生状態が異なることを利用し，脳の活動状態を推測するのが脳波測定の基本である．一般には測定された脳波を周波数解析することにより，各周波数帯域でのパワー値を求める．このため，得られるデータはある一定時間における平均的な脳の活動状態を表していると考えるのが適切である．

脳波の構成成分でよく知られるのはα波で，いわゆる「リラックス」の状態を表す指標としてよく使われる．これはα波の発生が，脳の覚醒度が低い場合と極端に高い場合に抑制され，通常の覚醒度の場合には増加するということを利用したものである．しかしこの発生挙動からも分かるように，α波の増加は必ずしも「リラックス」のみを表すものではなく，その解釈には他の指標も参考にしながら行うなど十分な配慮が必要である．

α波等の背景脳波とは異なり，課題や感覚刺激などを呈示した際に，その刺激に関連して特有の時間内に発生する脳波を事象関連電位と呼ぶ．事象関連電位の中では課題の予期や課題への注意といった高次の精神活動に伴って発生する随伴

陰性変動（CNV）が，覚醒度の指標として有用であると考えられる．反応課題（一般に指示呈示後にボタンを押すといった運動反応課題を用いることが多い）呈示前に予告刺激を呈示することを繰り返すことにより，予告刺激呈示後にCNVの発生が誘発される．CNVの電位は，背景電位に比較して小さいため，データを加算平均して抽出する．

その他脳波解析時の注意としては，筋電や眼球運動に由来する眼電等のアーティファクトの除去があげられる．一般に，眼電については同時測定してその部分の測定データを除く．筋電等については解析時に脳波との電位の違いを利用してフィルターをかけるなどの処理を行うことが多い．森林浴等のセラピー効果といった「快適さ」を測定する場合には，電極の接触の向上を目的として使われるペーストなどによる被験者への負担が問題となる場合もあろう．いくつかの問題点があるにせよ，これまでの研究蓄積の多さやポータブルな測定器が多く開発されていることなど，脳波には利点も多い．今後も各分野におけるデータ蓄積とともに，各周波数成分の生理学的意味などの解明が行われることが期待される．

脳波測定の例：森谷ら（1995）は「花の芳香」と「森林の芳香」を基礎に合成された2種類の香り（フローラル，ウッディ）を気化させた人工気候室内で男女大学生の脳波を測定し，α波，β波の解析を行った．男女別に平均したところ，女性ではフローラル，ウッディでともに香りなし条件に比べて有意にα帯域パワー値が大きくなり，男性ではフローラルでβ帯域パワー値が有意に大きくなるという結果は得たものの，香りが脳波の反応パターンに与える影響には個人差が大きかったことを報告している[3]．

寺内ら（1991）はヒノキの香りが覚醒水準に与える影響をCNVを用いて明らかにした[4]．予告刺激をクリック音とし，その後に与えられる光刺激にボタンを押して反応させるという課題を，ヒノキのかんなくずの香りをかがせながら，または香りなしで行わせたところ，香りありの場合にはCNV成分が有意に減少した．ヒノキのにおいは，人間の覚醒水準の低下をもたらすことが認められ，筆者らは木のにおいが鎮静作用や安静な心理状態を誘起させる効果があると推測している．

【脳磁界（MEG）】[2,5]：脳の活動に伴い電流が発生すると，そこに磁界が発生する．この微弱な磁場を測定することにより，脳の活動を知る手法がMEGである．

脳波が頭部各組織（たとえば頭蓋骨や脳脊髄液）によって伝導率が異なり，発生源の推定が困難であるのに対し，磁界の透磁率は各組織においてほとんど等しいため，脳内の発生源の推定が可能である．脳磁界が非常に微弱であるために，他の測定器などからノイズを受けやすいことや，測定機が非常に大型であること，被験者の拘束を必要とするのであまり長時間の測定には向かないことなどのデメリットはあるが，最近では脳深部発生源についても推定が可能になってきており，大脳辺縁系の活動にまで応用が拡大されつつある．

【ポジトロンエミッショントモグラフィー（PET）】[2,5]：放射性同位元素のうち，陽電子（ポジトロン）を放射するポジトロン放射体を投与し，それをトレーサとして生体内の生化学的・生理学的機能画像を得る．トレーサにより脳酸素代謝，グルコース代謝，アミノ酸代謝などを測定することができるが，脳の活動を画像化するためには ^{15}O トレーサを用いて脳血流および酸素代謝を測定する．これらは脳酸素供給量および消費量を与える指標であり，有用な情報をもたらす．空間分解能，時間分解能ともに高いが，放射体を被験者に投与することから健常な被験者には使いにくいという側面もある．

PET 測定の例：中山ら（1992）は，数種類の植物性の香り成分をブレンドした香りを紙に浸して鼻の前に置き，自然呼吸により香り物質を吸入させた際の脳血流変化を PET にて測定し，右視床下部の血流量減少と左視床下部血流量の増加を観察した．また，気功や瞑想等による血流量増加が香りの存在により増強されたことから，これらの治療効果が香り物質の吸入により増強されると報告している[6]．

【機能的磁気共鳴画像（fMRI）】[2,5]：脳は活動時に酸素を消費するため，脳賦活に伴い酸素化ヘモグロビンが消費され，血液中の脱酸素化ヘモグロビンの濃度が一時的に増加する．しかしその後過剰な動脈血が賦活部位に供給されるため，脱酸素化ヘモグロビンの濃度は相対的に低下する．fMRI では，血液中の酸素化ヘモグロビンと脱酸素化ヘモグロビンの磁性が異なることを利用し，核磁気共鳴法にて脱酸素型ヘモグロビンの濃度低下を測定し，脳の賦活部位を推測する．血液中の脱酸素化ヘモグロビンを天然の造影剤として用いる（BOLD 法）ため，PET のように放射体を用いることなく，非侵襲な測定が可能である．空間分解能，時間分解能ともに高く，かつ脳深部までの測定が可能であるため，大脳皮質

各感覚野や前頭野に加え，情動や記憶を司る辺縁系の海馬や扁桃体といった各部位の機能計測に利用されており，特に近年急速に発展している手法である．測定機は大型であり被験者はベッドに寝た姿勢で計測機中に入るが，このため被験者の拘束が大きいことと，加えて計測機内の騒音が激しいという問題点はある．刺激はたとえば画像を小型スクリーンにて映したり，ヘッドフォンから音を流したりといった方法で行う．実験パラダイム，解析法ともにfMRI特有のノウハウが蓄積されており，他の測定法にもいえることではあるが，実験計画時には測定に精通した研究者の協力が不可欠であろう．

【近赤外分光分析法（NIRS）】[7]：fMRIの項で前述した，脳の活動に伴う酸素化ならびに脱酸素化ヘモグロビンの濃度変化について，これらの近赤外線吸収特性の違いを利用して測定する手法である．センサーは送光部および受光部からなっており，送光部より照射されて生体組織内で散乱，吸収された後に戻ってくる近赤外光を受光部で検出する．測定部位の酸素化，脱酸素化ヘモグロビン濃度が高ければ，それぞれに特異な波長帯での近赤外線吸収が大きくなり，濃度が低ければ吸収は小さくなる．fMRI, MEGといった測定法に比べて測定器が安価かつポータブルであり，ベッドサイドでのリアルタイム測定が可能であることから，臨床的にも広く適用されている．またセンサーの装着に関する被験者への負担が小さく，拘束も少ない．このため本手法は運動時の脳活動測定などにも応用できる手法となろう．時間分解能は高いが，空間分解能は他の手法に比較すると劣り，脳深部の測定は難しい．また，電気的なノイズには強いが，外光の影響を受けるため，特にフィールドで使用する場合は，ある程度の光シールドが必要となる．

本手法における最近の大きな話題は，血液中ヘモグロビン濃度の絶対値測定の可能性である．これまでのNIRSでは光子の平均光路長が不明であったため，ランバート－ベールの法則を用いた濃度算出において一定の実験値を代入しており，得られる値はある時点からの濃度変化にとどまっていた．しかし測定時に平均光路長を実測したり，光拡散方程式を用いる技術が開発され，ヘモグロビン濃度の絶対値算出が可能となってきた．これにより，被験者間の比較や，被験者内の測定機会間（日内変動や季節変動等）の比較ができる可能性があり，データの蓄積に大きな期待が寄せられている．

NIRS/TRSの測定例：朴ら（2004）は森林環境下と都市環境下でTRSを用い

て測定した前頭前野総Hb濃度を比較し，森林環境下ではHb濃度が低いことを示した[8]．

Tsunetsuguら（2005）は木質系内装を用いたデザインの異なる2部屋においてNIRSにより90秒間の脳血液動態を測定し，どちらの部屋でも総Hb濃度が有意に上昇し，前頭前野を中心とした脳が活動したことを明らかにしている[9]．

b. 自律神経系　人の体の諸器官は自律神経系の支配（多くは交感神経と副交感神経の拮抗支配）を受けており，外界の変化に対して体の恒常性（ホメオスタシス）を保つよう調整が行われている．自律神経系各指標は，外界からのストレスに対する生体の自律的反応とともに精神状態も反映するといわれ，多くは測定も簡便であることから人の状態測定に広く用いられている．

【心拍数，心拍変動性（HRV）】[10]：心拍または脈拍数は最も基本的な自律神経系の指標の1つであり，測定法も簡便である．1分あたりの心拍数（heart rate：HR）を指標とする場合もあるが，心拍の変動性を解析することにより交感神経系，副交感神経系の活動を推定できることが知られているため，各分野で応用されている．

心拍は規則正しく打っているように思われるが，実際には1拍ごとの間隔には変動性がある．心電波形のR波のピークを検出して隣り合うピークの時間間隔をとったものをR-R間隔と呼び，多くは心拍変動係数（連続する100拍のR-R間隔の標準偏差をR-R間隔の平均値で除した値）を副交感神経系活動指標として解析する．また，心拍変動が異なる周波数を持つ複数の成分を持つことから，FFT（fast Fourier transfer，高速フーリエ変換）などの手法による周波数解析も有用である．心拍変動の周波数スペクトルでは，低周波域（0.1 Hz付近，LF）と高周波域（HF）にそれぞれピークが発現する．前者は交感神経，副交感神経の両方の活動を反映し，後者は副交感神経活動を反映することが知られており，LF成分，HF成分のパワースペクトルの面積から，LF/HFまたはLF/(LF+HF)といった値を求め交感神経活動の指標とすることが多い．心拍の変動性は呼吸によっても影響を受けるため，基本的には測定時には呼吸の統制が必要である．

心拍数，HRVの測定例：黒子ら（2002）は，工事現場の騒音に曝露した後にコンクリートブロックに囲まれた空間，ならびに植栽に囲まれた空間における景

色を被験者に見せた際の心拍変動性を検討した．心拍変動係数は人工物空間では騒音曝露時よりも低下し，逆に植物空間にて騒音曝露時よりもわずかに上昇した．このことより，騒音曝露時よりも植物空間では副交感神経優位に変化したとの解釈がなされている[11]．

入來ら（1993）は熱的快適性へのR-R間隔検査の有用性を検討するために，熱的中立な状態と熱的不快な状態にある場合で測定を行った．熱的不快感の低かった26℃条件に比較し，不快感の高かった22℃条件では心拍変動係数が有意に高く，R-R間隔も増加傾向を示したことから，主として副交感性である迷走神経の活動が増加したと推定している．30℃条件については，心拍変動と熱的快不快感の相関が認められなかったが，22℃では認められたため，少なくとも寒冷刺激については心拍変動性が熱的快適性の客観的評価法の1つとして有用であると指摘している[12]．

【血圧】[10]：血圧も心拍数と並んで最も基本的な自律神経活動の指標である．臨床でも各人の健康状態を反映する基本指標として健康診断などで広く測定されているのはご存知の通りである．実験的には心臓の収縮と拡張に対応する収縮期（最高）血圧（SBP）と拡張期（最低）血圧（DBP）を指標とすることが多い．平均血圧はDBP＋(SBP-DBP)/3という値を指す．

血圧の測定法は，動脈内にカテーテルなどを挿入し動脈内圧を測定する観血法と，カフなどを用いた非侵襲的な非観血法に分けられる．森林セラピー効果など快適性評価を目的とする場合には，当然非観血法を用いることが多い．

非観血法にもいくつかの測定法があり，大別すると以下のようになる．聴診法では上腕動脈をカフで圧迫することにより血流を一時的に阻止し，血流再開時の血流音（コロトコフ音）の発生時と消失時の圧をそれぞれ収縮期，拡張期血圧とする．聴診法を応用するなどして家庭で簡便に血圧を測定することができる自動血圧計も開発され，市販されている．連続的な測定はできないが，血圧が精度良く絶対値として測定されるという特徴がある．トノメトリー法では，腕の橈骨動脈上にセンサーを設置し動脈圧を測定する．この手法では絶対圧は測定されないため値の補正が必要であるが，そのようにして測定された収縮期ならびに拡張期血圧は，観血法による測定値と高い相関を示すことが報告されている．一方測定時には手のひらを上に向け，手首をそらした形で拘束を受けるので，被験者に

よっては負担を感じる可能性もある．フィナプレス™法は指先にカフを装着し連続的に血圧の変化をモニタリングする手法で，臨床または研究目的で広く普及している．カフの装着は容易であり1秒ごとのデータが得られるなどの利点がある．また，トノメトリー法と同じく心臓の高さと測定部位の高さが異なる場合には血圧の補正が必要であるが，上腕にカフを装着し，補正を自動で行う計測器が最近になって開発され市販されている．測定を指先の末梢血管で行うことから，寒冷などにより末梢血管が収縮している場合には適切に測定できないことがある．

その他に最近では携帯型連続血圧測定器の開発も盛んで，上腕にカフを巻き測定機器をウエストバッグ内に装備したり，腕時計のように装着したりすることにより，たとえば1日の活動時から睡眠時にわたる血圧変動を自動的に測定することができるようになってきた．測定原理は家庭用の自動血圧計に近く，カフの自動的な加圧に炭酸ガスカートリッジを用いる．長時間装着であるので体動時などに測定値が不正確になる場合もあるが，特に血圧のサーカディアンリズムについて有用な情報をもたらす．

血圧の測定例：宮崎ら（1999）はスギ材チップの香り物質吸入の影響を，男子大学生を被験者としてフィナプレス法にて検討し，収縮期血圧が香り物質への曝露後40秒過ぎから有意に低下したことを報告している[13]．

Hazeら（2002）は血圧の変動性に着目し，収縮期血圧の低周波成分（SBP-LF）が交感神経活動を反映するという知見に基づき，香り物質の吸入の効果を検討した．コットンに含ませた香り物質を吸入させた結果，ペッパーオイルの香りではSBP-LFの振幅が有意に増加し，ローズオイルでは有意に減少したことから，前者では交感神経活動が亢進し，後者では抑制されたと推察している[14]．ただし血圧変動性についてはそれほど一般的に指標として用いられているわけではない．

【その他の自律神経系活動指標】：自律神経系の指標は数多く，さまざまな研究例がある．瞳孔径は人の興味や精神活動によって変化することが報告されており，最高縮瞳速度，最高縮瞳加速度，最高散瞳速度，瞳孔が最小から散瞳して63％まで回復する時間などの組み合わせで交感ならびに副交感神経系活動の指標とする試みがなされてきた．測定は眼科の病院で見られるような，額と顎を接触させて頭部を固定する設置型，または小型・軽量の機器を頭部に固定するポータブル型の計測器で行われる．宮崎ら（1992）は快適な香りとしてオレンジ果皮油の香

り物質を用いて瞳孔径各指標の変化を調べ，香り物質の吸入によって63％散瞳時間が有意に増加することを明らかにした．これは交感神経活動の抑制を示しており，官能評価の結果とよい相関があったことを報告している[15]．

その他，呼吸数，末梢血流量，末梢皮膚温，精神性発汗なども自律神経支配を受ける指標である．しかし，これらの指標については，あるものは解釈の難しさ，あるものは測定上の技術的な問題を有することがある．

【唾液中アミラーゼ活性】[16]：唾液腺における唾液アミラーゼ分泌は交感神経-副腎髄質系の支配を受けることが分かっており，このうちの応答時間が1～数秒と短い直接神経作用制御によるアミラーゼ分泌を精神的ストレスの指標とする試みが最近行われている．唾液を採取した後に，酵素法試薬と検体とを反応させ，吸光度を測定することによりアミラーゼ活性を測定する簡易な測定装置が開発され，2006年に市販された．採取自体が精神的ストレスを引き起こす可能性のある血液と異なり，唾液は採取に伴う被験者への付加が小さいこと，また測定値が数十秒程度で分かること等から，自律神経系の指標として活用が期待される．

唾液中アミラーゼ活性の測定例：山口ら（2001）は平均年齢22歳の男女被験者に，電動式の指圧子が内蔵されたマッサージ椅子によりマッサージを施した実験で，マッサージを快適と回答した被験者では唾液中アミラーゼ活性が低下し，不快とした被験者では上昇したことを報告している．また快適，不快のストレス反応に対応して，唾液アミラーゼ活性の時間勾配が正負に反転することも見出し，ストレスの評価にこの指標が利用可能であると述べている[17]．

c. 内分泌系 生体内にある内分泌腺と呼ばれる部分で生産され，直接体液中に分泌されて体内の他の場所に運ばれ，標的器官や組織，細胞の活動に影響を与える化学物質をホルモンと呼ぶ．ホルモンにはさまざまなものがあるが，副腎皮質ホルモンの1つであるコルチゾールが，ストレス負荷時に急激に分泌されることが知られており，古くからストレス指標として用いられている[2,18]．コルチゾールは，視床下部から分泌される神経ペプチドCRHが，脳下垂体でのACTH放出を促し，ACTHが副腎皮質に作用して分泌される．分泌されたコルチゾールは，血中，尿中，唾液中などに存在するが，測定の簡便性から，近年は唾液中コルチゾール濃度が用いられることが多い．一般にホルモン分泌には日内変動があることが知られており，コルチゾールも早朝において濃度が高く，午後

から夜は低くなるという変動を持つ．1日の中で経時的に測定を行った場合などのデータ解釈の際には，ベースラインとしての日内変動を考慮することが必要である．またコルチゾール分泌は食事の影響を受けることも知られており，測定時には被験者に対する飲食の統制も必要となる．

唾液の採取はコレクションチューブを用いて行うのが一般的である．チューブ内の脱脂綿を口に含み，舌下に置くことにより脱脂綿に唾液を含浸させる．数分後にチューブ内に脱脂綿を戻して栓をするが，蒸発を防ぐためにビニールテープなどでシールするのもよい．コルチゾール濃度の分析は，市販キットを用いて行うか，分析会社に依頼する．

コルチゾールの測定例：宮崎ら（1990）は屋久島にて森林浴実験を行い，対象とした人工気候室における測定に比較し，唾液中コルチゾール濃度が低い傾向にあったことを報告している[19]．

朴ら（2004）は森林環境下と都市環境下で被験者12人の唾液中コルチゾール濃度を比較し，森林環境下ではコルチゾール濃度が低いことを示した[8]．

d．免疫系　外界からのストレスに対して，生体内の諸システムは恒常性（ホメオスタシス）を保つべく協関しながら適応または対抗しようとする．そのシステムのうち1次的な水際での防御反応を担っているのが免疫系システムである．森林セラピー効果を免疫系の活動指標で評価する意義は2つあると考えられる．1つは森林における短期滞在や森林環境要素との触れ合いによるストレス緩和効果の評価であり，指標としては免疫グロブリンAと呼ばれる体液性免疫物質（抗体）の濃度を用いるのが適切であると思われる．もう1つは免疫力向上効果の評価であり，NK（ナチュラルキラー）細胞の活性などが指標として考えられる．

【**分泌型免疫グロブリンA（s-IgA）**】[2,20]：免疫の働きは骨髄球とリンパ球という血液の細胞によるものであり，このうちBリンパ球は抗原による刺激を受けると免疫グロブリンと呼ばれる抗体を体液中に分泌する．免疫グロブリンには分子量と機能の異なる5種類があるが，そのうち分泌型免疫グロブリンA（s-IgA）は，たんぱく分解酵素による分解を受けずに粘液中に存在するため比較的容易に測定可能であり，免疫系の活動状態を表す指標として用いられている．s-IgAは慢性的かつ強いストレス負荷がかかると減少するといわれているが，一方例えば

都市環境下で20分間景色を眺めた際には森林環境下に比較してs-IgA濃度が上昇する[21]など，一過性の刺激に対しては増加することも報告されている．今後は負荷や計測の時間的継続性を考慮してs-IgAの濃度変化が持つ意味を解釈していく試みが必要となる．s-IgAのベースラインや変化量には大きな個人差があることも知られており，日常生活における健康やストレスの状態といった個々人の特性なども考慮することが肝要である．

s-IgAについても森林セラピー効果等の快適性評価においては唾液を用いた測定が行えるという利点があるが，唾液中コルチゾールの測定と同様に日内変動や飲食の影響に注意することが必要である．唾液採取はコルチゾールの項で前述した方法で行い，コルチゾールとの同時分析も可能である．その場合には分析に必要な唾液量を十分に確保するために，脱脂綿を複数個口中に含むなどの工夫が必要である．

【NK細胞活性】[22]：NK細胞はBリンパ球，Tリンパ球に次ぐ第3のリンパ球と呼ばれる大型リンパ球で，腫瘍細胞やウイルス感染細胞を殺す活性を持っており，個体のがんに対する免疫監視機構やウイルスに対する防御機構について重要な役割を担っていると考えられている．この活性を調べるには血液採取が必要であるため使いにくいが，例えば森林における長期滞在の効果などの評価では有用な指標となろう．

NK活性の測定例：大平ら（1999）は，森林環境と非森林環境（建物の中）に8時間滞在した後のNK細胞活性を滞在前と比較し，森林環境ではNK活性が統計的に有意に増加したことを報告している[23]．同時に測定した血中の免疫グロブリンG, M, Aも森林環境では有意に増加していたことから，非森林環境に比べて，森林環境では免疫機能が向上したものと解釈されている．

e. 作業能率・反応時間

【作業能率】[2]：環境による人の精神活動の変化を検討するために，各環境において何か作業をさせ，その遂行量やエラー数を指標として評価を行うことができる．どのような作業を行わせるかについて統一されたものは今のところ確立されておらず，実験実施者が工夫して自作する場合も多く見られる．

比較的多く用いられるのは内田クレペリン検査と呼ばれるもので，1桁の数字が縦横に印刷されたシートを用い，隣り合う2つの数字の和の下1桁を書き込ん

でいくというものである.検査用紙は市販されており,時間の区切りなどについてのマニュアルも付いている.この検査は本来,作業曲線(時間の経過に伴う作業量を表す曲線)の形状を一般的な形状と比較することにより性格特性を検査するものであったが,一定時間内での回答数や正答率(エラー率)を指標として作業能率を測定したり,この検査を精神的ストレス負荷として,他の生理指標を測定したりといった用途にも用いられている.

他には文字消去(数字の羅列から決まった数字のみを斜線で消去していく)や暗算課題,記憶課題なども使われるが,課題遂行の指示が分かりやすく,課題内容が理解しやすいものが望ましい.刺激の種類とその期待される効果に合った課題を選択することが肝要である.また被験者への課題達成への動機付け(前回の成績を超えるように指示するなど)も重要である.

作業能率の測定例:山田ら(1995)は,パソコンを用いたトラッキング課題(画面上を移動する標的をトラックボールで追跡枠を移動させることにより追う)を用いて,ペパーミントの香りの有無による作業能率の違いを検討した[24].指標はエラー数(追跡枠から標的がはみ出した回数)と復帰時間(はみ出した標的をまた枠内に戻すのに要した時間)とした.その結果,作業成績は香り有り条件の方が良く,特に性格検査で外向性と判断された群では有意にエラー数が減少し,復帰時間も短縮された.

【反応時間】[2]:何らかの作業を要する課題を呈示し,反応が起こるまでの所要時間を個人内における高次の精神過程指標とする手法である.反応時間には課題を認知し,反応を決定した後に身体運動で反応を実現するという過程が含まれており,この最小時間を指標とするために,被験者にはなるべく短時間で反応するように教示や動機付けをすることが必要である.反応時間はミリ秒(ms)オーダーとなるのが普通であるので,測定には刺激呈示,反応の入力,計時が可能な機械を用いることになる.課題に視覚刺激を用いるような場合にはパソコンを利用し,ディスプレイに表示された課題に対し,キーボードのキーを押して反応するといった測定方法を用いることが多い.測定時には被験者に十分な練習をさせ,課題に慣れさせる.また測定データの解釈はエラー率も併せて検討することが必要である.例えば環境の変化によって反応時間が短縮されても,エラー率が上昇している場合には,環境がポジティブな影響を与えたと一概に解釈することは難

しい.

f. 主観評価　人の状態を推測するためには上記のようなさまざまな生理指標が有用であるが，同時に傍証として官能評価や主観的な気分申告を測定しておくと，生理指標データの解釈の助けになることがある．ただし生理指標と異なり，主観評価は1秒ごとの測定などは不可能であるし，特にSD法（セマンティック・ディファレンシャル法）のように言語を用いた手法では，個々人がある言葉に対して持つイメージの違いや，自分の気分を解釈し言葉に直すといった作業が結果に影響を及ぼすため，生理指標の変化と必ずしもよい対応がとれるとは限らない．一方，生理指標に比べて測定が簡便であることや，生理的測定法が発展する以前からの長い研究の歴史があり蓄積が豊富であるといった利点もある．測定手法はさまざまであるが，特に生理指標測定時に併せて使用されることが多いものについて代表的なものを紹介する．

① 官能評価[25]：人の感覚を用いて対象を評価する方法で，目的や実施方法によっていくつかに分類される．目的によって分類した場合，訓練された検査員により対象物の品質の差や欠点の検査等を行うⅠ型官能検査と，一般消費者による好みの分析等を行うⅡ型官能検査に大別されるが，森林セラピー効果の検証に用いる可能性があるのはⅡ型官能検査であろう．代表的な手法としては，評価の対象とする全試料や対象物を与え嗜好等に基づく順位付けをさせる順位法や，評価の対象とする全試料や評価対象物のうちの2つずつを組み合わせて呈示しどちらが好ましいかといった比較を行わせる1対比較法などがあるが，これらはどちらかといえば実験室内でたとえば景観の写真を何種か呈示して評価を行わせるといった目的に向いている．

官能評価について，順位付けや比較による嗜好の抽出とは別のパラダイムで行われる手法にSD法（セマンティック・ディファレンシャル法）[26]がある．評価対象に応じた適切な数種の形容詞対を両端に配置した直線スケールを用いて評価を行い，因子分析や主成分分析といった統計的手法を用いて解析を行う．生理的測定の傍証として測定する場合には簡略化した形で，たとえば13分割したスケールを用いて，「非常に不快な」を−6点，「どちらでもない」を0点，「非常に快適な」を6点として評価を行わせ，評点の平均値を評価対象ごとに求めるといった方法もとられる．

② 気分評価：官能評価とは異なり自分の内的状態を質問紙によって自己申告するものである．気分，ストレス度，リフレッシュ度，不安等に関する質問紙が多く開発されており，森林セラピー効果の測定にももちろん適用可能である．ここでは気分状態を評価するために非常に多く用いられているPOMS（感情プロフィール検査）を取り上げる．

【POMS】[27]：もともとアメリカで開発された臨床用の質問紙で，わが国でも日本語版が出版されている．質問紙は65項目からなり，気分状態を「緊張－不安」，「抑うつ－落ち込み」，「怒り－敵意」，「活気」，「疲労」，「混乱」の6つの気分尺度に分けて評価することができる．本来は過去1週間ほどの時間単位での気分状態の変化を測定するものであるが，各種実験では刺激ごとの感情変化の測定に応用されている．POMSにおける結果は，生理指標の変化と比較して解析されることが多い．1回の実施時間は数分であるが，何度も繰り返すと被験者が飽きてしまうことがあり，実験では測定回数をあまり多くせずに要所での測定のみに絞ることが望ましい．

(2) フィールド実験と実験室内実験

これまでに人の測定は血圧などの一部指標を除いて多くは実験室内で行われてきた．実験室内実験においては環境要因や被験者の統制も可能であり，測定器の大きさも特に問題とはならない．これに対して森林環境下などのフィールド実験では，実際に用いられる生理指標には以下のようなことが求められよう．

① 測定が容易で，なるべく短時間で行うことができるもの．

② 測定器がポータブルであること．必ずしも被験者が携帯できて連続的に測定できるものである必要はないが，少なくとも実験フィールドへの持ち運びができ，移動の振動等にも耐えられる必要はある．

③ 外界の環境要因（気温，風，光，音，振動）等による測定誤差を生じにくいもの．

以上の要件を考慮すると，まずフィールドにおける中枢神経系の測定では，測定器の移動の可能性から脳波またはNIRS/TRSによる脳血液動態が指標の候補となろう．TRS（NIRS）においては実際に森林浴実験で適用済み[4]であり，基本的には測定が可能であることが確認されたが，快晴の昼間など環境があまりに明るい場合には傘状のシールドを用いるなどの必要がある．

自律神経系活動指標については測定器も広く臨床的に普及していることから簡易なものも多く，血圧，脈拍数，心電図 R-R 間隔心拍変動性（HRV）なども問題なく測定可能であろう．またさらに測定が簡易なものとしては唾液中アミラーゼ活性も有望であり，今後のデータ蓄積が望まれる．

内分泌系，免疫系は唾液による測定が可能なコルチゾール，s-IgA を用いた評価がすでに広く行われており，フィールド実験でも端的に生体のストレス状態を反映する指標として有用である．特にフィールドへの測定器の持ち込みを省いて実験を簡略化する場合には唾液による評価のみを行うことも考えられる．フィールドではクーラーボックスを用意するなどして，採取後の検体保管に配慮することが必要である．

(3) おわりに — 倫理的配慮と実験上の注意

近年，人の測定を含む研究においては倫理的配慮が不可欠のものとなってきており，これに関して以下の倫理指針が出されている．

①「ヒトゲノム・遺伝子解析研究に関する倫理指針」（文部科学省・厚生労働省・経済産業省告示）．

②「疫学研究に関する倫理指針」（文部科学省・厚生労働省）．

③「臨床研究に関する倫理指針」（厚生労働省告示）．

このうち森林セラピー効果の検証に関する実験研究が関連するのは主に「疫学研究に関する倫理指針」（以下指針）である．指針の前文には「疫学研究は，疾病の罹患をはじめ健康に関する事象の頻度や分布を調査し，その要因を明らかにする科学研究である．疾病の成因を探り，疾病の予防法や治療法の有効性を検証し，または環境や生活習慣と健康とのかかわりを明らかにするために，疫学研究は欠くことができず，医学の発展や国民の健康の保持増進に多大な役割を果たしている」とあり，研究対象者（被験者）のプライバシーの権利に関する意識の向上や個人情報保護のために，「倫理審査委員会等」，「インフォームド・コンセント等」，「個人情報の保護等」といった項目別に指針が定められている．インフォームド・コンセントや個人情報の保護といったことはこれまでにも個々の研究者の努力によってなされてきたことではあるが，倫理審査委員会については特に医学系以外の研究者にとっては目新しいものであると思われるため，以下に指針の内容を紹

介する．

　倫理審査委員会は大学や研究機関，または学会などが設置主体であり，指針では「倫理審査委員会は，医学・医療の専門家，法律学の専門家等人文・社会科学の有識者及び一般の立場を代表する者から構成され，外部委員を含まなければならない．また，男女両性で構成されなければならない」とされている．疫学研究の実施には研究計画について研究機関の長の許可を受けなければならないことが指針では述べられているが，この許可のための審査を行うのが委員会の主な責務である．倫理的配慮への意識の高まりとともに，学術雑誌でも投稿論文に倫理審査委員会の承認を得て研究が行われたことを明記することを求めるケースが増えてきており，今後，森林セラピー関連研究においても事前に計画を倫理審査委員会に提出して承認を得なければ，現実的に実施が難しくなろう．なお，上記の3指針は厚生労働省のホームページ（http://www.whlw.go.jp/general/seido/kousei/i-kenkyu）からも参照可能である．

　その他，実験上の注意として，被験者の数・体調・動機付け・被服条件，刺激の提示法，データ解析時の個人差や日内，月内，季節変動への配慮，実験への被験者の同意書の必要性などについて宮崎ら（1996）がまとめている[28]．全項目の遵守は実験計画や環境によっては必ずしも可能ではないが，参考にすべきものであろう．

[恒次　祐子・宮崎　良文]

引 用 文 献

1) 大熊輝雄．臨床脳波学 第5版，医学書院，1999．
2) 日本生理人類学会計測研究部会（編）．人間科学計測ハンドブック，技報堂，1996．
3) 森谷　絜，新田裕子．芳香の保養効果．日本生気象学会雑誌，32(4): 125-134, 1995．
4) 寺内文雄ほか．住宅の評価因子としての木材のニオイ―脳波による生理的な測定の試み―．日本インテリア学会論文報告集，1: 29-32, 1991．
5) 甘利俊一，外山敬介（編）．脳科学大事典，朝倉書店，2000．
6) 中山仁寿ほか．ポジトロンCTと脳波からみた香りの効果．味と匂のシンポジウム論文集，26: 353-356, 1992．
7) 日本脳代謝モニタリング研究会．臨床医のための近赤外分光法，新興医学出版社，2002．
8) 朴範鎮ほか．森林浴の生理的効果（I）―唾液中コルチゾールならびに脳活動（TRS）を指標として―，日本生理人類学会誌，9（特別号2）: 44-45, 2004．

9) Tsunetsugu Y, Miyazaki Y and Sato H. Visual effects of interior design in actual-size living rooms on physiological responses. Building and Environment, in press.
10) 日本自律神経学会. 自律神経機能検査 第2版, 文光堂, 2001. (第3版も出ている)
11) 黒子典彦, 藤井英二郎. 脳波・心拍反応及び主観評価からみた緑地の騒音ストレス回復効果に関する実験的研究. ランドスケープ研究, **65**(5):697-700, 2002.
12) 入來正躬ほか. 心電図R-R間隔検査を用いた熱的快適性の評価. 日本生気象学会雑誌, **30**(2):57-63, 1993.
13) 宮崎良文, 森川 岳, 山本 昇. 木材の香り物質の吸入が生体に及ぼす影響. 日本生理人類学会誌, **4**(特別号1):49-50, 1999.
14) Haze S, Sakai K and Gozu Y. Effects of fragrance inhalation on sympathetic activity in normal adults, Jpn J Pharmacol, **90**:247-253, 2002.
15) 宮崎良文, 本橋 豊, 小林茂雄. 精油の吸入による気分変化 (第1報) －瞳孔光反射・作業能率・官能評価・感情プロフィール検査に及ぼす影響－. 木材学会誌, **38**(10):903-908, 1992.
16) 山口昌樹ほか. 唾液アミラーゼ活性はストレス推定の指標になり得るか. 医用電子と生体工学, **39**(3):234-239, 2001.
17) 山口昌樹ほか. 唾液アミラーゼ活性はストレス推定の指標になり得るか. 医用電子と生体工学, **39**(3):234-239, 2001.
18) 佐藤昭夫, 朝長正徳 (編). ストレスの仕組みと積極的対応, 藤田企画出版, 1991.
19) 宮崎良文ほか. 森林浴の心理的効果と唾液中コルチゾール. 日本生気象学会雑誌, **27**:48, 1990.
20) 藤沢 清ほか (編). 新 生理心理学〈1巻〉生理心理学の基礎, 北大路書房, 1998.
21) 朴範鎮ほか. 森林浴生理的効果 (I) －唾液中コルチゾールならびに脳活動 (TRS) を指標として－. 日本生理人類学会誌, **9**(特別号2):44-45, 2004.
22) 押味和夫. NK細胞－基礎から臨床へ, SCOM (011), 金原出版, 1998.
23) 大平英樹ほか. 森林浴と健康に関する精神神経免疫学的研究, 東海女子大学紀要, **19**:217-232, 1999.
24) 山田宮美乎, 吉田倫幸. 性格特性別にみた香りの精神作業に及ぼす効果. 日本味と匂学会誌, **2**(3):S119-S122, 1995.
25) 日科技連官能検査委員会. 官能検査ハンドブック 新版, 日科技連出版社, 1973.
26) 増山英太郎, 小林茂雄. センソリー・エバリュエーション－官能検査へのいざない, 垣内出版, 1989.
27) 横山和仁ほか. POMS (感情プロフィール検査) 日本語版の作成と信頼性および妥当性の検討. 日本公衆衛生雑誌, **37**(11):913-918, 1990.
28) 宮崎良文, 綿貫茂喜. 実験上の注意. in:人間科学計測ハンドブック, pp.533-536, 技報堂, 1996.

参 考 文 献

1) 貴邑冨久子，根来英雄．シンプル生理学 改訂第4版，南江堂，1999．
2) 日本生理人類学会計測研究部会（編）．人間科学計測ハンドブック，技報堂，1996．

8
森林環境の設計

8.1 総　　論

(1) 快適な森林空間とは

　森林空間のとらえ方，利用の仕方は時代によって変遷している．かつての森は，神々の宿る空間であったり，気味の悪い空間であったりした．一方，サクラを愛でたり紅葉を楽しむ空間として設（しつら）えた場所もあった．現代は，そのような明確な森林空間の性格ごとの利用がなされていないように思う．森林空間が神々しい空間で無くなるにつれ，森にゴミを捨てたり，切り払って開発したりしてきた．ところが，里山景観で代表されるように，身近な森の風景を慈しみ，生態系を大切に思う風潮も出てきた．さらに，セラピーの場として，森に快適性や心身の健康を求める流れが現在は広がりを見せている．

　快適な森林のとらえ方に関しては，日本林学会（現在は日本森林学会）の第1回森林風致研究会において，現在は森は美しいものとして捉えられているが，もともとは恐ろしいもの，不気味なもの，神の依り代であったとしている[1]．名所江戸百景では江戸の中にもおどろおどろしい空間があり，その雰囲気は森林・樹木によって保証されていた．一方，江戸期の人たちは都市における森林レクリエーションとして，森の中に入って楽しむ術をよく知っていた．その空間は楽しみ方に合うようにうまくつくられ，恐ろしい森の空間とは仕分けていたとしている．

　森林のアメニティとは五感の快適性を指す．視覚では新緑のコナラやブナ林，紅葉のカエデ林，聴覚では野鳥のさえずりやせせらぎの音，触覚では落ち葉を踏みしめる感触や木陰のひんやりとした空気，嗅覚ではフィトンチッド等すがすがしい森の香りが人々を心地良くしてくれる．

8.1 総論

森林のアメニティのわが国での歴史をみると，7世紀前後には天武帝，桓武帝，平城帝などの詔(みことのり)により，風致林が禁伐とされるが，信仰対象の空間と一体となった社寺林の風致保護は一般的・普遍的であり，人々にごく自然に受け入れられてきた[2]．江戸時代には，諸藩により風致などの保安林が設定された．明治9年3月に，政府は「官林調査仮条例」を制定，「官林調査仮条例」中「上地ノ風致ヲ装飾スルモノマタ名所旧跡アルモノハ保護培養スベシ」とし，社寺林は風致林として禁伐となった．ここで，風致林は土地の風致を装飾する森林および名所旧跡の森林としてはじめて制度化された．近年では，保健保安林は，昭和40年代からは第3期保安林整備計画で面積を80倍に拡充し，さらに保安林やレクリエーションの森だけでなく林道事業，造林事業など他の全ての林野施策に森林の風致施策は及んでいる．

近年ブームの里山のアメニティについて，少し長くなるがとりまとめた資料を紹介する[3]．旧来のように大半の日本人が都市信仰に傾き，都市化こそ全て善であり，里山や田舎には何の魅力も価値も感じないということにはならないだろう．すでに，里山での活動やふれあいを通して，さまざまな楽しみや発見，創造などその人の人生にプラスとなる要素を見いだしている人が少なからずいるからである．またそれらの人々が，その体験や繋がりをさらに後進に伝授していく可能性が十分高い．谷津田と一体となった伝統的風景や新緑や紅葉の景観の美しさ，鳥や昆虫など生き物の宝庫であり，おいしい空気や静けさなど五感を快適にしてくれる，そうした里山の魅力のために，いまだに里山とふれあう人は増えている．原風景が，人の成長過程以降の価値観や微妙な移り変わりを読み取れる風景観形成に大きく関与していくため，全国の小学校から歩いていける場所（小学区ごと）に，小規模でも良いから里山が配備されることが重要である（図8.1）．同じ緑地でも都市公園は，完全に管理された人工的な空間であり，子どもたちの感性を刺激したり，育てたりする多様な発見や体験は望めない．子供たちは親に連れて行ってもらうのではなく，自らの意志で気の向いたときに，歩いて里山に出かけていくことができる．つまり，子どもたちは，日常的に里山の風景や動植物などの自然とふれることができ，ひいては子どもたちの記憶の中に豊かな原風景を形成することが可能となる．

森林のアメニティは人々の五感を快適にする環境要因からなっているため，子

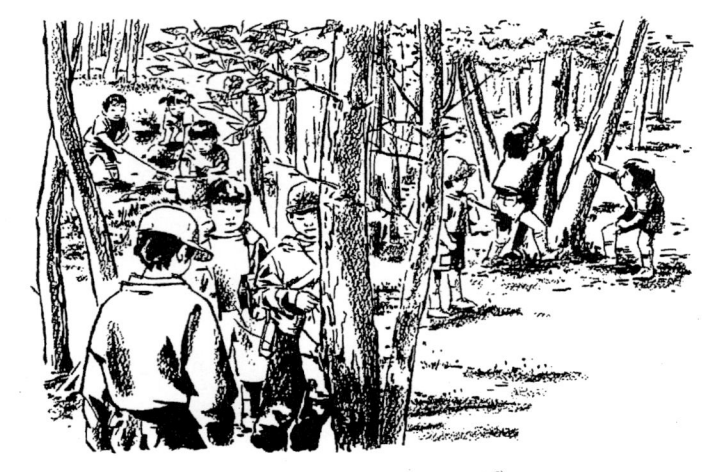

図 8.1 全国の小学校区に里山を[5]

どもたちのアンケート結果の項目から，視覚（明るい，光，暗いなど）・聴覚（静か，鳥の声など）・嗅覚（良い空気，においなど）・触覚（涼しい，ふわふわしているなど）・味覚の五感に関係する表現だけを拾い出して分析した．まず，子どもたちの生活する立地条件の違いで，五感表現に差が現れた．都市部の小学校では，緑地の少ない学校の子どもたちが五感表現が最も少なかった．一方，農村部の小学校の子どもたちは，最も五感表現が豊かであった．さらに，実際の里山体験学習が五感表現に及ぼす影響を見た．子どもたちが体験した里山は，学校から歩いて10分程度の徒歩圏にあるクヌギ・コナラの大径木林である．この里山は，地域のボランティア団体により，下草が刈り取られており，歩道以外の林内を自由に行動できるアクティビティの高い空間となっている．里山体験学習を行った小学校の子どもたちのアンケート結果からは，目立って五感表現が多くなった．特に大きく増加したのは「良い空気」などの嗅覚,「涼しさ」「気持ちが良い」「すがすがしい」「軟らかい土」などの触覚に関してであった．触覚については人数が増えただけでなく，五感に関する単語表現も多かったことが特徴である．また,「森の静かさ」などの聴覚,「日陰」「隙間の光」など視覚表現についても増加傾向が見られた．このように，里山体験学習によって五感表現が豊かになることは，子どもたちの創造性を育み，知識だけではなく身体感覚を研ぎ澄ませることにも

役立つ．今日では，農山村の子どもたちでさえ，屋内に閉じこもって遊ぶ時間が増えてきており，今後ますます五感を養う里山での体験機会を増やしていく必要性が高まるであろう．

　海外のアメニティの高い森林空間の事例として，ウィーンの森を挙げる[4]．十四万ヘクタールともいわれるウィーンの森の大半は，ウィーンに続くいくつかの町村を取り囲んで広がっている．純粋な森林は全体の半分強で，残りは草地であったり，畑や集落であったりする．つまり，森だけでなく農村景観も含めてウィーンの森と総称している．また，森の多くは狩猟林（パルク）で，現在では森林公園利用に大いに役立っている．狩猟の便宜を図るためのオープンスペースが，芝生広場として人々のレクリエーション利用に格好の場を提供してくれる．ラインツィアティール・ガルデンは，11～3月は狩猟のために開放されている．したがって，その期間は公園的利用はできない．ウィーンの森というと，広大で奥深く，樹齢の古い大きな木がたくさん立っている自然な森をイメージしがちだが，実際には非常に良く管理の行き届いた人工の森である．そして狩猟やレクリエーションのためだけでなく経済林としても大いに貢献している．オーストリアでは木材による収入が1300億円あり，国家収入に占める割合が高い．ウィーン市に近い森は，特に森林公園としての利用要望が高いが，それでも択伐して林業活動も行っている．伝統的な狩猟行為，森林公園のレクリエーション利用，経済林としての林業活動という，ややもすれば相反する森林の取り扱いが，ここでは見事なまでに調和しているのである．

(2)　アメニティの高い森林空間づくりの留意事項

　（独）森林総合研究所の研究者および林野庁の行政官が，20年後の将来において，アメニティの高い森づくりへの提言を行っている[5]．「アクティビティの高い里山で秋の七草観賞を楽しむ」では，都市近郊の里山や都市林では，密生していた下層植生のササやタケ，高茎の下草などが刈り払われ，明るくすっきりとした林内空間が形成されるとしている．また，上層木は大木であれば100本/ha程度に，比較的太い木であれば数百本/ha程度に間伐され，広々としたアクティビティの高い森林空間がつくられる．そして，林間には広場や野草草原も形成され，そこでは外来種のセイタカアワダチソウやオオマツヨイグサではなく，オミナエ

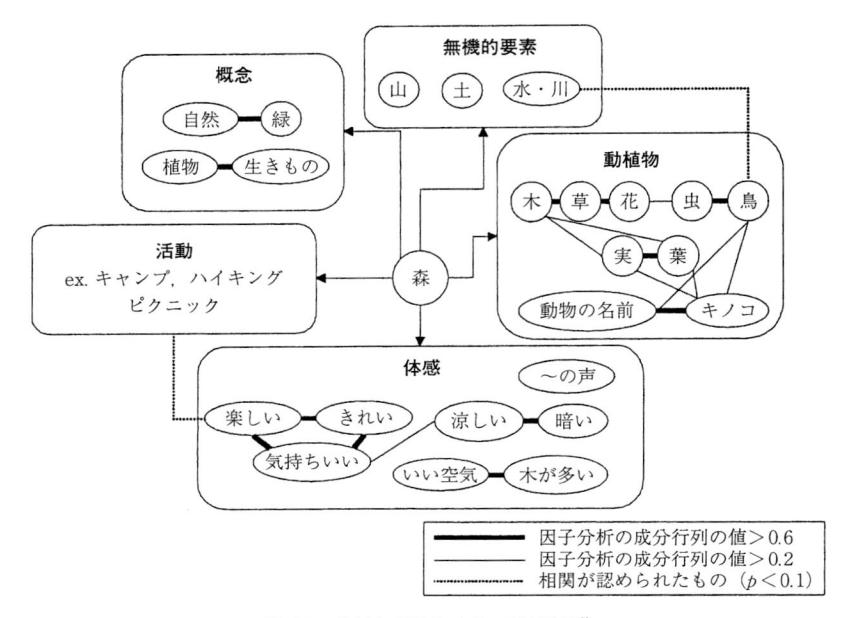

図 8.2 子どもの森林イメージの構造[7]

シやキキョウ，フジバカマやナデシコなど秋の七草に代表される，わが国の伝統的な野草が保全管理されるようになる．このような，ゆったりとした空間を利用した，秋の七草のお花見やコンサート・古典芸能などの野外イベントや，カフェ・レストランでの落ち着いた飲食は，人々の憩いの場として非常に重要な位置を占めることになるとした．

里山における子ども時代の自然体験に関する研究では，子供時代の遊び等を通した自然体験は子どもの自然に対する理解を促し，さらに感性を発達させることに寄与するとしている（図 8.2）[6,7]．児童による聞き取り調査から，動植物の認識と自然体験との関連を概観し，昆虫は遊びでの捕獲活動（触覚）と鳴き声による聴覚，鳥類は捕獲活動（触覚）と卵や肉の食用（味覚）および鳴き声による聴覚と視覚的体験，小型哺乳類は視覚的体験，植物は遊びでの採集活動（触覚）および食用（味覚），花などの目立ち（視覚）が認識に関わっていることが示された．

ところで，森林所有者が森林のアメニティをどのように考えているかについて検討した論文では，枝打ち・間伐など手入れの行き届いた大径木の人工林に最も

高いアメニティを感じ，下草が刈り払われた明るい落葉樹の雑木林が次いだ[8]．森林所有者の森林のアメニティに対する意識は，かれらが日常接している人工林の理想形，手入れの行き届いた大径木林に対してであり，または明るい落葉樹の雑木林で，日常の森林なのである．

8.2 森林のアメニティ機能

(1) 森林空間の構造—ランドスケープの構造と快適性

森林のアメニティ機能は，森林空間の物理的機能，生態的機能，地理的・時間的条件などによっても規定される．森林の規模と利用者数の関係については，快適な林内レクリエーション活動を行うために，森林レクリエーション需要に対して適正な規模の森林空間を提示した論文がある（表8.1）[9]．ワーグナーは，レクリエーション林の適正収容力ないしは利用密度の上限を16〜20人/haとする基準を示しており，園路密度の高いレクリエーション専用林では，ワーグナーの基準と一致するとした．

景観については，フォトモンタージュ法や写真投影法が見られる．前者は将来景観の予測について利用者の評価が得られ，後者は現実の景観を利用者が実際に体験しながら同時に評価することができる．針広混交林の景観評価では，人工林の集中している地域は，森林景観が単純となり季節感を強く感じられないといわれているため，人工林景観の構造をフォトモンタージュ法で評価した[10]．景観評

表8.1 近郊レクリエーション林の移動空間からみた適正収容力[9]

レクリエーション林 （都市林・近郊林）	森林面積 (ha)	園路密度 (m/ha)	草地率 (%)	利用者数 (万人/年)	利用密度 (人/ha/日)	適正収容力 (人/ha・全園/時)
アムステルダムの森	900	234	33	4〜8/日	44.4〜88.8	23.4・ 2160
武蔵丘陵森林公園	304	211	8	105	9.5	21.1・ 6414
市民の森（宮崎市）	30	172	0.8	33	30.1	17.1・ 513
ムードンの森	1100	82	6	500〜600	5.5	8.2・ 9020
ベルリン（東）都市林	9485	35	0.3	19/日	20.0	3.5・33197
ラインツァ・ティーアガルテン	2450	33	18	30	0.3	3.3・ 805
宮崎自然休養林	1448	22	—	12	0.2	2.2・ 3186
野幌森林公園	2040	17	0.6	80	1.1	1.7・ 3856

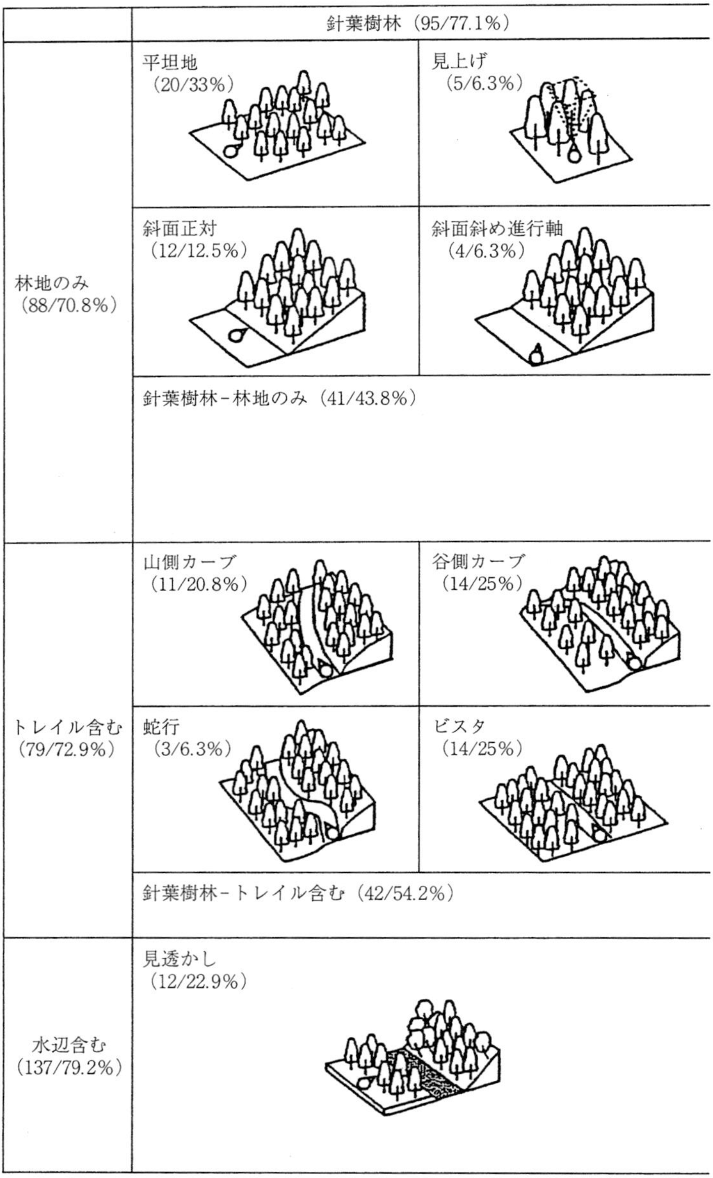

	針葉樹林 (95/77.1%)			
林地のみ (88/70.8%)	平坦地 (20/33%)		見上げ (5/6.3%)	
	斜面正対 (12/12.5%)		斜面斜め進行軸 (4/6.3%)	
	針葉樹林-林地のみ (41/43.8%)			
トレイル含む (79/72.9%)	山側カーブ (11/20.8%)		谷側カーブ (14/25%)	
	蛇行 (3/6.3%)		ビスタ (14/25%)	
	針葉樹林-トレイル含む (42/54.2%)			
水辺含む (137/79.2%)	見透かし (12/22.9%)			

図 8.3 森林レクリエーション

8.2 森林のアメニティ機能

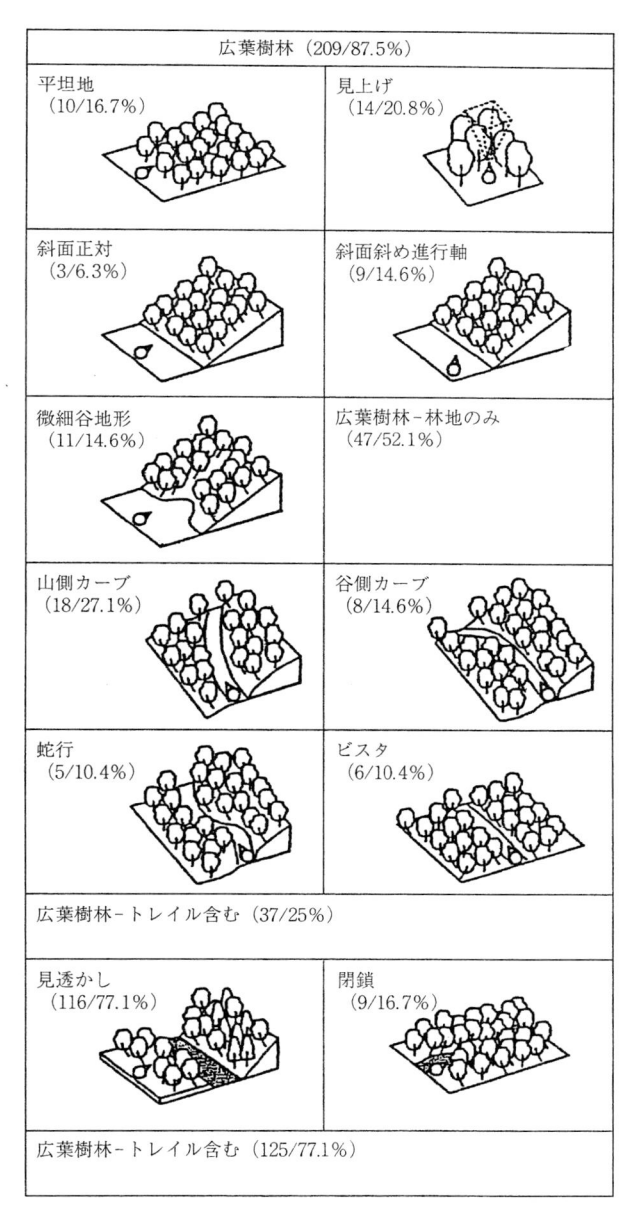

広葉樹林 (209/87.5%)	
平坦地 (10/16.7%)	見上げ (14/20.8%)
斜面正対 (3/6.3%)	斜面斜め進行軸 (9/14.6%)
微細谷地形 (11/14.6%)	広葉樹林-林地のみ (47/52.1%)
山側カーブ (18/27.1%)	谷側カーブ (8/14.6%)
蛇行 (5/10.4%)	ビスタ (6/10.4%)

広葉樹林-トレイル含む (37/25%)

見透かし (116/77.1%)	閉鎖 (9/16.7%)

広葉樹林-トレイル含む (125/77.1%)

空間としての林内景[12]

価は，新緑〜夏〜紅葉期を通して，広葉樹→針広混交林→針葉樹林の順となり，評価の高いグループは，紅葉している樹林の中に単木〜群状で針葉樹（常緑）が混交する写真であった．カラマツに広葉樹が混交した合成写真においては，列状が縦の場合，列幅は樹冠幅の2.5倍程度が良く，群状の場合，群の数や大きさは，それが多いほど評価が高くなる傾向がみられた．

フォトモンタージュ手法で身近な森林景観を評価した事例では，静岡県沼津市の香貫山の主要樹種であるマツの枯損の進行に対し，景観の向上策を検討している[11]．SD法による解析結果から「好ましさ」に関する評価もあわせて行ったところ，男女ともに「好ましい」森林景観は落葉広葉樹林，サクラ・広葉樹混交林であった．特に女性はサクラ一斉林をこれらに次いで高く評価しており，男性に比べ色彩の鮮やかなものを好む傾向が見られた．

写真投影法による森林内景観の体験による研究は，京都大学芦生演習林を訪れた48グループの一般利用者を対象として行った[12]．現実の森林レクリエーション行動下において体験される森林景観を，視対象，視点，視距離，地形，構図などの複合的な要素からなる景観型として整理し，景観型と来訪者の利用形態との関係を検討した．その結果，景観として認識しやすいパターンが抽出され（図8.3），道路の屈曲点における樹林の配慮，伐開や，道路からの見透かし，橋の利用といった技法，広葉樹林における「見上げ」や「微細な谷」といった新たなパターンの有効性が見られた．

[香川　隆英]

(2)　森林景観評価手法—心理実験による森林景観評価

森林景観を評価するためには，どのような森林環境が望まれているのかが問題であり，利用者にとってどのような林相や林床植生が好ましいのかなど，森林景観がどういったイメージで受けとめられるのかを明らかにする必要がある．このような課題に対して適用されてきたのが，環境心理調査法の1つであるSD (semantic differential) 法である．SD法は複数の形容詞対を評価尺度として，環境や空間を体験した結果生じた心理的な反応を定量的に測定するものである．建築分野等では建築物や街路を対象にした多くの研究事例が存在し，森林環境に対して利用者が持つイメージを明らかにする検討においても繰り返し用いられてきた．

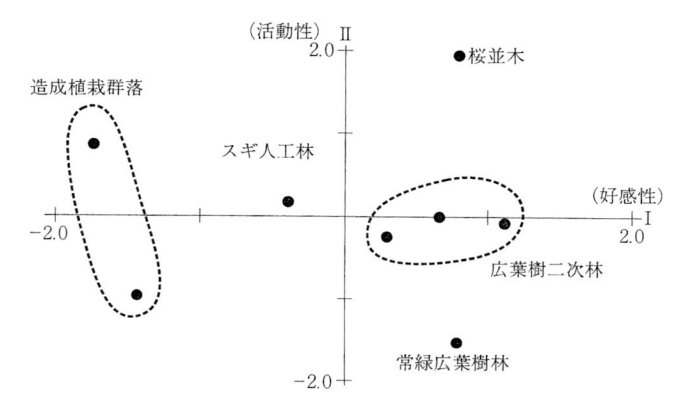

図 8.4 樹林イメージ評価の因子得点散布図[14]

a. 実際の森林を用いた評価　森林景観の評価については，まず実際の利用者を対象とするアプローチがとられた．佐藤ら（1990）は，森林公園の利用者を対象とする調査から［明るさ因子］，［好感性因子］，［人工性因子］を抽出し，大径木があり林冠のうっ閉率が小さく林床植被率が小さい森林の好感性が高いことを明らかにした[13]．山根（1991）は，森林公園の関係者や住民を対象とする調査を行い［好感性因子］と［活動性因子］を抽出し，好感性が低い地点は管理が必要と評価される割合が高く，好感性が管理評価と結びついていることを明らかにした（図 8.4）[14]．大石ら（1994）は，立木密度等の異なる針葉樹人工林における被験者による調査から［空間因子］と［価値因子］を抽出し，［空間因子］は立木密度と定量的な関係を持つことを明らかにした[15]．山本ら（1997）は，演習林における被験者による調査から［好感度因子］と［不規則性因子］を抽出し，針葉樹，広葉樹の混交比率が意識に影響を与えていることを明らかにした[16]．さらに大石ら（2003）は，アカマツ・カラマツ人工林間伐区，アカマツ・カラマツ人工林無間伐区，天然生広葉樹林，天然生針広混交林，スギ人工林における被験者による調査から［価値因子］と［空間因子］を抽出し，［価値因子］においてはアカマツ・カラマツ人工林無間伐区が最高，アカマツ・カラマツ人工林間伐区が最低の評価を得た[17]．

　一連の研究成果を概観すると，評価対象とされた森林にさまざまなタイプが含まれるなかで，大きく2つの因子がとらえられている．1つは「明るい-暗い」，「開

放的な-閉鎖的な」といった林分の閉鎖度や林内の明るさ等の物理的環境を直接的に受けとめていると思われる評価尺度で構成された［明るさ因子］，［活動性因子］，［空間因子］であり，もう1つは「感動的な-無感動な」，「好きな-嫌いな」，「親しみのある-よそよそしい」，「美しい-みにくい」，「快適な-不快な」，「ゆたかな-まずしい」といった，価値観や感情等ヒトの内面を介して受けとめたと思われる評価尺度で構成された［好感性因子］，［好感度因子］，［価値因子］である．

これら実際の森林環境を評価対象とした検討は，現実の利用場面に近い状態における評価であることから，実際の森林管理等に対しても有益な情報を与えるものと思われる．しかし，このように実際の森林環境を評価対象とした一連の研究からは比較的疎な構造を持つ森林がより好ましくとらえられた例と，逆に比較的密な構造を持つ森林がより好ましくとらえられた例がみられる．さらに針葉樹，広葉樹の違い，あるいは個別樹種が好ましさに関係していると推察されるものの，一定の傾向を見出すには至らなかったのである．したがって，望ましい森林景観を考える上のポイントとして，樹木の疎密あるいは樹種構成，加えて林床植生をあわせてとらえることが必要であり，望ましい森林の姿を一面的にとらえることは避けるべきである．

b. 写真による評価 これら実際の森林環境を評価対象とした研究では，森林公園など広がりの限られた森林を評価対象とせざるをえなかったことから，他地域の森林との比較などは不可能であった．このため，評価対象に森林景観写真を用い視覚のみによる評価に限定することで，多種多様な森林を評価しようとする試みもなされた．鈴木ら（1989）は，国内の森林を網羅的にとらえた森林風景スライドを対象に被験者によるSD法調査を行い，「好き-嫌い」，「美しい-みにくい」等の評価尺度で構成された［総合評価因子］と「自然性の高い-自然性の低い」，「すっきりとした-うっそうとした」等の評価尺度で構成された［自然性評価因子］を抽出した．自然性評価は好ましさとの関係において，自然性評価の増大が人工林においては好ましさの増大を，自然林においては好ましさの減少を意味し，最も好ましいと評価される森林は半自然性評価になることを明らかにした[18]．

ここでも実際の森林環境を評価対象とした研究と同様に，物理的環境を直接的に受けとめたと考えられる［自然性評価因子］と，価値観や感情等人の内面を介

して受けとめたと考えられる［総合評価因子］が得られており，森林環境を受けとめる際に人が持つイメージは大きく「物理的環境」と「価値・感情」によって構成されているといえる．

［大石　康彦］

(3) 森林アメニティ評価

わが国は，エコロジカルにも人との歴史的なつながりにおいても，さまざまな種類の森林が存在し（エコロジカルには亜寒帯から亜熱帯まで，人とのつながりではブナやクヌギの二次林から北山スギ林，明治神宮の森まで），気候的にも森林の成立条件に恵まれており，森林の占める比率が高い．このような，森林のアメニティを得るための条件がふんだんにあるにもかかわらず，現実に人々は多様な森林のアメニティを十分に享受しているとは思われない．それは，現象面では特に都市周辺地域において，身近な緑が物理的に減少しているために日常的な緑欠乏状態にあること，また森林地域においても林業の不振のため，森林そのものの基本的な整備よりリゾートに付帯する施設等の整備にばかり目が向けられていること，そして人々の趣向面においては，森林の中に身をゆだね森林自身のアメニティをゆったりと満喫するより，リゾート内の施設を駆け足でまわる傾向が強いといった現状から伺い知れる．

森林のアメニティ評価については，AHP法（集団の意志決定手法）や重回帰分析を用いた一連の研究がある．福島県南会津郡田島町・舘岩村・檜枝岐村の森林の保健休養機能を評価するために，専門家：県・役場の農林・商工関係，企業（観光会社）等，地元居住者：民宿・旅館経営者，商工会の関係者等を参集し，AHP法でアメニティ因子の重み付けを行った[19]．檜枝岐村の自然であれば，(尾瀬沼の高山植物：0.124)＋(尾瀬が原の湿原の広さ：0.074)＋(貴重な動植物：0.065)＋(駒ヶ岳の湿原：0.015)＋…＝0.39とした．

都市近郊の自然性の高い森林のアメニティ評価では，筑波山来訪者の満足度，ルート別満足度を階層化して重回帰分析し，森林レクリエーションにおける快適性の構造を明らかにした[20]．筑波山来訪に関する満足度は，自然性志向グループ，施設利用型グループに大別するなら，自然性指向グループには，森の中の景色が重要であるのに対し，施設利用型グループにおいて，ロープウェー・山頂周辺からの景色が，景色全体の満足度を決定づけており，涼しさ・静けさ・すがすがし

い空気といった,ごく平凡な快適物理環境を都市住民は求めていた.

里山および自然性の高い森林のアメニティでは,里山二次林のアメニティの構造,天然林のアメニティの構造をAHP法により解析した[21].

里山アメニティ因子のウェイトは,林内環境（$W=0.50$）が最も大きく,林内の行動性（$W=0.29$）,自然性（$W=0.14$）,景観（$W=0.07$）と続いた.林内の快適な環境が最も重視されたのは,住宅地に隣接する二次林のアメニティの特徴をよく表している.景観はそれ自身のウェイトは必ずしも高くないが,構成する因子は最も複雑で深い階層を呈した.林内の上層では,木漏れ日の明るさ（$W=0.64$）が最も効き,落葉広葉樹の柔らかい色合い（$W=0.26$）が続く.中層では,見通しのよい開放的な景観を作り出す快適な密度（$W=0.49$）とそれを補完する下枝の少なさ（$W=0.28$）が重要な因子となる.下層では,表土（$W=0.08$）が露出するより草本（$W=0.62$）や落葉（$W=0.30$）に被われる景観が好まれる.自然性を構成する因子としては多様性（$W=0.49$）のウェイトが最も高い.行動性を構成する要因では,明るさ（$W=0.41$）と林床（$W=0.30$）が大きい.林内環境を構成する因子ウェイトは,涼しさ（$W=0.52$）が最も大きく,次いで林内の音（$W=0.28$）のウェイトが高い.そして,森の香り（$W=0.11$）,土の感触（$W=0.06$）,木の肌触り（$W=0.03$）が続く（図8.5）.

天然林のアメニティは,尾瀬周辺の森林で分析した.因子ウェイトは,森の深さ（$W=0.46$）に関する評価が高く,自然性（$W=0.32$）が続き,森の環境（$W=0.22$）よりも高い.森の深さを構成する因子ウェイトは,森の広さ（$W=0.64$）,木の高さ（$W=0.26$）木の太さ（$W=0.10$）と続く.森の環境を構成する因子ウェイトは,空気のよさ（$W=0.60$）が最も高く,静けさ,涼しさ（それぞれ$W=0.20$）が続く.二次林のアメニティでは,五感でいえば触覚や聴覚,嗅覚に関与する林内環境因子に高いウェイトが与えられた.天然林のアメニティでは,視覚が主に関与する森の奥行き,神秘性の因子に高いウェイトが与えられた.二次林のアメニティが,日頃の都市生活ストレスを身近な林内環境でいやす日常のアメニティで代表されるのに対し,天然林のそれは,刺激的な非日常の体験から得られるアメニティであるとした.

人工林は,人々の身近なところにあり,しかもかなりの広さを占めながら（スギ・ヒノキ等の人工林の面積は全森林面積の4割を占め,1000万haに達する）,

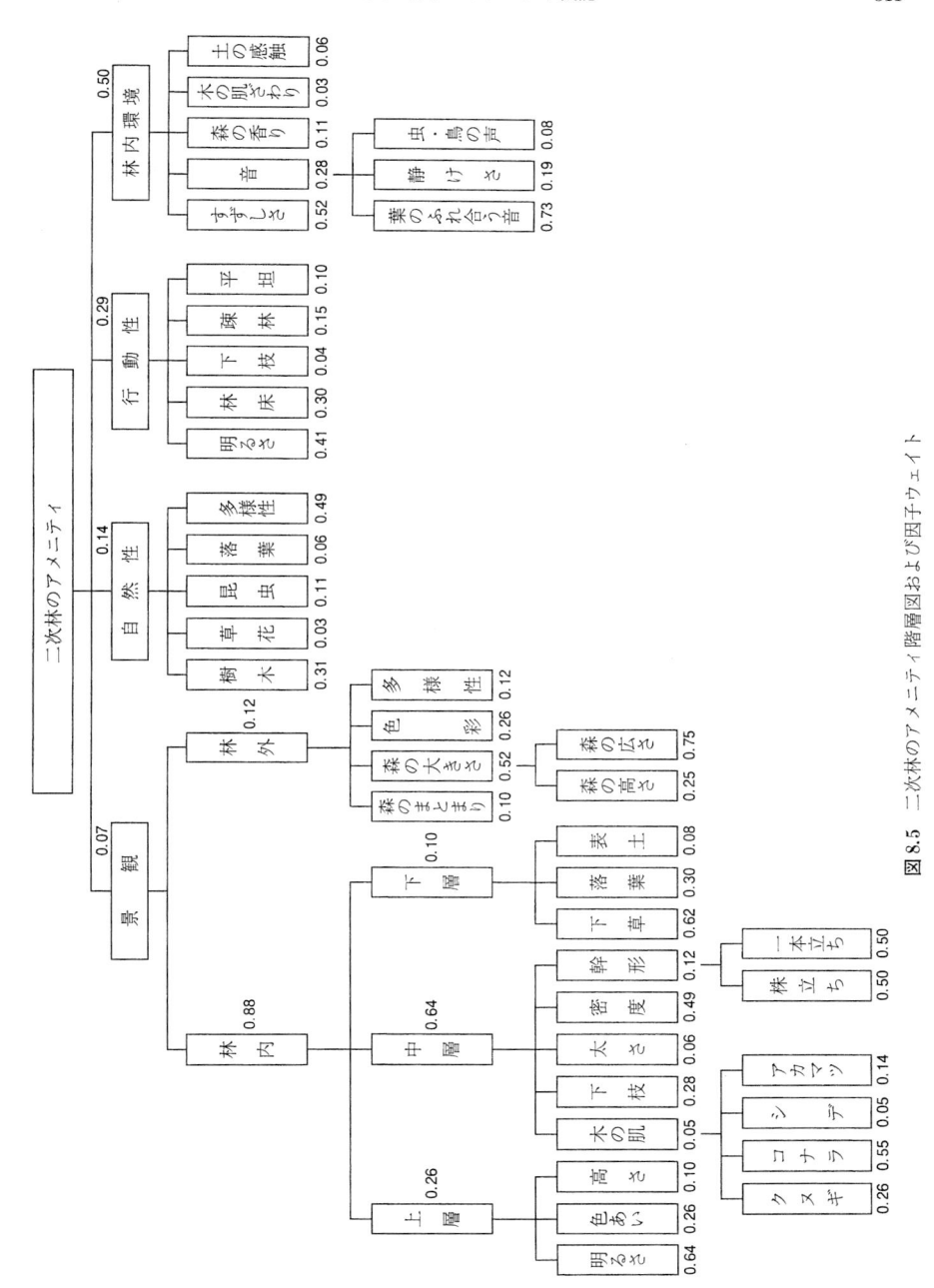

8.2 森林のアメニティ機能

図 8.5 二次林のアメニティ階層図および因子ウェイト

アメニティという視点に関してはこれまで比較的見逃されてきた．今後は，身近な森のセラピーとしての役割も期待できるため，人工林のアメニティを高める整備・管理が大切になる．京都の北山で，AHPを応用した手法を用いて分析した事例では，台スギ林のアメニティとは，職人的・芸術的技術が生み出した美からくるものであり，磨き丸太林においては特殊な人工的整形美に関わる因子の評価が高く，林内の明るさ・清れつさなど人手が加わる管理に由来するアメニティが続く[22]．専門家は，これらに加え多様性を高く評価した．人工的整形美を構成する因子に関しては，地元居住者は枝打ち技術と，古来から秘伝とされてきた育種技術を高く評価した．専門家が評価した多様性は，樹種・伐区・林齢の3因子の精妙な組み合わせが北山全体の景観を醸し出していることを明確にしたとしている．

関連して千葉県山武町周辺の人工林において，森林簿情報を応用することで，人工林のアメニティを明らかにした[23]．小班（林相）のアメニティ得点は$Ci = \Sigma xy$（xはカテゴリーの評価（最大1.0），yは因子のウェイト（総和1.0））で表され，$Ci = 0.22$（樹高）$x_1 + 0.22$（直径）$x_2 + 0.27$（間伐）$x_3 + 0.12$（多段構造）$x_4 + 0.08$（齢級）$x_5 + 0.08$（まとまり）$x_6 + 0.01$（枝打ち）x_7となった．

山村景観の評価に関する研究では，日本の山村のアメニティを代表する新潟県と長野県境の秋山郷において，景観を構成する因子の階層構造を作成し，景観構成因子の重要度を算出した[24]．その結果，中津川渓谷や河岸段丘，ブナ林といった自然景観が最もウエイトが高く，棚田や集落，石積みなど文化景観が続き，展望箇所から集落や苗場山などを展望するパノラマ景観が続いたとした．

岐阜県において，暖温帯の常緑広葉樹林をはじめ冷温帯の落葉広葉樹林や亜寒帯の常緑針葉樹林など，日本の代表的な森林タイプのアメニティ評価を行った[25]．AHPを適用した結果，常緑広葉樹林・落葉広葉樹林のように幹の形が変化に富み，多様な樹種で構成される森では，木の大きさに起因する「樹木の姿」と，葉の色による「森林内の色合い」の評価が高いとされた．

森林のアメニティは，森林植生や森林動物や昆虫，鳥など生態系に大きく影響を受ける．景観のアメニティは花や紅葉など植生に負うところが大きく，鳥や虫の声は聴覚のアメニティに関わる．逆に，カやハチや危険な野生動物などディスアメニティ要素があることも忘れてはいけない．それらを含めての森の生態系な

表 8.2 多様性とアメニティの林相別評価[26]

	動物	鳥類	昆虫	アメニティ	総合評価
若齢人工林	2	4	2	2	3
壮齢人工林	1	1	1	4	2
若齢広葉樹林	2	4	1	4	3
壮齢広葉樹林	5	4	4	5	5
カラマツ林	3	4	2	3	3
公園	1	4	1	4	3

のである.

都市近郊林のアメニティ因子と生態系の多様性を総合化した研究では,栃木県県民の森(600 ha)の現存植生図を若齢人工林,壮齢人工林,若齢広葉樹林,壮齢広葉樹林,カラマツ林,公園の6種類に区分し,それぞれの空間で昆虫,鳥類,野生動物の多様度指数 $H' = \Sigma Pi \log_2 Pi$ を求めた[26]. 昆虫は壮齢広葉樹林における評点が高く,壮齢人工林,若齢広葉樹林,公園で低く,若齢人工林とカラマツ林においては中間の値を示した.鳥類は,壮齢人工林における評点が低かった.野生動物は,壮齢広葉樹林で高く,壮齢人工林,公園で低かった.アメニティは,壮齢広葉樹林で高く若齢人工林が最も低いとした(表8.2).

一方,アメニティ機能を経済評価した研究がある[27]. 大井川上流部で民有林直轄治山事業を事例として,仮想トラベルコスト法を適用した.事業前後の様子をイラストだけで提示したものと写真を加えて提示したものの2種類をアンケート調査として分析し,マンテル検定によって調べた.その結果,現状における山地の荒廃具合や治山事業による復旧具合について,より現実的な印象を与えると考えられる「写真」のほうが,「イラスト」よりも「訪問増減回数」が増大する傾向があることが示された(図8.6).また,仮想トラベルコスト法による大井川地区治山事業の自然環境保全評価では,1年あたりの平均総便益は9.8億円と推計された[28].

8.3 森林のランドスケープデザイン

(1) 森林空間の整備—ランドスケープデザインの方法

これからの森林ランドスケープデザインのあり方については,フォレストス

314 8. 森林環境の設計

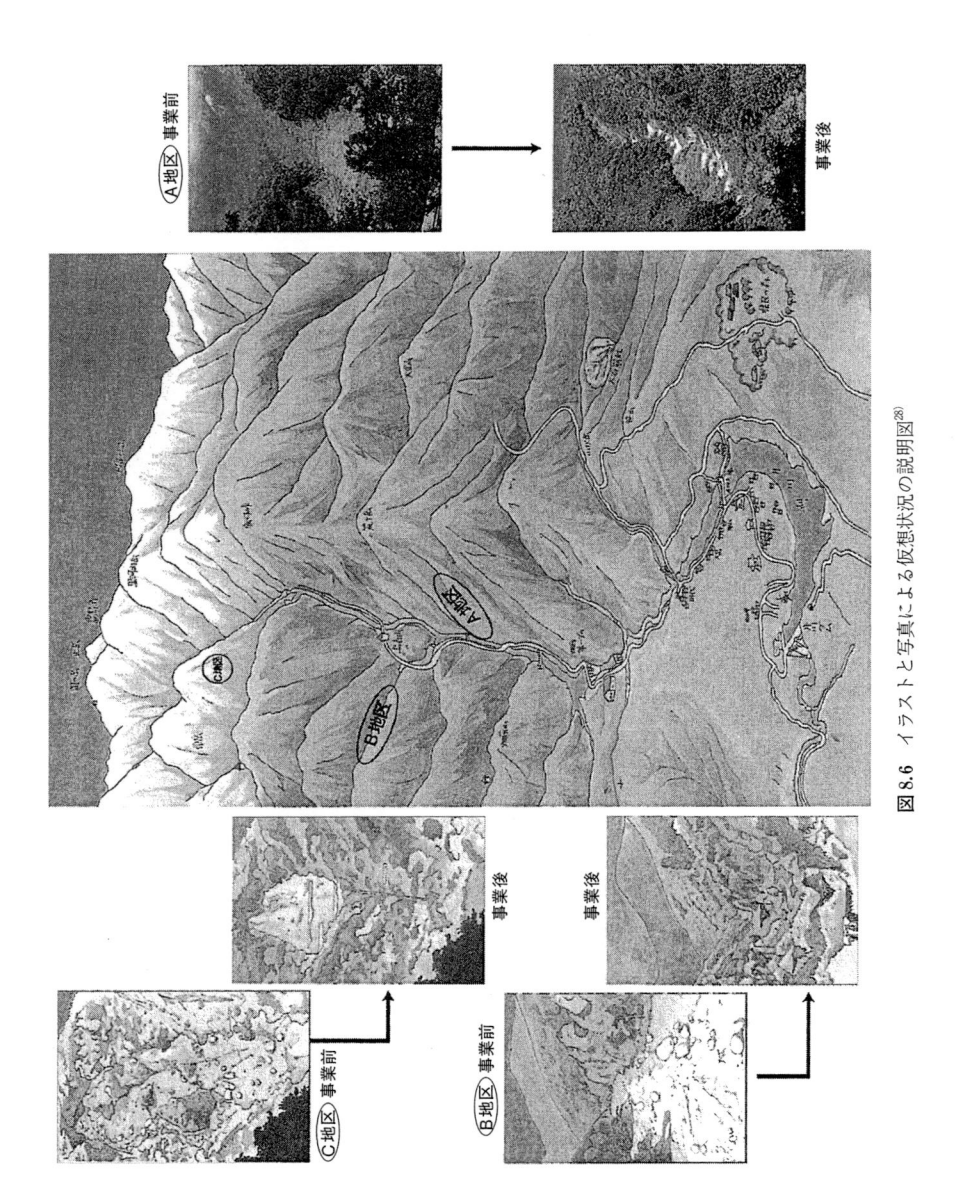

図 8.6 イラストと写真による仮想状況の説明図[28]

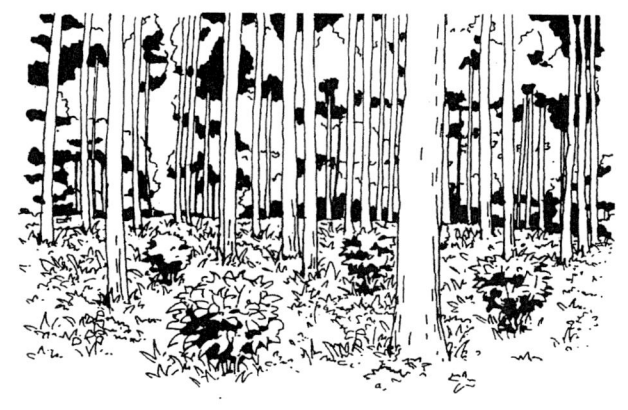

図 8.7　人工林内に林床植生を導入し，自然性を増す[5]

ケープの考え方を基軸として森林空間作りを行っていく必要性が論じられている[29]．この 50 年ほどのわが国の森林施策のテーマは，人工林を拡大し，良質な木材を数多く生産可能にすることにあった．したがって，今日ではおよそ 1000 万 ha のスギ・ヒノキを中心とした人工林が全国に広がっている．一方，風致保安林は 2 万 ha 前後でずっと推移してきた．森林風景を楽しむ歴史は古いものの，その行為自体はあまり発展してきたとはいえない．確かに，生活環境保全林やレクリエーションの森など，風景探勝だけを対象にせず，森林レクリエーション活動などに重点をおいた森は，ある程度広がってきた．これらの森では花木を植栽したり，歩道整備をしているが，何世紀も前から行われてきた嵐山の風致施業や，吉野の山桜の景観づくりに勝るものではない．

　フォレストスケープの概念を導入し，たとえば以下のような空間デザインを行う．

　視点①：フォレストスケープの構成要素のスケールを大きくする．人工林でも個々の樹木のスケールが大きければ，人々はそれに深い感銘を受ける．人工林のアメニティの最大の要素は，壮大さである．そのため，100 年，200 年といった巨樹の森を作る．

　視点②：人工林の自然性を増す（図 8.7）．人工林の下草植生を豊かにすることで，内景観の多様性を増し，アメニティの高い空間にする．そのため，40〜50 年生のスギ・ヒノキなど人工林では，樹冠の間から光が射し，林床に低木や草本

など植生が侵入できるよう間伐を行き届かせる．さらに，人工林周辺からの種子供給や植栽などで地域特有の林床植生を豊かにする．

視点③：森林空間のアコースティックな利用．森林空間内でコンサートや能など古典芸能等文化・芸術を体験すると，屋内とは異なる非日常性を実感できる．森の景観や香り，風の音や肌触りなどが感性を高め，芸術体験等をより深く彩り豊かにしてくれる．そのため，森林空間に野外コンサートや能舞台，シンポジウムなどを体験する場を設定する．これらに適する空間として，人工林ではスギなどの巨樹の森，ブナ林，カバやナラなどの広葉樹林も適する．

フォレストスケープの創造のための森林施策では，栃木県矢板市の「栃木県県民の森」は森林空間総合整備事業によりつくられた施設で，自然林活用のエリアに30種以上のカエデ科植物があり，森林浴のための林床整備を行っている[30]．沢には木橋を2基と展望台を設け，良好な視点場を確保し，紅葉を見るのに適した視点場は，木製の景観に違和感のないデザインとしている．遊歩道は，各コースごとに敷き砂利，木チップ，木道，堅土使用など路盤工法を変え，触覚を変化させている．

市町村条例等政策を有効に活用し，森林アメニティの向上を図る事例では，京都府美山町の林道管理条例がある．林道や周辺の自然環境を保全するため，林業やレクリエーション以外の使用を規制し，隣接地での工作物の設置に規制をかけた[31]．林道を利用した悪質なゴミの不法投棄などについては車両の通行を禁止することができる．また，林道の隣接地で工作物を設置する場合は町長の同意が必要になる．

具体的な森林空間整備については，レクリエーション林の林床管理の指針を得るために，20，50年生のアカマツ林で周期的な下刈り実験を行った事例がある[32]．半年ごと刈り取り区では，比較的林内の光条件に恵まれていても，高頻度な刈り取りによって木本植物の再生力が減衰し，2年後には25 cm以下の非常に疎な林床状態となる．林内が明るく，レクリエーション利用に適した草地型の林床を導くには，半年ごとないし1年ごと冬の刈取りを反復するのが良いとしている．

森林空間のアメニティを担保する条件として，樹木の密度を適正に保ち，見通しを良くすることがあげられる．林内散策時に影響を与えるものとして，①林分の樹木の幹が，どの程度人の視界を遮るかという点から林内の鬱閉感を算出し，

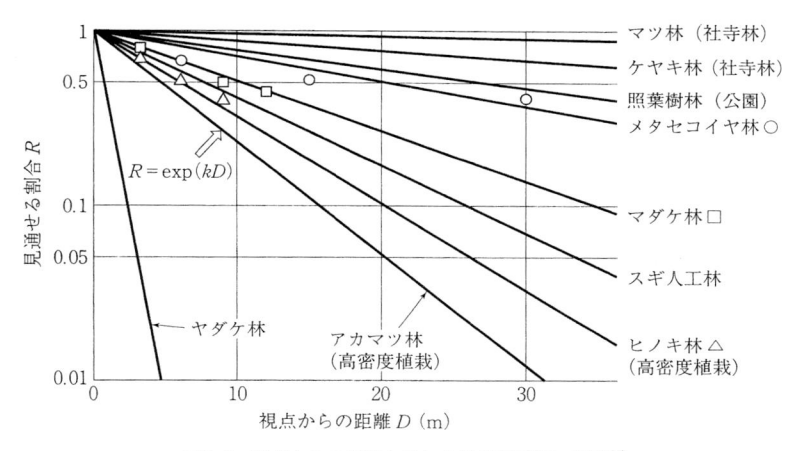

8.3 森林のランドスケープデザイン

図 8.8 視点からの距離と幹による視界遮断の関係[33]

(グラフ内ラベル: 見通せる割合 R、視点からの距離 D (m)、$R = \exp(kD)$、マツ林（社寺林）、ケヤキ林（社寺林）、照葉樹林（公園）、メタセコイヤ林○、マダケ林□、スギ人工林、ヒノキ林△（高密度植栽）、アカマツ林（高密度植栽）、ヤダケ林)

② 視界を遮る幹の直径分布の多様性から林内の煩雑感を算出したところ，10 m 先の物体の 60% 程度が見通せる林分では，開放感が高くなり，快適な林分となるという結果が得られた[33]（図 8.8）．

都市近郊林の立木密度に関する研究では，茨城県つくば市のコナラ-アカマツ二次林においてフォトモンタージュ手法を用い，立木密度の好ましさの順位付けを行った結果は，943 > 1300 > 1000 > 700 > 614 > 1843（本/ha）であり，本数密度が高いか低い森より 950〜1300 本/ha 程度の中庸な密度の林分が好まれるとした[34]．これを胸高断面積合計に換算すると，27〜35 m^2/ha 程度が好まれ，平均直径 50 cm の林分であれば，137〜178 本/ha の本数密度に概当することがわかった．

森林セラピーロードを効果的に活用していくためには，歩行に要する運動量を把握する必要がある．複数ロードの運動量の違いによって，利用者はニーズに応じてロードを選択することができる．このことは，将来森林セラピスト等が活用するに当たっても重要な基礎情報となる．

森林遊歩道の歩行エネルギーに関する研究では，斜度のある道を歩行する際の歩行エネルギーを定量化し，実際の地形の歩行エネルギーに与える影響を明らかにしている[35]．森林内歩行中，連続測定可能な酸素摂取量計「オキシログ」を掲帯させ，心拍数，換気量，酸素摂取量を測定し，net カロリーおよび体重当た

り net カロリーを計算した結果，測定により得られた心拍数，換気量，酸素摂取量の経時的変化は地形条件を反映し，同相的変化を示したとしている．また，浅虫トレッキングコースの運動量の研究では，消費カロリーをポラール社製ハートレートモニターおよびスズケン製ライフレコーダーで計測し，循環器疾患の予防になる有酸素運動の1日必要量300キロカロリーの具体的データを示したマップを作った[36]．

森林レクリエーション地におけるサインについては，千葉県県民の森の景観計画における研究がある．このなかでは，緑地空間自身のデザイン・管理はもちろん重要であるが，県民の森へ至るまでの景観体験の過程が大切であり，アプローチおよびサインの景観管理や県民の森の空間をより意識させるのに，入口（ゲート）と出口のサイン等の景観管理の重要性について述べられている[37]．

千葉県県民の森の景観施業に関する研究では，内浦山県民の森の景観施業は，歩道沿いの幅5および10 mの線的な林内整理伐を行い（急勾配地は5 mとし，緩勾配地は広く10 mとする），伐採方法の基準は，数本から7,8本の株立ちの旧広葉樹薪炭林を，本数で3分の2伐採（1株当たりおおむね1〜3本とする）することとなっている[38]．

森林浴歩道に関しては，油井による研究がある．野幌森林公園における歩道整備の現状について検討し，自然研究路の距離は1〜2.5 km程度が利用しやすく，自然研究路における歩道幅員は，対向する利用者が肩をふれあうことなく，すれ違うことができる1.5〜2.0 mが最適であるとした．野幌森林公園の歩道において距離に対する幅員別割合をみると，幅員1.5 m未満が26.0％，1.5〜2.5 mが64.3％，2.6 m以上が9.6％となっており，半分以上が最適幅員であるとしている[39]．さらに，海外の歩道の事例として，健康増進利用プログラムを組み込んだ「ヴィダ・パルコース」と呼ばれるスイスのコースについて述べられている[40]．これは簡易な器具類を用いた体操とランニングによる身体トレーニングを組み合わせた森林スポーツコースであり，スイス全土に500か所以上あり，広く国民に親しまれている．コースは，開始地点と終了地点が同じになるような総延長2〜3 kmの径路に，ほぼ100 m間隔で最初は楽で簡単だが，しだいに運動量が大きくなるように運動地点が設定され，それぞれ体操方法を示すサインポストと運動用具が配置されている．

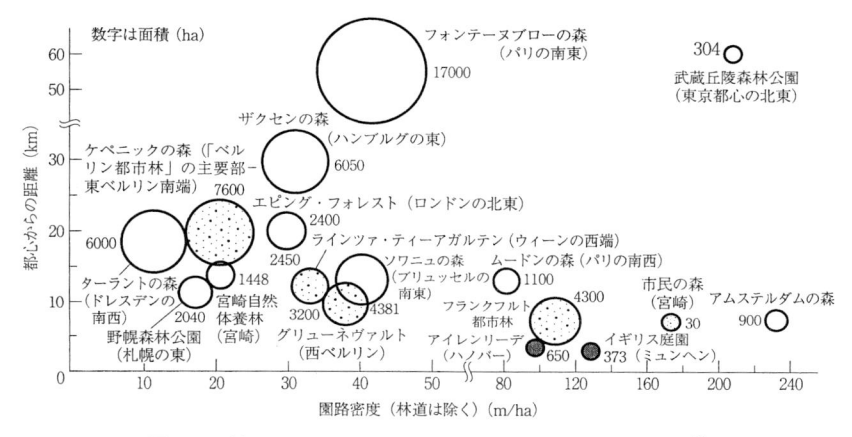

図 8.9 近郊レクリエーション林の園路密度・位置・規模・種類[41]

快適な森林レクリエーション利用を行うための適正な歩道密度については、ドイツの事例を分析した研究がある[41]（図 8.9）。ドイツのシュルツの農林地における農道や林道等の道路密度、およびハイキング路網の適正基準によると農道密度は 20～30 m/ha、そこでのハイキング路の適正密度は 5～10 m/ha、ハイキング路の農道の総延長に占める割合は 25～30% が適正であるとしている。そこで、計画区域の森林の需要量を単位面積当たりの適正容量＝適正収容力で除した値を提案し、森林内の大規模平地林、中低山帯の森林、都市林や都市近郊林におけるハイキング路の適正密度は、それぞれ 10～25 m/ha、25～40 m/ha、および 75～120 m/ha であるとした。　　　　　　　　　　　　　　　　　　[香川　隆英]

(2) 利用者意識 — 森林利用と来訪者意識

森林ランドスケープデザインの検討に当たってまず注目されたのは利用者の動態、すなわち実際の公園緑地等における利用者のふるまいである。利用者の動態は、諸活動の実践の場となる森林環境を検証する上で重要な情報をもたらすものであり、つねに意識するべき対象だからである。川名ら（1977）は公園や緑地における一連の利用者動態調査から、公園の利用者が芝生に多く二次林には少ないこと、春はサクラ、夏は木陰、冬は芝生に集まること[42]、疎林や広場において利用者の滞在時間が長いこと[43]、また、利用目的が運動である利用者が多い公園で

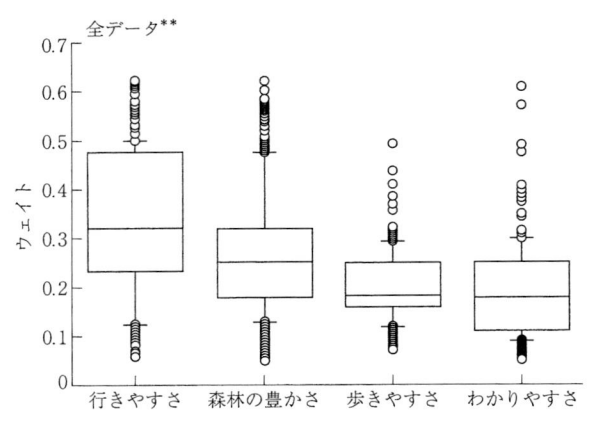

図 8.10 森林散策をするときに重視する条件[47]
**：1％水準で有意．

は芝生に滞在する人数が多く，芝生の過密に起因する林内入り込みがみられることを明らかにした[44]．これらの結果から，一定の広がりを持つ森林環境の中に広場等の疎開した環境が存在することの意味が見出されたが，利用者の動態をさらに明らかにするためには利用者の属性や利用目的や意識などを利用者自身に問うことが必要であり，アンケート等による調査が行われた．自然休養林において利用者の意識を探った例では，甲斐（1992）は利用者には自然のままの状態に好感を持ち，管理に関してはなるべく自然のままが良いと考えている人が多いことを明らかにし[45]，馬場（1995）は施設整備は不要と回答する利用者が最も多いことを明らかにした[46]．また，佐藤ら（1999）は，森林公園 11 か所で利用者の意識を調べ，利用者は森林散策を行う時に自分の活動拠点の近くに豊かな森林があることを望んでいることを明らかにした上で（図 8.10），実際の森林公園では施設間や森林間に比較して施設と森林は離れていることを指摘した[47]．このように実際の利用者の動態と意識への注目から，森林環境が広場や疎林等の存在による植生の濃淡を持つことや施設等の整備水準と配置が利用者にとって重要な意味を持つことが明らかにされている．

(3) 森林の保健休養機能 — 保健休養機能評価，機能を高める森林整備

森林環境の利用者の動態，意識や森林のイメージの検討から，利用者にとって

望ましい森林の様相等が明らかにされてきたが，望ましい森林を具体化するための森林管理のあり方も重要な課題である．したがって，利用者の動態や意識，森林のイメージにかかわる諸検討と並行する形で森林管理の手法に関する検討が進められてきた．森林管理を考える上で，個別の森林をより望ましい状態へ誘導するためにどのような管理が必要かを検討するオンサイトレベルのとらえ方がある．一方，一定の広がりを持つ地域を対象に森林のポテンシャルを評価する，利用者の居住地との関係等からレクリエーション等人とのかかわりを目的とした森林が地域においてどのように配置，整備されることが望ましいのかについて検討する，といった地域レベルのとらえ方がある．

a．オンサイトレベルの管理 内藤ら（1977）は，利用目的からのアプローチをとり，自然休養林における自然，災害防止，資源維持，教育文化等の視点からの地帯区分を提案した[48]．このような対象エリアを区分した管理の裏付けには具体的な森林データの整備が必要であるが，熊谷ら（1988）が演習林を対象に行った森林レクリエーション・景観計画を目的とした10 m メッシュにおける地形・森林データの整備[49]が参考になる．さらに森林をより望ましい状態へ誘導するための管理作業についても具体的な検討がなされてきた．伊藤ら（1989）は，景観を改良するための風致間伐手法について，風致的改良面のみならず生態学的育林面からも検討を加えた[50]．重松（1989）は，二次林の保全とレクリエーションの場としての活用を目的に，刈り取り・間伐実験を行い，林内の光条件と刈取り条件に対する林床植物の動態を明らかし，レクリエーション林における利用型と要求される空間的条件を区分した上で，それぞれの林床型を形成，維持する上で必要な管理指針を提示した[51]．

このように利用者にとって望ましい森林を具体化するための検討がなされ，間伐や林床植生の刈り払い等の管理についても具体的な指針が示されてきた．なお，利用者にとって望ましい森林を論ずるに際しては，心理的反応のみならず生理的な反応や心身反応の要因となる温熱環境等も検討する必要があるが，これまでの森林管理のあり方の検討は視覚的な望ましさ，つまり景観を主眼に行われてきたのである．

b．地域レベルへの概念的アプローチ 地域レベルで森林のあり方を検討するという課題に対するアプローチの1つは，利用者が緑地に対してどのような環

境を期待するかという概念的なアプローチであった．藤井（1978）は，具体的なフィールドを想定せず，都市地域緑地，田園地域緑地，自然地域緑地という概念区分に対して学生等の被験者による緑地構成要素の評価を行い，緑地評価の基本的尺度として，休息性（のんびりできる，広々としている，静かである），人工性（都市地域緑地では，遊具，売店，休憩所，田園地域緑地や自然地域緑地では，林内が歩きやすい，林内が明るい，といった施設や人為的に管理された自然の条件），清涼性（涼しいこと，風通し，日当たり）があげられることを明らかにした[52]．また，中谷は，都市近郊レクリエーション林計画では，位置選定，規模決定および森林レクリエーション施設の配置に関する考察が基本的課題になるとし，計画策定においては，森林レクリエーションの特性，森林の魅力性と適正収容力およびこれらを著しく高めることのできる林内レクリエーション施設に関する検討の必要性を指摘した[53]．

このような概念的なアプローチに対し，実際の利用状況からのアプローチも試みられ，坂本（1984）は，都市公園，森林公園等諸種の森林レクリエーション・エリアの誘引圏とレク資源特性について，都市の中心部から郊外 30 km までの範囲に立地する 7 か所を対象に検討を行い，森林レクリエーションの誘致圏はエリアに歴史公園等としての著名さや運動のための条件具備といった特異性が強いほど遠距離にまで拡大する傾向にあり，単なる雑木林で森林以外にレクリエーション対象を持たないようなエリアは誘致力が劣るといった現象があることを明らかにした[54]．

c. 地域レベルのポテンシャル評価　これらの検討はいずれも，個別のサイトが地域内の利用対象として保有することが望ましい特徴を扱ったものであるが，地域における利用対象森林の配置や整備を考える上では，地域内の森林が整備等によって利用対象森林となりうるポテンシャルを評価することも重要な課題である．この問題に対して，溝口ら（1987）は，流域における森林の保健休養機能を森林レクリエーション機能と景観的機能の 2 面からとらえ，森林レクリエーション機能については林種，樹種，傾斜，河川，湖により，景観的機能については対象地域の被視状況と視覚対象となる森林の状況により評価した[55]．丹羽ら（1988）は，自然性，利用の容易性，眺望性，歴史的価値，水の存在を評価要因とする総合評価関数によって流域の保健休養機能を評価した[56]．熊谷（1989）は，

8.3 森林のランドスケープデザイン

森林の保健休養機能とそれらを規定している要因を，景観鑑賞機能（眺望，落葉広葉樹），保健機能（緩傾斜，針葉樹），スポーツ機能（スポーツ施設，川や湖），教育教養機能（植生自然度が高い，史跡名勝がある）に分類し，それぞれのメッシュ値から２つの市域の森林機能を評価した[57]．野田ら（1991）は，写真の１対比較による景観評価から植生をアカマツ，落葉広葉樹，スギ，常緑広葉樹，竹林，ヒノキ，草地の順にウェイト付けし，被視ポテンシャルと植生のウェイトからメッシュ単位の森林の風致機能評価を行った[58]．田中（2000）は，森林レクリエーションにかかわる資源として山岳，高原，湖沼等，森林レクリエーションにかかわる施設として森林に関係する公的レクリエーション施設，博物館，動植物

表 8.3 森林レクリエーション資源・施設の素点の付け方[59]

得点	基 準	該当する資源・施設
4ポイント	森林空間や樹木などが直接観光やレクリエーションの対象となっている資源・施設．	【資源】山岳，動物（森林性），植物（森林性植物および木本）など． 【施設】公的観光レクリエーション施設（森林関係），博物館（森林関係），動植物園（森林関係），公園（森林関係），自然研究路（森林関係），スキー場，観光林業など．
3ポイント	森林空間や樹木などが直接的対象となっているわけではないが，その存在が大きな影響を及ぼしうる資源・施設．	【資源】高原，河川景観，海岸景観，特殊地形，動物（上記以外）植物（上記以外），温泉，城郭，神社仏閣（屋外施設），庭園，町並み，旧街道，史跡（下記以外），その他の名所（屋外名所），郷土景観など． 【施設】公的観光レクリエーション施設（上記以外），博物館（上下記以外），動植物園（上記以外），水族館，公園（上下記以外），展望施設，センター施設（屋外関連），自然研究路（上記以外），オリエンテーリングコース，キャンプ場，ゴルフ場，フィールドアスレチック場，フィールドアーチェリー場，海水浴場，観光農業，観光牧場，観光漁業，レジャーランド（下記以外），郷土料理店（森林関係），ショッピング店（森林関係）など．
2ポイント	森林空間や樹木などが直接的対象となっているわけではないが，それらが関与する可能性のある資源・施設．	【資源】湖沼，史跡（石碑など），歴史的建造物，近代的建造物，その他の名所（歌碑など）など． 【施設】博物館（産業系），美術館，公園（都市型公園），センター施設（上記以外），スポーツリゾート，サイクリングセンター，マリーナ/ヨットハーバー，レジャーランド（アミューズメント施設），郷土料理店（上記以外），レストラン・ショッピング店（郷土品）など．
1ポイント	森林空間や樹木などが直接的対象となっておらず，それらの関与性も低い資源・施設．	【資源】海中公園，神社仏閣（屋内所蔵品），その他の名所（屋内関係）など． 【施設】産業観光施設，ショッピング店（上記以外）など．

園，公園，自然研究路等をそれぞれ得点化し，流域の森林レクリエーションポテンシャルを評価した（表8.3)[59]．これらの検討においてはいずれも広域を対象に森林の種類や川，湖等の自然資源と傾斜等の地形およびレクリエーション施設等を要素に評価し，その結果をポテンシャル図に集約しており，地域レベルの森林資源ポテンシャルの検討に参考になる．　　　　　　　　　　　　　　[大石　康彦]

(4)　森林セラピーロードの設計

セラピーロードの要件としては，どのようなことが必要であろうか．以下に私見であるが少し整理してみた．

① ロードの物理的要件

● 緩やかな勾配：平均勾配が5%以下であること（少なくとも7%以下．山岳のロードは別）．

● 歩きやすさ：幅1.5〜2mで十分すれ違うことができること，湿潤箇所等はチップ加工舗装や木道等で歩きやすいこと（渓流のロードは別）．

② 森林景観の特徴

● 視点場の有無：ロード上や周囲に，眺望点や滝などの水辺，ランドマークを見る箇所等，優れた景観が見渡せる箇所があること．

● ランドマークの有無：巨樹や滝や湖沼や文化遺産などランドマーク（景観の主対象）があること．

● 景観の多様性：四季の変化に富むこと，天然林，針広混交林，里山など森林景観の特徴があること，人工林では巨木が多い・間伐等管理が行き届く・下層植生の多様性が高いことなど，また人工林の最終林型として100年生で200〜300本/haを目安とし，30〜40年生では1000本/ha以下とし一定の照度が得られるようにすること，林内・尾根筋・人工林天然林・湿原・渓谷・谷津田など多様な空間の連続であること．

③ 快適な空間であること

● 静かであること（都市騒音からの距離が十分にある）．

● せせらぎの音や遠くの滝の音など水辺の音が心地良いこと．

● 森林性の野鳥の多様性が高く，さえずりが心地良いこと．

● 林内の温熱環境が快適であること（PMV：温度，湿度，気流，輻射，着衣量，

活動量の6要素によりヒトが感じる温冷感).
- 落ち葉の道や土の道,さまざまな樹皮などに触れることができること.
- 空気が良いこと,フィトンチッドが豊富であること.
- 森の収穫物:キノコ,山菜,木イチゴなどが豊富であること.
- 地域の特産物を供するレストランなどがあること.

④ ロードの多様性
- 連続したロードが複数箇所あること.
- 多様なニーズに合わせたロードがあること:ユニバーサルデザインの小規模なロード,高齢者等対象の1km程度のロード,一般利用者用の1〜2kmのロード,健常者用の2km以上のロードなど.

⑤ ロードの管理
- ロードの補修などの管理が行われること.
- 歩道から20m程度の下刈りや除伐,つる伐り,枝払い等によって視覚の快適性が確保されること.
- 数百mごとの木製ベンチやサインなど施設の維持管理が適切に行われること.

⑥ ロードのサイン
- 入口,出口には全体のサイン,ロード上には分岐点等にサインを整備すること.
- サインの内容は,傾斜・距離・カロリー消費量,森林浴効果の生理・心理・物理的およびカウンセリング効果などを解説.

⑦ アクセス
- 地域の日常的利用を目的としたロードでは,居住地から徒歩によるアクセスが可能であること:2km以内.
- 交通手段を利用する場合,公共交通等アクセスが便利であること(1〜2時間).
- 車道は林道等もすれ違うことができること,滞在型では観光客誘致のための大型バスがアクセス可能であることなど.
- 入口,出口等にパーキングがあること.

⑧ 宿泊施設等
- 滞在型のセラピーロードにおいては,心地良い宿泊施設が整備されているこ

と．
- ロード内の視点場周辺等に 500 m に 1 か所程度の休憩施設があること．

⑨ 他施設等との連携
- 滞在型のセラピーロードにおいては，温泉の有無，美術館や能舞台，国立公園など魅力的な他施設との連携がとれること．
- 医療機関との連携がとれており，心身の医療に関するリハビリ等でセラピーロードの活用可能性が高いこと．

⑩ 地域内の連携
- NPO，NGO 等との連携により，ロードの維持管理，インストラクター等ソフト面のバックアップ体制など地域内での連携が持続的に確保されること．
- 従来から地域住民が親しんできた森やロードであったり，歴史・文化資源や祭りなど地域社会との繋がりがあること．

(5) 森林セラピーロードのデザイン事例

森林セラピーの先進地であり，クナイプ療法の発祥の地であるドイツ・バイエルン州のバート・ウェーリスホーフェンや福島の滝川渓谷等の事例を用いながら具体的なコース整備について記述する．

a. コースの選定　バート・ウェーリスホーフェンでは，図 8.11 左のように滞在客がホテルから直接，森林セラピーロードを徒歩で散策できるようになっている．

また，ホテルからの散策道はそのまま町を抜けて，ドイツの特徴的な景観であ

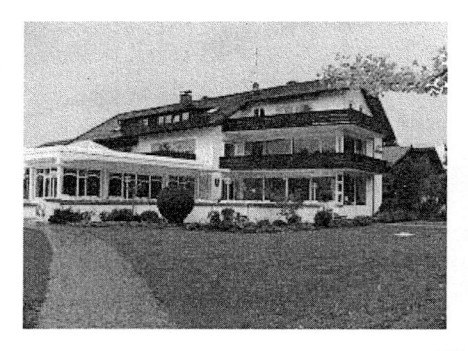

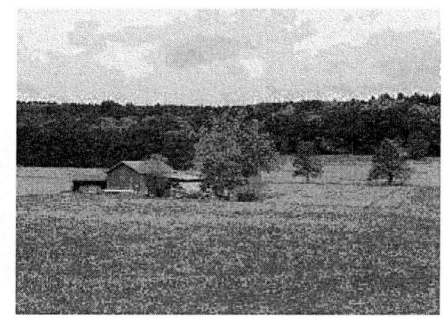

図 8.11

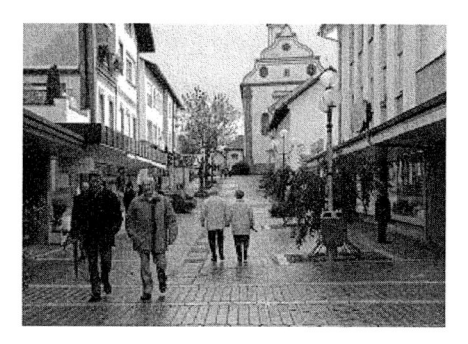

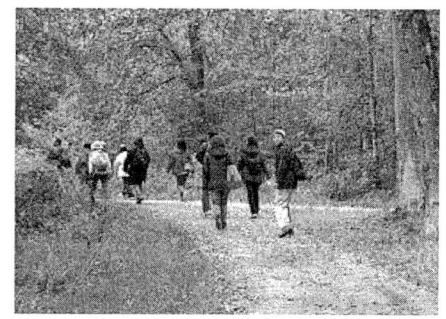

8.3　森林のランドスケープデザイン

図 8.12

る牧場や畑に連続する（図 8.11 右）．そこでも歩道は途切れることなく続き，人々は開放的な空間の中を歩行体験することとなる．

　こうした，空間の連続性と安全で快適な歩行条件の整備が非常に大切なこととなる．

　森林セラピーコースの整備においては，直接関係する森林や周辺の農地だけでなく，滞在したり利用する町の全体のイメージも，森林セラピーに寄与する雰囲気作りを心がけると効果的である．バート・ウェーリスホーフェンでは，町の中心街も歩行者を優先した町作りを行っている（図 8.12 左）．森林セラピーコースでの歩行のあとさきで，市街地を利用できるのである．

　森林内のコースは，療法が目的であるので，できるだけ傾斜が少ないことが望ましい．図 8.12 右のようにドイツのコースは平坦なところが多い．歩道幅は，利用者が交差するのにストレスがない程度に充分に広い．

　森林セラピーコースにはさまざまな林相があって然るべきである．図 8.13 のドイツのヨーロッパブナやナラ林のような，広々とした明るい林相がどちらかといえば中心になった方が良いが，下のような木陰が深い，涼しげな林相が混在している箇所があっても良い．

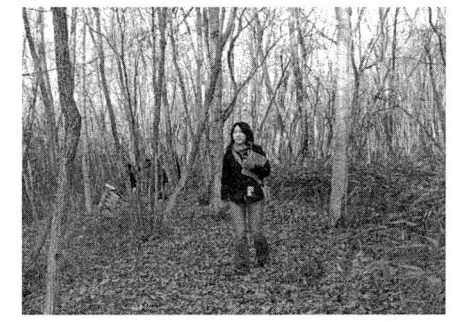

図 8.13

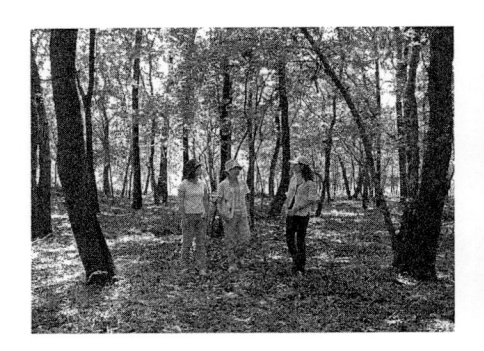

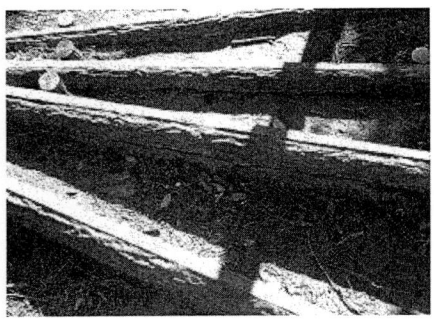

図 8.14

b. コースの整備

① 動線整備

歩道は利用者が下を向いて歩かなくて良い程度に,歩きやすく整備する.五感でのアメニティを享受するためには,道の状態を気にしながら歩くのでは得られない.たとえば,湿潤な箇所では,ウッドチップに加工を加えたような素材を用いて,快適な歩行ができるように工夫する.

図 8.14 左のように人が十分すれ違うことができて,比較的平坦であること,本数密度は疎にして明るくする.下層植生が視覚の邪魔をしないように,高茎のものは刈り払う.落葉を踏みしめる道は触覚に心地良い.

図 8.14 右の道は削られて歩きにくくなっている.また,素材はできるだけ自然空間に馴染む地域の素材を使用するよう心がける.

② サイン整備

セラピーロードにおける運動量を記述したサインを整備するよう心がける.そのための森林浴実験を行う必要がある.小広場を動線上に設け,広場を使った作業療法や簡単な運動などセラピーを行うに当たってのメニューをサインに盛り込む.森林浴実験を行う場合は,生理的な効果のデータや,心理効果,物理環境の森林浴効果のデータなどもサインに盛り込むことが必

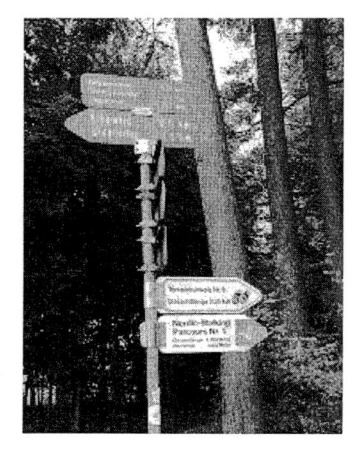

図 8.15

要である．

バート・ウェーリスホーフェンでは，地形療法道としての特殊なサインがコース上に網羅されている．図8.15のように散策用のサンダルをマークとして，番号や距離が記載されている．

c. 森林空間整備

① 適度な照度を保つための除伐・間伐など

日本の森では，できるだけ明るくすることが大切である．多くの森が，樹木に密に覆われて人が快適に歩くには暗すぎるからである．しかし，明るい箇所ばかりというわけではなく，日が陰り，夏には涼しい箇所も必要である．したがって，疎林で明るい箇所，ややうっそうとして涼しい箇所，開けた箇所など多様な明るさの森林空間が体験できるようにコース整備をする．

② 視覚効果を高めるための間伐など

平均直径が 20〜30 cm の森であれば，1 ha 当たり 700〜800 本の密度とする．この程度が視覚的に快適な密度となる．萌芽更新されてきた森であれば，7〜8本ある幹を 2〜3 本にするくらいの強度な間伐を行う．

③ 快適性を高めるための下層植生の刈り払いなど

見通しをよくするためには，除間伐に加え下層植生の管理が肝要となる．コースの手前から奥に行くにしたがって，刈り払いの強度は低くしてよいが，コースから 5 m 位はしっかり刈り払い，10 m まではややしっかりと，それ以上は簡略にまた，必要に応じて行うこととする．

d. 施設整備

① 適度な間隔でベンチを配置

森林セラピーのためには，頻繁に休息をとる必要のある高齢者や弱者の利用を考えなければならない．したがって，200 m おき程度にベンチなど簡単に座れて，一服できる施設を配置する（図8.16）．

② 休憩施設の配置

東屋など休憩施設も適所に配置す

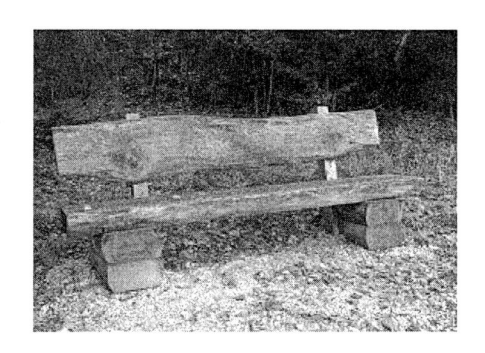

図 8.16

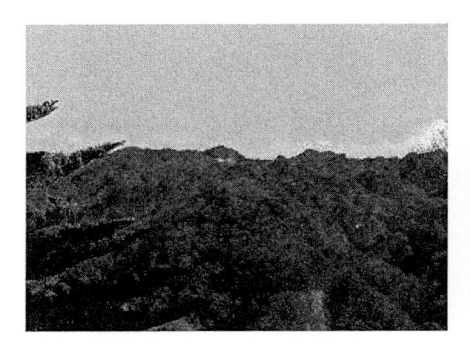

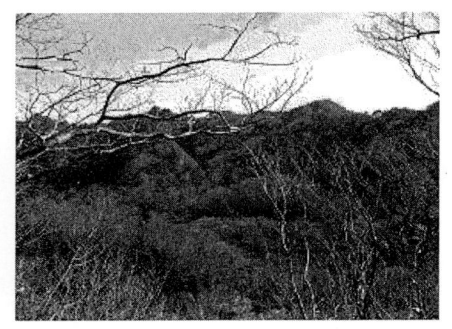

図 8.17

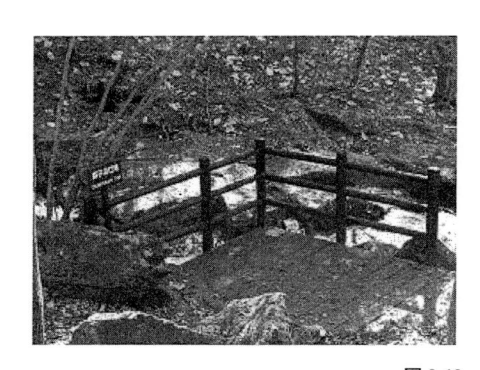

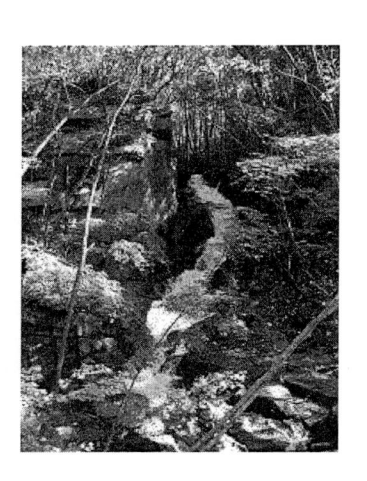

図 8.18

る．500 m～1 km ごとに配置する．

③ 視点場の設置

図 8.17 左のような眺望箇所には，視点場として景観を満喫できる空間を確保する．

ベンチや休憩施設などがあれば，より効果的である．しかしながら，施設が視点からの景観や視点場の雰囲気を壊さないように十分留意すること．

図 8.17 右のような眺望箇所も十分視点場として機能しうる．冬の間は落葉期なので視界が良いが，夏になると枝葉に遮られて見えなくなるため，眺望のための枝落としや除・間伐を考慮する必要がある．

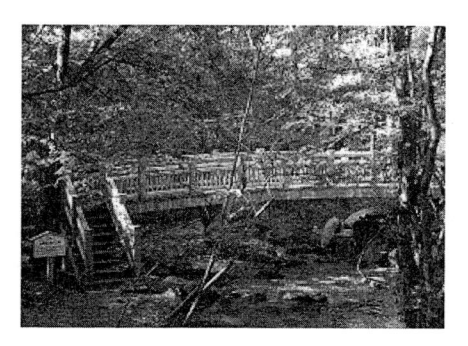

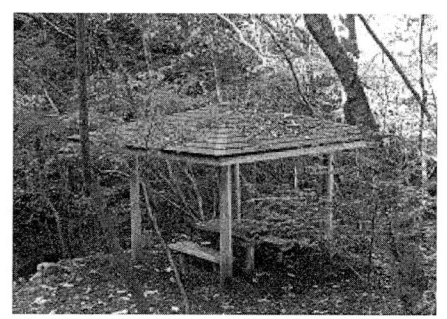

図 8.19

　図8.18左は，福島の矢祭町滝川渓谷の木製デッキである．歩道から少し渓谷側に，視点場をデッキとして設けることで，歩道からでは滝が横からしか見えないのに対し，デッキからは滝が正面に見え（図8.18右），主景観としての役割を十分に果たせる．こうした主景観の価値を高めるための視点場の設定が大切なのである．
　森林セラピーコースの施設は，ランドスケープに馴染むデザインであることが要求される．素材はできるだけ地元の自然素材を用いることが望ましい．
　図8.19左の橋は木製の柔らかなデザインとすることで，新緑の渓流とよく調和している．
　休憩スペースは，そこからのランドスケープの見え方や，空間の居心地の良さを付加するのはもちろんのこと，施設自体が外部の視点から目障りにならないような配慮が求められる．休憩スペースからの風景が優れていても，それを含めた風景も同様に優れたものでなければならないのである．
　④ ランドマーク
　森林セラピーコースにメリハリを与えるものとして，ランドマークの存在は欠かせない．
　視点場から眺望する独立峰がランドマークになり，滝や，湖などの水辺，大きなアカマツの木やモミやツガの木，ヤマザクラの花，カエデの紅葉などがランドマークとなりうる．それらをコース上や周辺からピックアップし，効果的に体験できるよう，コース内に設定したり，少し足をのばしてランドマークを見るなど工夫を凝らす．

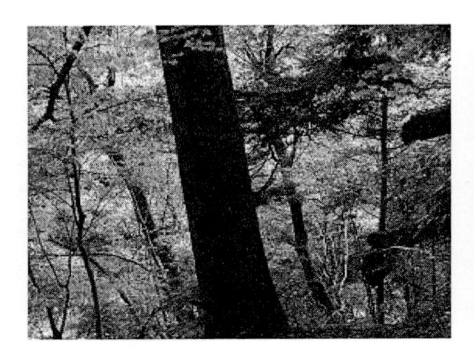

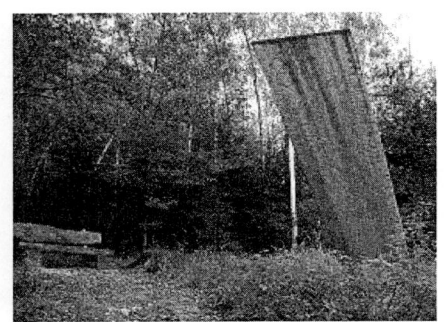

図 8.20

　図 8.20 左のような巨樹は，比較的容易にランドマークとなりやすい．
　図 8.20 右は，巨樹の倒木をモニュメントとしてランドマークとしたもの．こうした自然物を模したものは，風景の歴史を残す方法として秀逸な仕掛けである．
⑤ 地域景観資源
　清和県民の森や船橋県民の森に特徴的な中低木の花や果実，草本の花など地域の景観資源を生かして除伐などで育成したり，必要に応じて植栽したりすることも効果的である．
⑥ アクセスや入口の施設
　アクセスが自家用車中心である場合，駐車場が入口に不可欠である．また，団体客を誘致するためには，大型バスが駐車できたり，通行できる道路も必要である．入口駐車場周辺には，地域の名産品の売店やトイレなどの設備があれば，利用客の満足感は増すことになろう．
　食も五感を構成する要素として，重要なポイントである．地元のそば粉を用い，地域の住民により手料理を食べさせる食堂やレストランは，来訪者の味覚を通しての快適性の向上とともに，地域の活性化に貢献するものとして大いに活用していきたい．
⑦ ソフトの整備
　最後に，森林セラピーを支えるのは人であり，単に施設や森林整備をしただけでは長期的な発展性は見込めない．森林セラピーコースの説明や簡単なメインテナンスを行う人（ドイツの森林セラピーコースを案内する森林官），そして森林

セラピーの手助けをする森林セラピストや病院関係の人々など，専門家からNPO，一般市民まで幅広い人たちが協力し合っていくことが大切である．

8.4 森林環境要素

　森林のアメニティを規定するのは，視覚・聴覚・嗅覚・触覚・味覚の五感に作用する森林の環境要素によるところが大きい．8.2節（3）項で身近な森林のアメニティは，涼しさなど温熱感にかなり起因すると述べた．これら微気象と快適性に関する研究では，日本，中国，パキスタンの一部で，8月の晴天時における緑陰内外の微気象観測を行い，人体皮膚面の熱収支を解析した結果，緑陰内外で大きな差を示す気象要素は日射量と地面温度で，気温や湿度の差はそれほど大きくはないことを示した[60]．緑陰内外で最も大きな差を示す気象要素は日射量で，この差は枝張りのよいヒマラヤスギやエゾマツなどの緑陰内外で特に増大したとしている．

　緑空間における気象環境と人の行動については，人々の反応行動 RB は，温度：T，日射：S，風速：W，湿度：H，樹影：V，着衣：CI 等で説明できるとして，$RB = f(T, S, W, H, V, CI)$ のモデルを提示した[61]（図8.21）．また，日射，樹影，地表面被覆等を通じて形成されている造園空間で，至適温度帯あるいはそれに近い温度帯の場を人々は選択する．その選択した場で着衣を通じて体感温度を調節して「快適～不快」「寒い～暑い」等を人々が認識しているとした．特に，落葉樹が有する季節的特性，つまり葉の成長，繁茂，紅葉，落葉を通じた気象環境調節作用等および土地利用被覆材料の保有する温度調節作用が重要であることが示された．

　森林の樹木の密度と温熱環境の関係について，群落密度と内部の植生が異なる2つのアカマツ樹林を対象に，緑陰の快適性の観点から調べた結果，密度の高い群落では，外気温に比べて群落内部の気温が約15％低下したが，群落密度の比較的小さいアカマツ樹林では群落内部の空気流動があり，群落上と群落内部との温度差が小さかったことを明らかにした[62]．

　小規模な樹林（規模 500 m²）の気象緩和作用について，主として夏季における樹林内気温の低下の発現形態および発現の要因について，気象要因，樹林地の

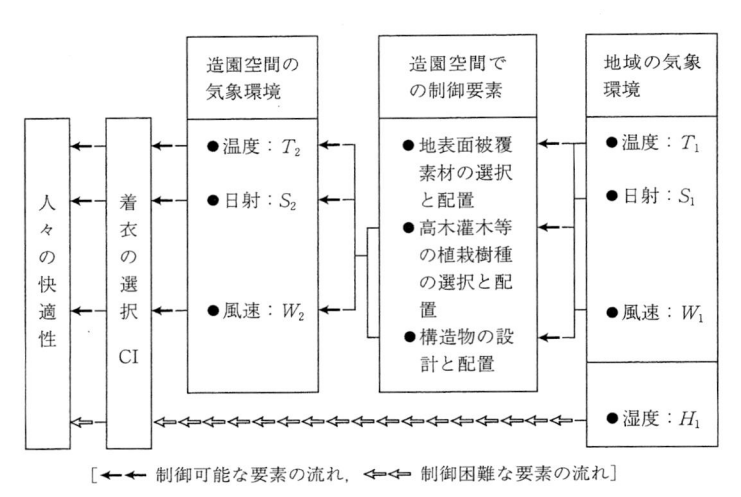

図 8.21 人々の快適性と気象環境要素・造園空間制御要素との関係[61]

性質の両面から解析した[63]. 平均気温差 Δt について,気温,照度,風速,相対湿度を説明変数として用いた回帰式が得られ,夏季,晴天,正午を想定した条件下での気温の低減は,最大値で 1.5℃,平均 1.1℃ であったとしている.

樹林帯の内外の気象環境の研究では,神奈川県藤沢市内の大学構内にある,南北の幅が約 50m で東西に長い樹林帯の内外において,気温,湿度,黒球温度,照度,地表面温度,樹木の幹および葉の表面温度,風速等の微気象要因を計測・分析した[64]. その結果,最も気温の高い場所(樹林外)と低い場所(樹林内)の気温差は 1.7℃ であったが,黒球温度では 12.5℃ の差があり,黒球温度と気温の差は照度との相関が高いことがわかった.

樹木,芝生の微気象調節効果の研究では,樹木の緑陰面,樹冠面あるいは健全な芝生面は裸地面,アスファルト舗装面などに比べると,年間の天候状態による温度変化が少なく,夏季の昇温防止効果が大きかった[65]. 樹木の緑陰面は開放面に比べて,その表面温度は夏季において 4.5～16.5℃ 低温であり,緑陰面の昇温抑止効果が実証された. 樹木の樹冠の表面温度は夏季においても気温より若干高い程度で,樹種間の差も 3℃ 以下であり,建築物の屋根,アスファルト舗装道路などの人工被覆物と比べると 16.2～17.0℃ と著しく低いとしている.

聴覚に関連する物理環境の研究では,一連の公園樹林地の騒音に関する研究が

ある[66〜68]．井の頭公園の利用者数と同公園内での騒音レベルについて調査した結果，利用者数の多い順に春，秋，夏，冬となり，騒音レベルも同様な傾向を示した．騒音レベルは12時（正午）が最も大きく，14時，16時，10時の順に小さくなった．同様に，新宿中央公園の騒音については，休日において54〜59 dBの範囲にあった．小金井公園においては，騒音レベルの値は季節的な変化がみられ，春はサクラ樹林地，夏は木かげのある樹林地，秋と冬は芝生地で大きく，1日の騒音レベルの変動は14時が最も大きく，12時，16時，10時が続くとした．

嗅覚に関連する物理環境の研究では，樹木が放出するテルペン類などフィトンチッドに代表される[69,70]．ユーカリ7種類の周囲の大気を捕集し，11種のモノテルペン——α-ピネン，β-ピネン，サビネン，ミルセン，α-テルピネン，リモネン，1,8-シネオール，γ-テルピネン，オシメン，p-シメン，テルピノレンを同定し，それぞれの大気中における濃度はppbオーダーであったとした．ユーカリが放出するテルペンからは，地上部にも少なからぬ量のテルペンが浮遊していること

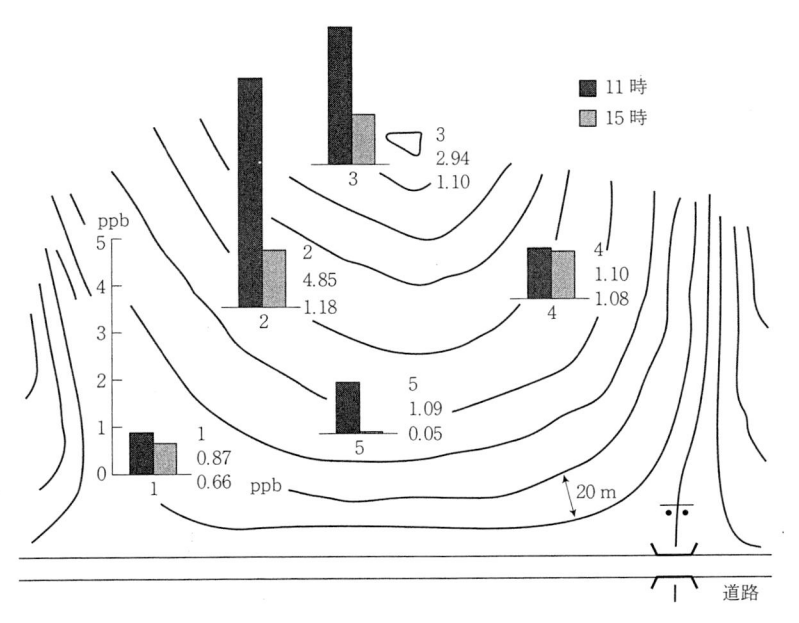

図 8.22 *Cryptomeria japonica* 林内大気中の α-ピネン量[70]
グラフ下の番号（1〜5）は測定地点を表す．

が判明した．自動車道路に近接したクロマツ林内では，道路から森の奥に行くにしたがい排ガス濃度は稀薄になるが，テルペン類は，逆に濃度が増し，道路から100 m 地点でほぼ一定の値を示した（図 8.22）．

スギ，ヒノキ林大気中のテルペン類では，α-ピネンの濃度は午前中に中腹部で最も高く，次に頂上部で，麓では最も低かった．スギ林のテルペン濃度は，アカマツ林同様，広葉樹林より高い値を示し，ヒバ林内のテルペン類の濃度分布は，スギ，ヒノキ林と類似していた．アカエゾマツ，トドマツ，エゾマツ，シラカバ林内のテルペン濃度は，気温の上昇とともに増加するが，1 m/秒以下の微風でも大きな影響を受けることが分かった．早朝のカラマツ林のテルペン濃度は低く，各成分間の濃度差も小さいが，昼近くになるとテルペン濃度が高くなり，各成分間の濃度差も大きくなることがわかった．　　　　　　　　　　　　　［香川　隆英］

引 用 文 献

1) 堀　繁，香川隆英．日常風景の中の森林－森林風景の復権に向けて－．日本林学会誌，**73**(6)：477-482，1991．
2) 香川隆英，田中伸彦．わが国の保安林制度にみる風致施策の展開．ランドスケープ研究，**58**(5)：201-204，1995．
3) 香川隆英．これからの里山のあり方・つきあい方．森林科学，**42**：46-50，2004．
4) 香川隆英．世界のフォレストスケープ探訪．林業技術，**649-654**，1996．
5) 香川隆英．2020 年の日本の森林，木材，山村はこうなる，全国林業改良普及協会，2003．
6) 大越美香，熊谷洋一，香川隆英．里山における子ども時代の自然体験と動植物の認識．ランドスケープ研究，**67**(5)：647-652，2004．
7) 大越美香，香川隆英．子どもの森林イメージと森林体験学習に関する研究．農林計画論文集，**5**：259-264，2003．
8) 香川隆英．森林のアメニティに対する森林所有者の意識．日本林学会大会発表論文集，**102**：123-126，1991．
9) 谷中英記．都市近郊レクリエーション林の規模と適正収容力について．造園雑誌，**56**(5)：193-198，1993．
10) 小島　正，香川隆英．針広混交林における形状，大きさの景観評価に関する研究．日本林学会関東支部大会発表論文集，**48**：31-34，1996．
11) 阿部由美子ほか．フォトモンタージュ手法による身近な森林景観の評価．日本林学会大会発表論文集，**108**：185-188，1997．

12) 奥 敬一, 深町加津枝. 林内トレイルにおいて体験された景観型と利用形態の関係に関する研究. ランドスケープ研究, **63**(5):587-592, 2000.
13) 佐藤 創, 鈴木悌司. 森林構造の違いによる快適性の解析. 日本林学会北海道支部論文集, **38**:162-164, 1990.
14) 山根正伸. 都市近郊にある身近な森林の利用と保全ー森林公園における樹木管理への住民参加手法の検討ー. 日本林学会大会発表論文集, **102**:211-214, 1991.
15) 大石康彦ほか. 森林環境下における心理構造の解析ー保健休養機能試験林におけるSD法の適用ー. 森林計画学会誌, **23**:33-44, 1994.
16) 山本由加, 林 進, 伊藤栄一. 林内環境における緑地訪問者の意識構造. 中部森林研究, **45**:39-41, 1997.
17) 大石康彦ほか. 森林空間が人に与えるイメージと気分の比較ーPOMSおよびSD法を用いた森林環境評価ー. 日本林学会誌, **85**(1):70-77, 2003.
18) 鈴木修二, 堀 繁. 森林風景における自然性評価と好ましさに関する研究. 造園雑誌, **52**(5):211-216, 1989.
19) 香川隆英, 八巻一成. 森林の保健休養機能に関する一考察(I)ー南会津地方におけるAHP法の応用ー. 日本林学会大会発表論文集, **101**:153-156, 1990.
20) 香川隆英, 八巻一成. 都市近郊の自然性の高い森林における保健休養的役割に関する一考察. 造園雑誌, **53**(5):269-274, 1990.
21) 香川隆英. 里山二次林そして自然性の高い森林におけるアメニティ. 造園雑誌, **55**(5):217-222, 1992.
22) 香川隆英. 京都北山における人工林のアメニティに関する研究. 造園雑誌, **54**(5):185-190, 1991.
23) 香川隆英. 人工林のアメニティに関する研究(I)ー千葉県山武地方の人工林を事例としてー. 日本林学会関東支部大会発表論文集, **42**:199-202, 1991.
24) 香川隆英, 植松龍太郎. Studies on the structure of landscape in Japanese mountain village. IFLA (International Federation of Landscape Architects) World Congress, **33**:736-738, 1996.
25) 井川原弘一, 香川隆英. 日本の代表的森林タイプにおけるアメニティの比較考察. ランドスケープ研究, **63**(5):583-586, 2000.
26) 香川隆英ほか. 都市近郊林のエコロジー・アメニティ機能の総合化に関する研究. 日本林学会大会発表論文集, **103**:219-221, 1992.
27) 渡邉正英, 浅野耕太, 香川隆英. 事業評価のための仮想トラベルコスト法におけるビジュアル情報. in:農村計画論文集, pp.61-66, 2002.
28) 浅野耕太ほか. 仮想トラベルコスト法による民有林直轄治山事業の自然環境保全便益の評価ー大井川地区を事例としてー, 水利科学, **47**(2), 2003.
29) 香川隆英. 自然風景地における森林景観整備の新しい方向ーフォレストスケープの実践ー.

ランドスケープ研究, **62**(2): 115-117, 1998.
30) 香川隆英. 森林景観整備のトレンドーフォレストスケープ創りの実践ー. 森林科学, **27**, 26-31, 1999.
31) 香川隆英. 新たな森林計画と市町村条例に関する一考察. 農村計画学会誌, **20**(1): 11-15, 2001.
32) 重松敏則, 高橋理喜雄. レクリエーション林の林床管理に関する研究ーアカマツ林における下刈りが現存量に及ぼす効果ー. 造園雑誌, **45**(3): 157-167, 1982.
33) 井鷺裕司. 都市近郊林の一分類基準ー幹による視界遮断と林内の印象ー. 日本林学会関西支部大会講演集, **40**: 243-246, 1989.
34) 井川原弘一ほか. 都市近郊林におけるレクリエーション空間としての立木密度に関する研究. 日本林学会大会発表論文集, **108**: 189-192, 1997.
35) 岩崎輝雄ほか. 歩行エネルギーの経時的変化を指標とした森林遊歩道の設定条件に関する生理的特性の実証的研究. 日本温泉気候物理医学会雑誌, **62**(4): 207-215, 1999.
36) 三上公子, 浦田浩美, 山本春江. 浅虫トレッキングコースの健康付加価値を高める調査研究. 東北公衆衛生学会51回講演集, 2002.
37) 香川隆英ほか. 森林のレクリエーションと環境林施業に関する研究ー千葉県立県民の森のサイン景観管理ー. 日本林学会大会発表論文集, **104**: 291-292, 1993.
38) 香川隆英ほか. 森林のレクリエーションと環境林施業に関する研究(II)ー千葉県立県民の森の景観施業ー. 日本林学会大会発表論文集, **105**: 185-186, 1994.
39) 八巻一成. 野幌森林公園における歩道整備の現状. 日本林学会北海道支部論文集, **43**: 125-127, 1995.
40) 山根正伸. 都市近郊における身近な森林の利用と保全(VI)ー健康増進利用と組み合わせた新事例ー. 日本林学会大会発表論文集, **104**: 317-318, 1993.
41) 谷中英記. 園路密度よりみた都市近郊レクリエーション林のタイプ. 造園雑誌, **55**(5): 211-216, 1992.
42) 川名 明, 宗 安宏. 小金井公園における利用者と林相との関係. 森林レクリエーション研究, **1**: 15-25, 1977.
43) 川名 明, 逆瀬川和典. 平林寺における植生と人との関係. 森林レクリエーション研究, **2**: 43-50, 1978.
44) 川名 明, 森永直也, 野口晴彦. 野川公園における利用者と樹林との関係. 森林レクリエーション研究, **7**: 17-35, 1985.
45) 甲斐重貴. 自然休養林の利用動向と利用者の意識ー宮崎自然休養林の事例ー. 日本林学会大会発表論文集, **103**: 187-190, 1992.
46) 馬場裕典. 国有林野における森林レクリエーションの現状ー屋久杉ランド利用者の意向ー. 林業経済研究, **127**: 77-82, 1995.
47) 佐藤孝弘, 山口陽子. 森林公園利用者と森林散策についてー利用者意識と施設配置から考

える一．日本林学会北海道支部論文集，**47**：148-150，1999．
48) 内藤恒方ほか．湯の丸・高峯自然休養林における森林レクリエーション利用に関する諸考察．森林レクリエーション研究，**1**：27-56，1977．
49) 熊谷洋一，堀　繁．小メッシュによる森林レクリエーション・景観計画のための地形樹木データの整備．東京大学農学部演習林報告，**79**：147-158，1988．
50) 伊藤精晤，馬場多久男．人工林の風致間伐のための残存木と伐採木の選定に関する考察．造園雑誌，**52**(5)：199-204，1989．
51) 重松敏則．二次林のレクリエーション的活用に関する生態学的研究．造園雑誌，**53**(1)：16-23，1989．
52) 藤井英二郎．緑地の快適性構造とその地域特性．造園雑誌，**42**(2)：8-14，1978．
53) 谷中英記，溝口周道，熊谷洋一．都市近郊レクリエーション林の計画における基本課題．造園雑誌，**53**(5)，1990．
54) 坂本　格．森林レクリエーション・エリアへの訪問行動に対する資源特異性と距離の影響．高知大学農学部演習林報告，**11**：15-21，1984．
55) 溝口周道，熊谷洋一．森林立地・林況情報を活用した保健休養機能評価．造園雑誌，**50**(5)：215-220，1987．
56) 丹羽富士雄，佐藤洋平．緑空間の保健休養機能の測定．環境情報科学，**17-4**：31-36，1988．
57) 熊谷洋一．森林の保健休養機能と住民評価に関する研究．造園雑誌，**52**(5)：175-180，1989．
58) 野田　巌，天野正博，澤田耕作．森林の風致機能の計量的評価．日本林学会大会発表論文集，**102**：229-232，1991．
59) 田中伸彦．流域レベルの森林観光・レクリエーションポテンシャルの算定．ランドスケープ研究，**63**(5)：2000．
60) 中山敬一ほか．緑陰の微気象と快適性に関する研究．造園雑誌，**54**(1)：1-6，1990．
61) 中瀬　勲，清田　信．温熱環境を基礎とした人々の反応行動モデルと造園計画・設計の方向．造園雑誌，**52**(5)：253-258，1989．
62) 原園芳信，村上智美，林　陽生．密度の異なるアカマツ林の緑陰の熱環境特性．造園雑誌，**53**(5)：233-238，1990．
63) 山田宏之，丸田頼一．小規模樹林内における夏季の気温の低減について．造園雑誌，**53**(5)：163-168，1990．
64) 藤崎健一郎ほか．樹林内外の微気象特性に関する研究．環境科学論文集，**9**：23-28，1995．
65) 近藤三雄ほか．樹木，芝生の微気象調節効果に関する実証的研究．造園雑誌，**46**(3)：161-175，1983．
66) 大里正一，坪井勇次．井の頭恩賜公園における騒音の季節的変化について．森林レクリエーション研究，**5**，1983．

67) 大里正一，佐藤憲治．新宿中央公園の騒音について．森林レクリエーション研究，**5**，1983．
68) 大里正一，佐藤憲治．小金井公園における騒音の季節的変化について．森林レクリエーション研究，**5**，1983．
69) 谷田貝光克．樹木が放出するテルペン類．木材学会誌，**30**(2)：190-194，1984．
70) 谷田貝光克ほか．樹木が放出するテルペン類（第2報）．木材学会誌，**34**(1)：42-47，1988．

終　章

終章
森林の特性と健康

1. 森林浴発想の原点

(1) 森林の不思議な力

　私が,「森林浴」を提唱したのは,昭和57(1982)年の夏であった.「森林の中を歩くと馥郁とした芳ばしい香りがし,人をひきつける魅力がある.植物から発散する揮発性のフィトンチッドにより樹林の空気は清浄であり,いろいろな黴菌を殺す作用もあって,人間の体にもよい.森林レクリエーション施設を活用して,特に都会に住む子どもたちや若夫婦もお年寄り夫婦も森林浴を楽しみながら,森林の持っている人間に対するさまざまな効用や役割などについて理解を深めよう」と広く国民に呼びかけたのが始まりであった.

　森林浴は人間の身体をリフレッシュさせ,ストレスをやわらげる効用があるので,国民の共感を呼び,格好の自然療法と受け取られ,ハイキング等と同じアウトドア・スポーツとしてすっかり定着した.

　私は若い時代から山が好きで,この道に入り,森林官として1950年代から1970年代にかけて南は屋久島の天然林から北は北海道の天然林まで,わが国の森林をくまなく調査する機会に恵まれた.その過程で,いたるところで森林の持つ不思議な現象に遭遇した.

　特徴的な森林の不思議な現象について若干触れてみよう.

　① **屋久スギの巨木林**では,それまで経験したことのない不思議な現象を体験した.

　屋久島は天然スギの南限地であり,屋久スギ巨木群が存在しており,屋久島独

1. 森林浴発想の原点

得の景観を呈している．一般的に針葉樹林の寿命は500年が限度であるといわれているが，屋久スギ林は樹齢2000～3000年という長寿の森林である．その理由は，この島の温暖な気候と，例外ともいわれる多雨という気象条件，さらには基岩が花崗岩で，土壌が貧栄養であるという地質的，地形的条件に基因して，縄文杉や大王杉など3000年を超える巨木群が生育しているのだといわれており，地元では樹齢1000年以下のスギはコスギ（小杉）と呼ぶ慣習がある．

標高1200mを超えると屋久スギ原生林が出現しはじめるが，年間雨量8000mmを超える林内であるので，林床はすべて苔で覆われている．かつて伐採された屋久スギの伐根も苔に覆われ，一面緑の絨毯を敷きつめたようだ．苔で覆われた伐根の上に屋久スギの種子が落下して苔の水分で発芽し，その幼木の根が漸次伐根を覆って成長していき，いわゆる「二代杉」となった事例は各所に散見するが，同じような経過を経て成立した「三代杉」があるのには驚かされる．

屋久スギの巨木林の生態には不思議な現象が多い．その一例を挙げると，森林内には馥郁とした香りが漂い，爽快な気分にひたることができる．その後の調査で判明したことであるが，これはα-ピネン，カジネンあるいはリモネンといったテルペン系物質が屋久スギから発散されるためだという．屋久スギ原生林ではテルペン系の物質の発散量が普通のスギ林に比較して体験的にも多いという感触を得た．

また，屋久スギ原生林内には屋久ザルや屋久シカが棲息しているが，それらの動物の死骸があっても林内ではほとんど死臭がしない．さらに，屋久スギ巨木林の中で野営をしても風邪をひくことはほとんどないし，多少の二日酔いであっても林内を1時間程度跋渉すると爽快な気分に転換してしまうなど，筆者はさまざまな面白い現象を体験することができた．

これらの不思議な現象は，屋久スギから発散される芳香物質によるのではないかと経験的にいわれているが，人の健康にどのような効用があるのか，また，不思議な現象は何に起因するのか，科学的，医学的に実証されてはいない．

また，屋久スギ原生林では，屋久スギに隣接して必ずといってよいほどヤマグルマという樹種が相寄り添って生育し，あたかも1本の樹木のように見える光景に驚かされる．屋久スギとの共生木としては，調査結果によると，16種類程度の木本植物があげられているが，その中でヤマグルマが突出している．これは，

植物の持つアレロパシー（allelopathie）と呼ばれる他感作用物質によるものであるといわれている．

このように屋久スギの原生林には生態的にも珍しい現象が各所に散見された．

② **木曽ヒノキ林**ではヒノキ独得の芳香にすがすがしい気分となり，心が妙に落ち着く．

信州木曽地方はヒノキの生育環境条件に適しているため，わが国で最も多く分布している地域である．花粉分析によると木曽谷には1万年前からヒノキが多く分布していたという．都から遠く険阻で不便な地域であったため，最高の品質を誇る木曽ヒノキ林が本格的に木材として利用されたのは豊臣秀吉の時代以降であった．

木曽ヒノキ林の樹齢は，280〜320年生が最も多く，平均直径は40 cmで，最も太いものは1 mを超えている．木曽ヒノキ林の構成は，上木の80〜90％がヒノキであり，外にヒバ，サワラ，ネズコ，コウヤマキが混生しており，これらを総称して「木曽五木」と呼んでいる．

木曽地方は，基岩が花崗岩あるいは花崗斑岩であり，土壌が痩せており，雨量は年間2500〜3000 mmで，深い谷，痩せた土地，夏の多雨と寒冷な冬という環境条件によって，ヒノキを主体とする木曽五木が成林したのであろう．

ヒノキ林に足を踏み入れると，ヒノキ林独得の芳香が漂っており，すがすがしい気分にひたり心が落ちつく．その要因は，後で分かったことであるが，ヒノキチオールやα-ピネンなどの成分からなるものである．現地調査を行っていた時代はその正体が分からず，ヒノキ林の不思議な力と認識せざるをえなかった．

木曽五木の発散するフィトンチッドは，それぞれの樹種独得の特徴を持っている．樹齢200〜300年のヒノキから発散される芳香は，最も強いが，五木の中のネズコから発散される匂いは，関係者が等しく「くせのある匂いがする」と指摘している．赤沢自然休養林の中にロッジがあり木曽の五木でそれぞれ別の部屋がつくられているが，それぞれ特徴を持った香りがあり興味深い．

③ **青森ヒバ林**では馥郁とした香りが視察者の心をやわらげ，疲れを癒してくれる．

1. 森林浴発想の原点

　通称ヒバと呼ばれる樹種は，植物学上はアスナロといい，わが国特産の樹種である．ヒバはアスナロとヒノキアスナロに分けられるが，前者は南方系，後者は北方系のヒバといわれ，日本3大美林の1つである青森ヒバ林は，北方系のヒノキアスナロの純林を指し，青森県下の津軽・下北両半島に集団的に分布している．ヒバ天然林の樹齢は150～200年生のものが多い．

　ヒバの生育を支配している要件は，温度，雨量，風の季節変化にあるといわれており，北方系のヒバ林は日本海側の気候に属している．年間雨量は1000～2000 mm程度で冬季よりも夏季に量が多い．ヒバは耐陰性が強く，天然下種更新などが期待されているため，幕藩時代から天然更新によって森林が造成され，循環的に木材利用がなされてきたという歴史的経緯があった．

　ヒバ林の林内で歩くとヒバ材独得の香りがする．林内はスギ林やヒノキ林に比べて暗いが，馥郁とした香りが強く，跋渉する人の心をやわらげ，疲れを癒してくれる．これはヒバ林から発散するテルペン系のサディネン，サディノール，ジペンテン，ポルネオールなど数種類の化学成分からなっていることが後年に判明した．

　また，ヒバ材の腐朽菌に対する耐性がきわめて強く，耐湿性，耐朽性にも優れている．また，総ヒバ造りの家には蚊が侵入しないという．また，白蟻に侵されない特質を持っているし，ヒバ材には釘がきかないという特性もある．材の成分と化合して気化してしまうので，釘が錆びずに材の止まりが悪いという．往時のヒバ材建築は軸組工法が主流を占めていたこともこれとの関係があるのではなかろうか．

　木材の腐朽菌に対する耐久力は，ヒバが最も強く，耐久度ヒバ10に対し，ヒノキ9，ツガ7，アカマツ6，クリ5の順となっている．

　以上日本の森林地帯を跋渉する度に，① 紫外線が適度に吸収されること，② 大気温が森林外に比べて安定していること，③ 湿度が保たれていること，④ 植物の香りに心理的・生理的鎮静作用があること，を体験した．

　しかし，このような森林の不思議な現象の解明は，どうやら植物の専門家だけでは困難であり，広く医学者，微生物学者，生気象学者など関連する学際的研究に待たなければならないのではないか，と思うようになった．

ところが，若い頃から探求してきたこれらの森林の不思議な現象が，B・P・トーキン博士の書『植物の不思議な力』[10]によってフィトンチッドの働きによるものであることを知り，まさに目から鱗の落ちるような深い感動を覚えた．これが導火線となって森林浴の発想につながったといってよい．

このことを知ってから，森林を跋渉するたびに，森林が人間の健康にうまく表現できる言葉はないものかと模索しつづけた．当時既に自然療法の中には空気浴，日光浴，海水浴などの言葉があった．「浴」という行為は，人間の心身の健康とつながるものであり，この考え方を一歩おしすすめて，森林の香気を浴びながら心身を鍛えるという意味で，「森林浴」という新語があるのではないかと発想し，「森林浴構想」を練った上で公表した．

当時は，都市への人口集中や生活環境の悪化に伴って，人間性の喪失やノイローゼの激増など由々しき問題が発生しており，心ある精神医たちは「巨大都市の出現によるさまざまな人間障害は，医師だけでは根治できないのではないか」とまで発言するような社会情勢下にあった．

そのため，当時のマスコミ等は，われわれの予想を超える反響を示し，連日のように関連記事が報道された．その口火をきったのが1982年7月29日に朝日新聞の一面を飾った「森の香りを浴び心身を鍛えよう」という林野庁の「森林浴構想」の紹介であった．

以後，林野庁では関係各課で検討を重ねた結果，森林政策の一環として森林浴活動を本格的に展開することとし，全国にある国有林の自然休養林を国民の森林レクリエーション活動の場として提供し，森林浴はじめ各種の施策を展開するに至った．

(2) フィトンチッド効果

フィトンチッドとは，発見者であり，命名者であるトーキン博士によると「この物質が植物（フィトン，phyton）に由来することと，その能力——殺す（チッド，cide）ことを指している」ことから「フィトンチッド（phyton cide）」と名づけたという．具体的には「高等植物が傷つくと，その周囲の環境にある他の生物を殺す何かの物質を出す現象である」と解説している．すなわち，植物は絶えず微生物に狙われているが，逃げることもできず少しでも弱るとすぐ微生物にお

そわれ，カビが生えたり，腐ってしまう．そこで植物が生きながらえていくためには，それらの微生物に対し抵抗しなければならない．その抵抗物質がフィトンチッドであるという．

同博士は，フィトンチッド効果についてさまざまな実験をしているが，まだ研究領域も広くなく，その医学的効用が基本的には確認されていないと述べている．また，学者たちが興味を持ったのは，揮発性フィトンチッドが空気中にいる微生物に及ぼす作用だけでなく，健康人や病人の身体にどんな作用をするのかという点であると指摘しており，医学者や微生物学者は，森林が人間に及ぼす作用について，医学・生物学的な大きな課題に取り組むべきであろうと指摘している．

わが国において，トーキン博士の研究を追跡研究されていた神山恵三博士は，全国各地の森林でフィトンチッド効果の実験を重ねてこられた．同博士もフィトンチッド効果は，学際的研究部門であるので，医学，生気象学，運動生理学，社会心理学など関連する研究分野の総合的研究によって逐次解明されていくべきものであると述べている．

では，どのようにして森林と人間はかかわってきたのだろうか．歴史を振り返ってみたい．

2. 地球史のなかの森林

植物がはじめて陸上に進出したのは，古生代・シルル紀の終わりの頃で，約4億年前であったといわれている．はじめて陸上にあがった植物は，体の単純な維管束植物で原始的なシダ植物の仲間の古生マツバランだといわれている．しばらくは水辺から離れることができなかったらしい．その後生息域を漸次広げていき，デボン紀には背丈の低い草本性のシダ類となった．そして，光を求めて競争していくうちに，背丈の高い「樹木」が出現してくる．樹木の特徴は，垂直に伸びる木本性の幹を持ち，自らつくり出す光合成の産物を，その幹に次から次へと付け加えて樹高成長を図っていったといわれている．

石炭紀（約3.4億〜3億年前）になると，北半球では造山運動で大小の陸地が形成される．そして，その大陸の沼地に木性のシダ植物が繁茂し，植物界で圧倒的地位を占めるようになったという．代表的な樹種は，ヒカゲノカツラ類に属す

るレピドデンドロン（鱗木），シギラリア（封印木），トクサ類の1種であるカラミラス（蘆木），最初の裸子植物であるコルダイテス（コルダ木）であったという[1]．

さらに，この紀の終わり頃には，ソテツおよび現在のイチョウの先祖型であるワルキアが出現している．中生代三畳期（2.2億〜1.9億年前）は爬虫類と裸子植物の全盛時代であったという．この時代にイチョウやソテツが森林を形成したといわれている．

植物界に大変化が起こるのは，白亜紀（1.3億〜6500万年前）の中頃だといわれており，この時代に多数の被子植物（ヤシ科，ヤナギ科，カバノキ科，ブナ科等の植物）が出現した[6]．

中生代末になると，気候の温暖化がすすみ，森林がせばまって草原が増加してくる．さらに新生代（6500万年前〜）に入ってその傾向はさらに進む．恐竜が絶滅して哺乳類の時代に入った古第三紀（6500万〜2600万年前）の初期にシベリアやアラスカなどの高緯度地方に極地第三紀植物群と呼ばれる森林が形成された（この中にメタセコイア，ヤナギ，ポプラ，クルミ，ケヤキなどの落葉広葉樹が含まれているといわれている）．

気候の寒冷化は，新第三紀（2600万〜700万年前）の後期に始まり，第四紀（200万年前〜）の開始をつげる大氷河時代にずれこんでいく．植物群は，このような気候の変化に応じて，その分布域の拡大と縮小，種の適応と消滅を繰り返しながら今日の生物相ができあがっていったといわれている．

3. 人類と森林とのかかわり

(1) 人類の起源

通説によれば，ヒト科の種族が出てくるのは，開けた草原が利用できるようになってからであり，類人猿や人類の祖先とされるドリオピテックスが他のサル系統から分かれてくるのは，2000万年前であるといわれている．

類人猿や人類に属する種は，尻尾がなく，ますます多くの時間を地上で過ごすようになった．そして最後には，この種族はアフリカで3つの系列に分類された．ゴリラになるもの，チンパンジーになるもの，アウストラロピテクス，つまり人

類になるものがこれであり、いわゆるヒト科とサルとが分かれたといわれる500万年前はこの時代を指している。そして、二足歩行のアウストラロピテクスの出現は、約400万年前であり、次いでホモ・ハビリスの出現は200万年前、60万年前にはホモ・サピエンスが出現した[2]。

人類の出現とともに、森林−低木−草木の混交が生じたといわれている。ホモ・サピエンスが進化した約4万年前に、より燃えやすい植生への推移が認められた。この植生の変化は人類の発生と火の利用によるものといわれている。

このように人類は、地球の生命の長い歴史の中では、ごく近年地球上に現われた新参者であったといってよい。

(2) 人類の生存基盤としての森林

地球上の生命体は、全て炭素（有機）化合物から構成されている。葉緑素を持った植物は、太陽エネルギーを利用して、水と二酸化炭素から炭水化物を合成し（光合成）、酸素を発生するとともに、この炭水化物から誘導されるさまざまな有機物を生産している。この緑色植物による生産は、生物の食物連鎖の第1段階となるので、1次生産と呼ばれている。全ての動物と1次生産機能を持たない大部分の微生物は、直接、間接にこの植物の1次生産に依存して栄養とエネルギーを得ている。

生物の生命を育む場は、地球表面を覆っている生物圏（バイオスフェア）であり、緑色植物は地球上における生命の源泉であるといってよい。

いまから約3億年前の石炭紀では、CO_2の濃度が現在の約10倍程度あったといわれているが、植物の光合成活動が活発に行われ、酸素の大量放出が行われるとともに、一部植物は地中に埋もれ、化石燃料となり、その後の人類のために準備してくれたのである。この化石燃料がなければ、今日の文明はありえないわけで、植物はこの点でも大きな貢献をしているといってよい。

いずれにしても、植物は地球上の大量のCO_2を吸収し、大気中に酸素を放出し、その一部が成層圏に達して、オゾン層をつくり、生物に危険な紫外線を防いで人間の生存しうる地球気候をつくり出してきたわけである。

このように、人類が生存しうる環境は、森林を中心とする植物によってつくられてきたものであり、森林はまさに人類にとって母なる存在であり、人間の故郷

なのである．

(3) 「人間の精神」にとっての森林の存在

森林は人間の精神面において大きな意味を持っている．人間は緑色に対して「穏やかさ，安心感」などを感ずるが，これが森林を中心とした緑となると単に色として感じる以上のものを感ずる．

人間と森林とのかかわりをみれば，先史時代には，人間は森の中で鳥や獣を捕り，果実，木の実を集め，水辺で魚介類を求めて生活していた．森林は居住の場であり，生活物質の供給源でもあり，森林を中心とした緑が存在しないところでは人間の生活もありえなかった．人間が地球上に登場して以来，現在に至るまでの歴史の99％以上は，森林を中心とした緑資源の中での生活であり，この長年の生活，経験によって，人間の心の深層において緑を求める感覚が養われてきたのではないだろうか．人間が森林を中心とした緑に対して，穏やかさ，安心感，生きている実感などを感じる心情は本能的でさえあるといってよかろう．

今日では，産業，交通，電子機器等の発達により，都市に多くの人々が住み，都市化による人工的な空間で仕事をし，生活するようになったため，森林等と触れあう機会が減少し，森林等を求める意識が高まっている．このことは人間の帰巣本能ともいうべき渇望であり，人間の精神に根源的な意味を持っており，人間生存の基盤であるといえるのではないか．

4. 森林とは

森林は一般的には樹木の密生しているところと理解されている．地球的規模で森林をみると，熱帯から亜寒帯に至るまで広く分布しており，気候的にも生育環境が著しく異なっている．また，先進国の森林と開発途上国の森林とでは，文化的にも経済的にもその取り扱い方が大きく違っている．そのため，その定義は国によって異なっている．

わが国の森林法では「木竹が集団で生育している土地およびその土地の上にある立木竹」および「木竹の生育に供される土地」を森林と規定している．

また，森林の定義は，生態的機能による定義，利用目的からみた定義，外部形

態からみた定義など，それぞれの立場からも定義づけがなされている．

本来，森林は木本植物を骨格とする生態系であるので，基本的には，植物群落の高さ，樹木の密度，群落の広がりなどによって定義づけられるのが妥当だと考えられる．わが国の森林は，温暖多雨の条件下で生育しているため，高山帯や風衝地などを除くと大体丈の高い樹木が密生しているので，本章では次のように定義づけて森林の特性などについて述べる．

すなわち，森林とは，「ある程度の高さ（4～5 m）以上の高さの樹木が密生して（林冠被覆率40％以上）おり，ある程度以上まとまった面積を占めている林地」であると定義しておく．この場合の林冠被覆率とは，林冠によって林地の40％以上が覆われていることを指している．

国際的統計では往々にして森林の定義が問題となるため，1997年国連の森林に関する政府間パネル（IPF：Intergovernmental Panel on Forest）の提言により，森林の林冠被覆率を20％から10％に下げ，現在これを森林の下限として世界の森林面積が出されている（したがって，国により森林の内容に差異がある）．

なお，林冠被覆率10％以下は「疎林」，「サバンナ」等であり，森林の範疇には入れていない．もちろん，わが国の森林には全く影響のないことはいうまでもない．

森林は，気候や地形等の環境条件に応じた形態と構造によって，以下のように分類される．

① 水平的温度条件により，熱帯林，亜熱帯林，暖帯林，温帯林，亜寒帯林等．
② 垂直的温度条件により，低地林，山岳林，亜高山帯林等．
③ 降水条件により，雨林，湿潤林，乾燥林，季節林，モンスーン林等．
④ 優占する樹木の生育型により，常緑樹林，落葉樹林，広葉樹林，針葉樹林，針広混交林等．
⑤ 地形・土壌などの地域的な環境条件により，湿地林，河畔林，ヒース林，マングローブ林等．

5. 森林の生態系

生態系とは，あるまとまった地域に生活する全ての生物と，その生育空間をみ

たす無機的自然（非生物的環境）が形成する1つの系であるといわれ，生物共同体と無機的自然とのつながりの中で，両者間に物質の循環が存在する1つの系，すなわち，エコシステムと呼ばれるものである．

　この生態系においては，無機的自然が生物共同体を支配し，また，生物が環境を変化させるというように，お互いに関連しあっているシステムなのである．

　森林生態系の骨格をなす植物は，いうまでもなく樹木である．樹木は木質構造をもち，長命な植物であるため，1本1本が大きく育ち，それらの集団である森林が大規模な生態系を形成している．しかし，森林はこうした巨大な樹木だけで構成されているわけではない．その下部には低木や草，苔などが生育し，幾重にも重なりあった構造を持つ植物共同体ができている．したがって，光合成を行う葉が垂直的にうまく広がって分布し，日光の量と，波長の異なる光の質を無駄なく利用できるような仕組みになっている．このため，森林の光合成能力すなわち1次生産の力が大きいわけである．1次生産の量が大きいことは，動物という消費者を扶養する能力も大きいことを意味している．

　さらに森林の特徴として，ミミズ，昆虫，ダニなどの小動物類，カビやバクテリアなどの微生物類などが，森林土壌中に多いことがあげられる．それは落葉などが多いことに起因するが，落葉を小動物類が噛みくだき，微生物が分解するという共同作業が活発に行われている．

　このように，森林はあらゆる階層の生物を包含した大規模な活力ある生態系として存在している．そして，それを支えているのが，旺盛な光合成生産に起因しているスケールの大きな物質循環であるといってよい．

　森林が成立する条件としては，地球上において，最も湿潤な気候を持つ地域，すなわち，植物の生育に適することがあげられる．また，砂礫地が気象条件などの変化によって湿潤となったり，池沼が陸地化して植物に覆われ，より高度な群落へと変遷していく過程，すなわち，「遷移」と呼ばれる自然の植物の移り変わりの最終に位置するのが森林であり，陸上における生態系の究極の姿であり，生態系の典型である．

　森林を人間との共生の面において活用していくためには，森林生態系を中心とした生物およびその生息する土地，水辺，空間等を一体としてとらえる必要がある．そこで，本章において，「森林」を呼称する場合には，このような概念を背

景にしていることをあらかじめ認識しておかれたい．

6. 日本の森林の特徴

　日本列島は北緯25°から45°まで，南北3000 kmにわたって東アジアのモンスーン地域に弧状に広がり，海洋に囲まれ降雨量も多く，国土の約7割が森林で覆われている森林国である．日本は気温の緯度的変化が大きい中緯度地域に属しており，その森林帯は亜熱帯常緑広葉樹林から暖温帯常緑広葉樹林，冷温帯落葉広葉樹林，亜寒帯常緑針葉樹林まで連続的に分布している[12]．

　これらの典型的な森林帯の間には，両者の中間的な景観を示す移行帯が存在している．たとえば，北海道の平地に広がる落葉広葉樹林に，トドマツやエゾマツなどの針葉樹が混じった森林は移行帯の一例である．このような森林は日本の冷温帯と亜寒帯の間に広く存在し，汎針広混交林と呼ばれている．

　また，垂直的には，海岸地帯から始まって標高が2000～3000 m級の高山地帯まで存在し，低地から高山までの植生帯がみられる．

　森林の分布を国土全体というマクロのスケールで見た場合，降雨量の多い日本では，その分布を規定する基礎的要因は気温である．しかし，日本列島の中央部を南北に脊梁山脈として3000 m級の山脈が連なっており，この山脈を境に，特に冬の気候が明瞭に異なっているため，日本海側と太平洋側の植生に特徴的な違いをもたらしている．

　また，日本は火山活動や地震などの地表変動が活発であり，地形，地質，土壌などが複雑であるため，地域的に多様な森林を成立させている．

　日本の代表的な森林を例示すると，南から屋久スギ原生林，カシ類，シイ類，クスノキなどの暖温帯常緑広葉樹林，木曽ヒノキ林，ブナ，ミズナラ，トチノキなどの冷温帯落葉広葉樹林，青森ヒバ林，秋田スギ林，本州のカラマツ，アカマツ，コメツガなどの亜寒帯常緑針葉樹林，北海道のエゾマツ，トドマツなどの亜寒帯常緑針葉樹林などが挙げられる．

　日本の森林面積は約2512万haあり，そのうち41％が人工林である．人工林の多くは太平洋戦争後に植林されたスギ，ヒノキ，カラマツ等を主体とする一斉同齢林である．そのため，45年生以下の森林が約80％を占めており，その多く

は保育や間伐の必要性に迫られている．これらの人工林を健全で活力ある森林に育成して森林の多面的機能を高度に発揮させるため，適切な施策が望まれている．

日本の森林はこのように多様性に富んでいるため，これらの森林から発散されるフィトンチッドはそれぞれ特性を持っている．神山恵三博士等による樹木の成分と薬理作用の調査結果は表9.1の通りである．

今後，森林の快適性増進効果や療法効果等について医学的解明に取り組むにあたっては，このようなわが国の森林の多様性に留意することも必要な要件ではなかろうか．

7. 森林の多面的機能の評価

(1) 森林の多面的機能の特徴

森林の最大の特徴は，きわめて多様な機能を持っていることである．日本学術会議（2001）の答申書によると，①生物多様性保全機能，②地球環境保全機能，③土砂災害防止機能／土壌保全機能，④水源かん養機能，⑤快適環境形成機能，⑥保健・レクリエーション機能，⑦文化機能，⑧木材生産機能があげられている[11]．しかも機能の発現の仕方が森林の立地条件や森林形態，さらにはこれまでの森林施業によって異なる特徴を持っている．また，それぞれの機能は，単独では必ずしも強力ではないが，多くの機能を同時にいくつにも発揮できるという優れた特徴があり，人間生活を豊かにするため総合的かつ高度に発揮させることができる．

(2) 新しい視点からの評価

平成13（2001）年11月には，日本学術会議は，農林水産大臣の諮問に対する答申として，「地球環境・人間生活にかかわる農業及び森林の多面的な機能の評価について」を取りまとめた．以下，この答申に基づいて森林の多面的機能の評価について記述する．

この答申では，冒頭で，人類の登場以前から形成されてきた森林が，本質的には人類の生存の前提となる自然環境の一部を構成していることに触れている．また，森林は「存在すること」だけでなく，「利用されること」によっても人類の

7. 森林の多面的機能の評価

表 9.1 森の木の成分と薬理作用（山根・中江・神山）[13]

森林の植物名		おもな分布地	成　分	薬理使用など
ブナ科	ブナ	大沼, 恐山, 赤城山, 箱根, 伊豆大島, 大山		乾留してできるタールはクレオソート（消毒剤）になるし, バニラの成分バニリンの原料になる.
	コナラ, ミズナラ	陸中海岸, 浅間山, 箱根, 津和野, 対馬	タンニンほか	コナラの乾皮は赤竜皮といい, タンニンを大量に含み, 収斂（血管収縮）作用がある.
	クリ	奥多摩湖, 大室山, 蓼科, 津和野	タンニンほか	葉は栗葉（りつよう）といい, タンニンを含み, 収斂作用があり, かゆみを止め, 皮膚のただれを治すという（タンニンは血管を柔軟にし, 高血圧を治す効果があるという）.
	シイ	真鶴岬, 三浦半島, 室戸岬, 足摺岬, 沖縄		
カバノキ科	クマシデ	湯布院		カバノキ科の植物の多くは, 精油成分にリウマチ, 痛風に効くものが多い.
スギ科	スギ, コウヤマキ	大倉山, 屋久島	クリプトピマリック酸, α-ピネン, カジネンほか	樹幹からとる樹脂や脂脂という. 松脂の代用とされたことがある.
マツ科	コメツガ, ツガ	八甲田山, 吾妻山, 八ヶ岳, 南アルプス	α-ピネン, カウンセン, セランローレン, ボルニルアセテート, ジペンテン, カジネンほか	マツからとる松脂のにおいの成分には, 動脈硬化を予防し, 喘息の発作を防ぐ効果もあるという. 松林の空気は, マツから発散されている成分のおかげで殺菌されているという. マツ科植物の精油成分の代表はテレビン油だが, これは松脂（テルペンチン）から作られ, 合成樟脳の原料となる. 樟脳とはカンフルのことで中枢興奮作用がある. 松林の空気も, そのような効力があるかもしれない.
	シラビソ, オオシラビソ	八甲田山, 八ヶ岳, 浅間山周辺	α-ピネン, カンフェン, ボルニルアセテートほか	
	トウヒ	吾妻山, 南アルプス	α-ピネン, カンフェン, ボルニルアセテートほか	
	シラベ	吾妻山		
	ハイマツ, カラマツ, アカマツ, クロマツ	塩原, 狭山湖, 軽井沢, 蓼科, 小豆島		
	エゾマツ, トドマツ	北海道各地		葉の揮発成分はジフテリアや百日咳の桿状菌をたちまち殺す.
	リュウキュウマツ	沖縄		
	モミ	高尾山		針葉を細かく刻んだエキスは, 原生動物を0.1秒で殺す.
ヒノキ科	ヒノキ	恐山, 木曽, 青木ヶ原	ヒノキチオール, α-ピネン, ボルネオール, ボルニルアセテート, ターピニルアセテート, カジネン, フェノール, リモネンほか	精油成分を尿路消毒や淋病の治療に用いたことがある. ボルネオールは, 消炎, 鎮静, 鎮咳作用があり, 大衆薬にも使われている.
	アスナロ（ヒバ）	奥薬研, 恐山	サディネン, サディノール, ジペンテン, ボルネオール, サビニルアセテート, ボルニルアセテートほか	総ヒバ造りの家には3年間は蚊が入らないという. さびを防ぐ物質があるともいわれる. ボルネオールについては, ヒノキに同じ.
	クロベ（ネズコ）	浅間山	α-ピネン, カンフェン, ボルネオール, ボルニルアセテートほか	ボルネオールについては, ヒノキに同じ.
	サワラ	木曽	カジネン, α-ピネン, ボルネオールほか	カジネンは材に, α-ピネンは葉に含まれている.
クスノキ科	タブ	真鶴半島, 鎌倉, 伊豆半島		クスノキのテルペンは, カンフルとして利用されている. 中枢神経興奮, 局所刺激作用がある.

表9.2 定量的評価[11]

項目（機能）	評価手法	評価額（円/年）
二酸化炭素吸収	代替法	1兆2391億
化石燃料代替	代替法	2261億
表面侵食防止	代替法	28兆2565億
表層崩壊防止	代替法	8兆4421億
洪水緩和	代替法	6兆4686億
水資源貯留	代替法	8兆7407億
水質浄化	代替法	14兆6361億
保健・レクリエーション	家計支出（旅行用）	2兆2546億

生活向上と社会の発展に貢献していること，日本人の生活と精神・文化にも大きく影響を与えてきたことについて言及している．

そして，森林の機能は総合的に発揮されるものであり，個々に分解して評価できないものであることを指摘した上で，森林の機能を8つのカテゴリーに分類し，個別に機能の内容や評価の考え方を述べている．また，物理的機能を中心に，評価可能な機能について民間研究所が試算した定量的評価結果を示している（表9.2）．

これによると，わが国の森林が二酸化炭素を吸収する機能，木材を使用することにより化石燃料を代替する機能，土砂の流出や崩壊を防止する機能，水源かん養機能，保健・レクリエーション機能を発揮することのみによっても国民は多額な価格に相当する恩恵を受けていることが明記されている．

8. 森林セラピーの確立への期待

(1) 森林浴活動の展開

森林浴を提唱してから20余年の歳月を閲した．この間，国民の森林に対する理解はようやく深まり，自然志向や健康志向の高まりを背景に，野外活動や体験学習の場としての森林の利用・活用が大きくクローズアップされ，森林浴も定着した観がある．

その背景には，日本独特の森林文化の存在があったことを見逃してはならない．日本の文化は，照葉樹林文化であるといわれたり，また，それに対置した形でブナ帯文化論などが展開されてきた．いずれにしても日本文化の特徴の根源を森林

やそれを成立させている自然や風土に求めている考え方が案外多い．このことは日常の生活様式から高度の精神的活動である芸術の世界や宗教の世界まで森林が影響を及ぼしてきたことを如実に物語っているのではなかろうか．

　古くから，日本人は森林生態系に包含されている多様な動植物が示すさまざまな形態，色彩，行動，生態や，これらの動植物間の相互作用によって，人間の五官を刺激させ，その刺激によって五感が鋭敏となり，ここで養われた感性によって美意識を育むとともに，森林を畏敬し，生命を尊ぶ心を育ててきたという歴史的経緯があった．

　さらに，年とともに盛んとなってきた森林浴を通じて，森林内では紫外線が適度に吸収され，気候が温和であり，フィトンチッドによる殺菌作用もあり，加えて植物の香りに心理的・生理的鎮静作用があることをわれわれは認識してきた．その結果，森林浴は，老人，幼児にも適しており，人間の五官をフルに刺激して，心理的ストレスによる歪みを取り除いたり，体の生理的機能を整え，自然治癒能力を高めていくのに効果的であることが広く知れ渡ってきた．

　当初の頃の森林浴は，どちらかといえばハイキングが主体であり，森林の中でのスケッチ，バードウォッチング，語らいなどの活動が多かった．しかし，最近では，都市部に住む人を中心に生活習慣病の蔓延，日常生活のストレスの増大，児童のコミュニケーション能力の低下など，さまざまな問題が起きてきている．そこで，一歩進めて森林の持つ人間の心身への"癒し効果"を活かし，森林内の歩道を歩いて，健康の回復・増進，リハビリテーションに役立たせうるような森林浴へとその活動内容が発展してきたようである．

　しかしながら，森林浴提唱の時代から最近まで，快適性増進効果について，科学的，客観的に示しうる生理的な評価方法が確立されていなかった．そのため，健康づくりに資する効果的な森林浴の具体的方法等についても提示できる段階にまで至っていなかった．

　一方において，ドイツで行われてきた自然療法の1つであるクナイプ療法等が健康増進に役立っているとの情報が入ってきたこともあり，森林国日本に相応しい"森林療法"の仕組みについて確立してほしいとの声が高まってきた．

　そこで，森林の持つ「癒し効果」等について研究されてこられた人々が相集い，森林セラピー（エビデンスをふまえた森林浴によるセラピー）の具体的方策に取

り組もうとする気運が漸次醸成されてきた．

これまで推進してきた森林浴活動を第1世代と呼ぶとすれば，これから研究開発していく「森林セラピー」は，まさに新しい第2世代の「森林浴活動」といってよかろう．

(2) 森林セラピーの確立への期待

最近，生理人類学の進展によって森林の人間に及ぼす効果を生理的に計測し，その人の状態を医学的に解釈することが可能な段階に至った．たとえば，自律神経系の指標である心拍数，血圧などの心・循環機能，血中や尿中のカテコールアミン濃度，ストレスホルモンである血中コルチゾール濃度など生体反応の変化などによって森や水の評価を行うことが可能となったといわれている．また，唾液中のストレスホルモン（コルチゾール）濃度の定量分析によって，森林浴によるリラックス度を測ることも可能となった．

このように，最近著しい技術進歩をとげている「生理応答測定技術」を活用することによって，森林浴から得られるリラックス度等を生理的（医学的）かつ心理的に，しかも体系的に解明していく環境が急速に整いはじめてきているという．

森林セラピーとは，森林の地形や自然を利用した医療，リハビリテーション，カウンセリングなどを指しており，森林浴，森林レクリエーションを通じた健康回復・維持・増進活動であるといってよい．この森林セラピーの確立を通じて，森林が人間に及ぼす影響を科学的，客観的に評価する手法などをさらに研究開発するとともに，それに基づいた効果的な療法のメニューや森林セラピーを可能にする最適な森林環境をいかにして創出していくかということが当面の課題となってこよう．

世界有数の森林国日本において，日本型の森林セラピーを確立し，高齢者の健康維持・増進やリハビリテーションにとどまらず，広く国民のストレス解消や，児童の豊かな人間性のかん養など森林の癒し効果を広く普及していくことは，国民医療費を低減したり，健やかな社会を実現するためにもきわめて重要な課題ではなかろうか．

平成16（2004）年3月にはこのような要請を踏まえて，森林セラピー研究会が設立された．この研究会を設立したねらいは，産学官連携によって，健康増進

に向けた森林の活用，森林セラピーにかかる医学的な課題の解明，国民への普及啓蒙を図るとともに，森林セラピーの総合的な導入と幅広い定着を図ることにおかれている．

当面の基礎的研究としては次の3項があげられている．
① 森林セラピーに関する総合的情報の整備．
② 森林環境が心身に与える影響の医学的解明．
③ 効果的な野外メニュー等の設計・検証．

今後，森林セラピーを推進するにあたって，具体的施策として当面次の事業を重点に進めていくことが必要である．

① 主体的かつ先導的モデル地の創設：森林セラピー基地およびウォーキングロード（セラピーロード）の認定．
② 癒しの森づくり広汎化プロジェクト：森林セラピー効果が得られる基地づくり，ロードづくりを全国的に展開するために必要な広報普及活動．
③ 森林セラピー推進システムの検討：森林セラピー効果の測定・診断・派遣システムの開発，基礎的市場調査とシュミレーション検証，森林セラピーメニューの開発，基地/セラピーロードの設計・デザイン手法の確立．
④ 森林セラピーにかかる資格の検討．

以上の4項目が当面の総合プロジェクトとして開始されることとなっている．これらは，わが国初めての取り組みであり，学際的でもあるので，さまざまな困難にも遭遇するものと考えられる．しかし，森林と人間の共生の面できわめて重要な取り組みであるとともに，地域の振興や森林・林業の再生・活性化のためにも大きく貢献するものと期待されている．

21世紀は「環境の世紀」とか「森林の世紀」といわれている．地球規模でみると，地球温暖化が進行しているが，それを防止し，将来にわたって人類が持続的に発展していくためには，森林の存在が重要な役割を果たすものと国際会議等において論議されている．また，都会に住む人々の生活環境の悪化に伴ってストレス状態が昂進し，森林の持つ「癒し効果」が注目されるようになり，森林の快適性増進効果が大きくクローズアップされ，森林の価値があらためて認識されてきた．

21世紀は「人間と森林がいかにして共生していくべきか」を創意工夫して持

続的発展させていかなければならない世紀である．そのためには，人々が直接森林に親しみ，自らの体験を通じて，森林の多面的機能とはどのようなものであるかを認識することがその第1歩であろう．そして皆が力をあわせて森林の活性化のために取り組んでいかねばなるまい．

　このような見地からも早期に森林セラピーが確立されるよう期待されている．

[秋山　智英]

引用文献

1) 鈴木和夫ほか編．森林の百科，朝倉書店，2003.
2) ジャック・ウエストピー（熊崎　實（訳））．森と人間の歴史，築地書館，1990.
3) 科学技術庁資源調査会（編）．みどりとの共存を考える，大蔵省印刷局，1988.
4) アメリカ合衆国政府特別調査報告．西暦2000年の地球 2，家の光協会，1980.
5) 高橋浩一郎ほか．21世紀の地球環境，日本放送出版協会，1995.
6) 熊崎　實．地球環境と森林，全国林業改良普及協会，1993.
7) 秋山智英．魅せられた森林の不思議，第一プランニングセンター，2003.
8) 林野庁．森林・林業の動向に関する年次報告（15年度），日本林業協会，2003.
9) 只木良也ほか．ヒトと森林，共立出版，1982.
10) B・P・トーキン，神山恵三．植物の不思議な力＝フィトンチッド，講談社，1980.
11) 日本学術会議．地球環境・人間生活にかかる農業及び森林の多面的機能の評価について（答申），2001．および同関連付属資料（平成13年11月）．
12) 日本林業技術協会（編）．森林・林業百科事典，丸善，2001.
13) 神山恵三．森の不思議，岩波新書，1983.

おわりに

　疲れたり，体のぐあいが悪くなってきたとき，私たちは療養することを勧められる．沐浴や湯治は，疲れた体を心底癒してくれるし，森から採った薬草，薬木，芳香料は，古代エジプトの時代より市民の暮らしに欠かせなかった．
　そう，私たちは森とかかわり合いながら健康を維持してきた．
　ただ，その医学的な効能については，経験則や言い伝えのレベルが大半だ．EBM (evidence-based medicine) の観点からの検証は十分行われておらず，医科学的な根拠に乏しい．
　ならば，森が持つ医学的な機能を解明していこうではないか——．
　本書は森林浴の提唱者，秋山智英氏（森林セラピー研究会会長）の呼びかけではじまった．エビデンスがないのなら，今活躍中の医学界，森林学界の粋を集め，『森林医学』の名にふさわしい内容を揃えようではないか……と．
　データ収集は，MEDLINE（世界的な医学論文データベース）や国内の「医学系」学会誌などを検索することからはじまった．世界の膨大な論文の海から関連論文をすくい集める作業を試みた．キーワード選択にはかなり頭を悩まされたし，原文収集にも手間取った．欲しい分野の論文蓄積が思いのほか貧弱であったり，全く存在しなかったりもした．
　けれども，最終的には国内外の論文1100余りが抽出され，阪大医学部，（独）森林総合研究所などの協力により原文を収集することができた．それらを分類（8分類）し，体系化することにより本書の目次が完成した．
　それぞれの分類ごとに執筆代表者を決め，主題に沿うかたちの論文をとりまとめることにした．執筆は，厚生労働省はじめ，医学界を含めた各界のトップランナーたちに担っていただいた．これまでの知見と併せ，新たに収集した論文を加味し，とりまとめたのが本書である．
　それにしても，今，なぜ『森林医学』なのだろうか？
　森林医学に対する期待がこのように大きくなってきたのはなぜだろうか？

そのことについてもふれておきたい.

『森林医学』の登場

米国においては，西洋医学の範疇に入っていない新分野——「代替医療」への関心が，近年急速に高まっており，東洋医学などの伝統医学，ハーブ，漢方などが医療に及ぼす効果についての研究が活発化している．反面，西洋医学だけに基づく医療行為は，医療全体50％を割ろうとしている．

またドイツでは，100年以上にわたる経験則の集積から，効果的な自然療法プログラム（森林浴含む）がすでに用意され，専門の資格を持った医師や療法士が全国350に及ぶ保養地で治療に当たっており，この療法には健康保険制度が最長13日まで適用されている．ドイツ人にとって，自然療法をそういった保養地で受けることは，権利として定着している．例えば，人口1万5000人の小さなまち——バート・ウェーリスホーフェンには，70人の医師と280人の療法士がいて，年間7万人の保養客（平均滞在日数13日間）を支えている．このまちでは，実に6割の人たちが保養関連業務に就くなど，セラピーが主幹産業として，まち全体を支えているわけである．

世界有数の森林国日本においても，このように自然資源をセラピーに活用していくことは，高齢者の健康維持・増進やリハビリテーションにとどまらず，ストレスを抱える多くの人たちへの癒しにもつながる可能性がある．都会で頑張るキャリアスタッフにとっての朗報となるよう，安らぎと癒しの地——〈森林セラピー基地〉づくりなど，一連の取り組みは急がれなければならない．

ちなみに，森林セラピーとは，"医学的なエビデンスをもとに森林浴を健康回復・維持・増進に役立てていくことをねらいとするもの"で，森林の地形や自然を利用した保養行為であり，またリハビリテーション，カウンセリングなどを指している．

ただ，「森林浴」という言葉が生まれてから24年経つものの，残念ながら，この効能の生理的な影響については，医学的なデータが少なく，客観的な根拠が十分に整っていないとされてきた．"森林浴は体にいいらしいけれど，数値化され，証明されたわけではないですからね"と．

ところがここ数年，人の生理反応を計測し，医学的に解釈する技術が急速かつ

飛躍的に進んできた．例えば，① 唾液中のコルチゾール濃度（ストレスホルモン），② 血中・尿中のカテコールアミン濃度，③ fMRIによる脳の各部位ごとの血流量などの生体反応変化を指標に，森林や木材の人体への影響を評価することが可能となるなど，新しい測定機材が開発されたことにより，生理反応を読みとり，評価していくことが容易になってきている．

これらを活用することにより，医学的なエビデンスを求めながら，森林浴が健康回復・維持・増進に役立つ行為として，より身近になっていくよう取り組む精力的な研究者たちが現れてきたのである．

『森林医学』登場の背景には，このような技術革新と，その解明にチャレンジする研究チームの出現があったといえよう．

日本型「森林セラピー」の実践へ

船舶の場合，長い航海をした後，母港に戻ってリフレッシュする．

母なるものの懐に還って心身を癒す．日々の競争社会に疲れたとき，わが身を自然の営みの中に置き，疲れを癒す．と同時に森の美しさ，楽しさを発見し，その感激を芸術，文化，芸能として表現していく……．

母なる存在——"森"が持つ癒し効果や知的なエンパワーメント効果は，今後ますます注目されていくはずだ．そのベースとして「森林医学」は整えられなければならないし，その成果を踏まえた日本型「森林セラピー」への期待が高まっている．

林野庁は「森林セラピー研究会」を設立（平成16年）して以降，産学官連携によるこの分野への積極的な取り組みをつづけている．森林セラピーにかかる日韓共同研究や日独韓による国際シンポジウムの開催のほか，平成17年からは〈森林セラピー基地（forest quarter）〉の公募・認定活動をはじめている．

この認定には，社会・経済的な観点からの慎重な審査に加え，野外フィールドにおける医学・森林学的な実験によって，癒し効果が証明されることが必要となっている．これは，森林環境と都市環境における被験者の生理反応を，統一化された手法で分析・評価するもので，森林総合研究所を中心とした専門家チームによって行われている．これによって膨大なデータが集積されている．

すでに，認定〈森林セラピー基地〉候補として，30か所以上がノミネート登録

（平成18年現在）されており，そのリストには，北は北海道から南は沖縄まで，魅力的な〈セラピー基地〉候補が並んでいる．事業の実施主体は，自治体（県，市町村），民間，NPOなどだ．

また，ノミネートされた国内各地の〈森林セラピー基地〉を構成メンバーとする「全国ネットワーク会議」も結成されるなど，関係者の動きは活発化している．今後，森林セラピーの実践に向け，効果的な「療法メニュー」や，森林セラピーを支える「専門的な人材資格（認定森林セラピスト）」の検討なども進められている（http://www.forest-therapy.jp）．

近い将来，〈森林セラピー基地〉を抱える各地に関連産業が興り，辺境地域も含め，全国のセラピー基地群が活性化していくことに期待が寄せられている．

明日の森林セラピー

考えてみれば，現代医療は「薬物療法」と「手術療法」に代表される．

これらの療法は，薬物によって血中濃度をあるレベル以上に高めたり，腫瘍のような病巣部を摘出したりするもので，直接的に悪いところに働きかけるという人為的な直接治療法であり，先端技術と化学的作用を診断や治療に利用していく手法である．この場合，患者は治癒に至るまで，いわば〈受動的〉な立場になる．

これに対し，森林セラピーなどは，生体が本来持っている自然治癒力を復活させ，機能をトレーニングによって変革していくことをねらう．これは，自然の刺激に生体が反応し，適応していく過程でからだの諸機能が変調し，同時に生体防御能力も強化されていくものだ．この場合，生体はいわば〈能動的〉な立場になる．私たちが森林セラピーに期待を寄せるのは，こういった生体の特性に注目しているからである．

森林セラピーの実践に際しては，手順として"医学的な根拠に基づいたプログラムに従い，心身機能のリラクゼーションとトレーニングを行っていく"こととなるが，いざはじめようとすると課題は少なくない．

一般的な治療や処方箋と同様，森林セラピーもまた，利用者の状態や志向するレベルごとにさまざまな個人差があり，画一的にはならないからだ．自分に合った森林セラピー法を自分で探さなければならない．

エビデンスに基づいた慎重な対応を図りつつ，今後，できるだけ早い機会に森

林セラピーが実践できるよう，着実なる研究実績と確かな実例を増やしていくことが求められている．

　本書のねらいは，「森林医学」体系として，可能な限り広範なジャンルを，最も充実したラインアップによってカバーすることであった．強力な執筆陣の奮迅のご努力によって，なんとか達成できたのではないだろうか．ここに心から謝意を表したい．

　本書のとりまとめに当たっては，森本兼曩（大阪大学大学院）が検索・分類・体系化に至る過程を総括し，適切な道筋を指南した．宮崎良文（(独)森林総合研究所）は，自ら持つ膨大な論文ストックにより，本書全体の枠組みを示し，最終編集と調整を担当した．編集事務局としてMEDLINEによる膨大な論文検索とそれらの体系化を担当したのは，飯干好徳（林野庁），北島博（(独)森林総合研究所），三浦祥子（農林水産省）の三者であった．この他，事務的には朝倉書店担当者が労を惜しまず奔走してくださった．

　本書はいわば，「森林医学」序論である．今後，順次明らかになるであろうエビデンスをもとに，森林セラピーは広汎化し，「森林医学」はより高いレベルの成果が求められるようになっていくはずだ．その最先端のエビデンスについては，改めて，次の機会にとりまとめたい．

　最後に，本書を契機に「森林医学」にかかる科学的な解明が，ますます進みゆき，たくさんの人たちが森とかかわり，森を体感し，そして元気になっていくことを関係者一同，切に願ってやみません．

環境省環境影響評価課長　平　野　秀　樹
（前・林野庁研究普及課長）

索　引

欧　文

α 波　181, 281
α₁ パワー　57

AANP　45
ADL　36, 55
American Association of
　Naturopathic Physicians
　45
American Medical Association
　45
AMTA　29

CAM　26
CNV　282

EBM　37, 63

fMRI　283

GHQ28　9

HRV　285

IADL　36

Karvonen 法　85

MEG　282
MRSA　214

NCCAM　26
NIRS　284
NK 細胞　7, 79, 289

PET　283

PHC　4
PNI　9
POMS　69, 190
PTSD　165
PubMed　64

QOL　9, 55, 131

RCT　36
R-R 間隔　285

SD 法　292, 306
SDS　9, 69
STAI　69

t-map　57

VO₂max　85

WHO　4, 9, 34, 242

ア　行

アウトドア体験療法　167
悪性新生物　193
アクティウォッチ　61
アセスメント　173
アドレナリン　166
アメニティ　9, 298
アーユルベーダ　28, 118
アーユルベーダ医学　3
アルツハイマー病　131, 203
アロマセラピー　117
　　──の定義　117

胃潰瘍　209
胃潰瘍モデル　210
医学治療へのアクセス法案　29

Ⅰ型官能検査　292
一次予防　34
医中誌 Web　64
胃腸薬　210
遺伝素因　4
胃粘膜保護作用　212
医療過誤　40
医療人類学　27
インフォームド・コンセント
　29, 294

ヴァルトキンダーガルテン
　168
ウォーキング　93
内田クレペリン検査　290
運動　91
　急激な──　95
　余暇の──　92
運動療法　20, 75

エビデンス・ベースド・メディ
　シン　63
園芸福祉　180
園芸療法　180
園芸療法士　180
延命効果　199

黄疸　191, 197
オステオパシー　35
オタワ会議　5
音楽療法　146
　──の評価　147
温泉入浴　55
温熱条件　56

カ　行

介護高齢者　60

索引

介護予防 31
外傷 207, 213-215
快適性 10, 256
カイロプラクティック 28
カウンセリング 163
拡張期血圧 135
価値意識 2
活性酸素 79
活動余命期 43
ガットフォセ(Gattefosse, RM) 119
過敏性大腸炎症候群 135
花粉 86
カルペパー（Culpeper, N) 118
がん 91
緩下剤 199
肝機能障害 159
感情プロフィール検査 185, 293
感性 8
関節痛 207-209
冠動脈疾患 91, 92
官能評価 292
漢方 29
漢方医学 3
漢方方剤 190, 192, 204
漢方薬 189, 190
がん予防 95, 97
韓流東洋医学 29

気管支喘息 55
寄生虫駆除薬 209
季節性感情障害 71
機能的磁気共鳴画像 283
気分申告 292
気分評価 293
気分プロフィール検査 69
逆症療法的治療法 30
キャリアオイル 122
強心剤 200
強心利尿薬 200
強壮薬 197, 199
去痰薬 207, 214
『金匱要略』 192

近赤外線分光分析法 9, 149, 284

クオリティ・オブ・ライフ 9
クナイプ療法 54
苦味健胃薬 191, 195, 207, 213
グループ・エンカウンター 164
クロモグラニン A 9

血圧 75, 286
月経前緊張症 137
月経前症候群 138
血糖降下 207
解毒薬 216
解熱薬 193
下痢 191, 199, 213
健胃薬 193, 206, 213
健康寿命 6, 43
健康増進 2
健康日本21 5, 15
健康フロンティア戦略 15
原虫感染症 216

降圧作用 195
抗炎症作用 133
抗潰瘍作用 210, 211
抗加齢 31
抗がん剤 191, 192, 194, 195
抗菌作用 191, 214, 216
高血圧 201, 206
高血圧症 66, 159
抗原虫剤 216
高コレステロール血症 136
抗腫瘍活性 193, 195-197, 214
抗ストレス効果 204
抗生物質 214
抗糖尿病薬 206
行動変容 21, 22
高度技術社会 7
高度肥満 159
抗トリパノゾーマ活性 217-219
更年期障害 138
抗マラリア薬 217

抗抑うつ作用 82
抗リーシュマニア活性 217
高齢化社会 193, 202
呼吸器疾患 55
コクラン・ライブラリ 65
コクラン共同計画 28
国立補完・代替療法センター 26
個人情報の保護 294
骨関節疾患 55
骨強度 75
コルチゾール 9, 70, 288
根拠に基づいた医療 37

サ 行

サイクルエルゴメータ 159
最大酸素摂取量 85
サイトカイン 9
細胞毒性 199
作業能率 290
殺菌剤 213
酸化損傷 80
酸素摂取量 80

色彩環境 56
止血薬 214
自己概念 82
自己効力感 22, 23
自己治療 26
自己評価式抑うつ尺度 69
止瀉薬 214
事象関連電位 281
システマティックレビュー 65
自然医学 52
自然共生 5
自然食品 44
自然・森林セラピー 52
自然治癒力 44
自然免疫力 7
自然療法 44
自然療法士 44
疾病予防 2
歯肉炎 137
社会医学 2
社会病理 2

索　引

瀉下剤　222
収縮期血圧　135
主観評価　292
手段的日常動作能力　36
障害者療育　160
『傷寒論』　192
滋養強壮薬　208
状態・特性不安検査　69
生薬　189
生薬資源　192, 222
生薬製剤　35
ジョギング　95
食事療法　35
自律神経系　9, 285
自律神経失調症　159
鍼灸　28
真菌症　133
　爪の――　133
神経痛　204, 208, 209
心拍数　285
心拍変動性　285
心理的リラクゼーション効果　55
森林医学　16, 23
森林セラピー　52, 54, 56, 63, 72, 100, 108, 138, 152, 173, 242, 243, 280, 357, 363
森林セラピスト　317
森林に関する政府間パネル　351
森林のアメニティ　333
森林の定義　351
森林法　350
森林保養地　53
森林浴　53, 259, 265, 342
森林療法　157
　――の概念　158
森林レクリエーション　54

随伴陰性変動　281
睡眠リズム　55
スギ　126
スクリーニング系　192
ステージモデル　21
ストレス　82
　――とホメオスタシス　104
　――と免疫機能　101
　――の対処法　18
ストレス性疾患　70
ストレス耐性　2
ストレスマネージメント　19
ストレッサー　17
スパ　44

生活習慣　4, 14, 23
生活習慣病　3, 26, 66, 193
生活習慣病予防　159
生活の質　55, 131, 180
生活リズム同調　61
整骨　30
整骨療法　35
精神的健康　80
精神療法　100, 108, 110, 166
整腸剤　191
精油　120, 122, 204, 206, 212, 214, 215
生理応答　151, 277
世界保健機関　4
咳止め　191, 201
セラピーブーム　157

総コレステロール　67
創傷　206, 214, 215
相補代替医療　3

タ　行

代替医療事務局　26
代替療法　165
大腸がん　96
大腸腺腫　96
タイプA　9
タイワンヒノキ材油　127
唾液中アミラーゼ活性　288
多剤耐性菌　214
打撲傷　199, 210, 213
多様性　8
胆石　135

地域福祉　174
地球温暖化　216, 223

膣感染症　138
中国医学　28
中枢神経系　9, 281
聴覚刺激　10
聴診法　286
張仲景　192
鎮咳薬　193, 201
鎮痙薬　211
鎮痛薬　193, 209

つつが虫病　87

『庭訓往来』　125
伝承薬　189
伝統医療　26

統計学　10
統合医療　3
統合医療ビレッジ　31
瞳孔径　287
同種療法　54
同種療法の治療法　30
糖尿病　68, 136, 159, 194, 203, 264
特定保健用食品　204, 206
トータルヘルスプロモーション　5
トノメトリー法　286
ドーパミン　166
トラウマ関連疾患者　165
トリパノゾーマ症　216

ナ　行

内臓肥満　14
内分泌系　288
ナチュラルキラー細胞　7, 79
ナチュロパシー　52

II型官能検査　292
ニキビ　133
二重盲検法　54
日常生活動作能力　36, 55
日本の3大民間薬　207, 214
尿管結石　136
認知症　60, 131, 201, 202

熱傷　206, 213, 214

脳機能障害　201
脳血管疾患　201
脳血管性痴呆　203
脳血流改善　201
脳梗塞　201, 203
脳磁界　282
脳磁図　9
脳循環改善薬　201
脳波　9, 181, 281
脳波特性　56
ノーマライゼーション　174
ノルアドレナリン　166

ハ 行

バイアス　72
培養がん細胞　197
培養細胞　191
ハイリスクグループ　4
パサント(Passant, H)　128
波動療法　31
ハーブ療法　32
バルネ(Valnet, J)　119
腫れ物　199, 207, 209, 213
反応時間　290

ヒノキ　126
ヒノキ材油　127
ヒノキ葉油　127
肥満　97
ヒューマンサポート　3
費用自己負担額　39
費用対効果　26

フィトンチッド　16, 346
フィナプレス™法　149, 287
副作用　192, 195, 200
福祉社会　187
浮腫　189, 197
プライマリ・ヘルス・ケア　4

プラーク　137
文化的健康　42

米国医師会　45
米国自然療法士学会　45
ヘルペス　133
変形性関節炎　136

芳香性健胃薬　197, 203
芳香浴　125
蜂刺症　86
補完・代替療法　26, 53
ポジティブフィードバック　20
ポジトロンエミッショントモグラフィー　283
ホスピス　132
ホメオパシー　30, 54
保養休暇　160
ホルモン　288
『本草綱目』　118
『本草綱目啓蒙』　120

マ 行

マッサージ　32, 124
マラリア　216
マラリア原虫　216, 217
慢性関節リウマチ　55
慢性疾患　26
慢性閉塞性呼吸器疾患　134

水虫　133
みどりの香り　125
脈拍数　285
民間薬　26, 189, 190, 206, 210, 215
民族薬物　194

無作為比較試験　36

メタ・アナリシス　37
メチシリン耐性黄色ブドウ球菌　214
免疫　78
免疫機構　75
免疫機能　104, 106, 108
免疫グロブリン　289
免疫グロブリン活性　9
免疫系　289

文字消去　291
モーリー(Maury, M)　119
森の幼稚園　168

ヤ, ラ, ワ行

薬用植物　189, 192

有酸素運動　80
輸入感染症　216

『養生訓』　119
抑うつ傾向　69
抑うつ症状　60
抑うつ度　61

ライフスタイル　4
ランドスケープデザイン　313

リウマチ　207, 209
リウマチ性関節炎　136
リーシュマニア症　216
利尿薬　191, 193, 202
リハビリテーション　3
緑地福祉　181
リラックス技法　32
臨床利用　195, 196
倫理指針　294
倫理的配慮　294

連続的携行行動量計　61

和漢薬　189, 214

編集者略歴

森本兼曩(もりもとかねひさ)
1946年　兵庫県に生まれる
1980年　東京大学大学院医学系研究科博士課程修了
現　在　大阪大学大学院医学系研究科社会環境医学講座教授
　　　　医学博士
　　　　『ストレス危機の予防医学—ライフスタイルの視点から』（NHKブックス，1997）
　　　　『現代医学と社会—〈医学概論〉講義』（監修，朝倉書店，2005）ほか

宮崎良文(みやざきよしふみ)
1954年　兵庫県に生まれる
1979年　東京農工大学大学院農学研究科修士課程修了
現　在　(独)森林総合研究所生理活性チーム長
　　　　医学博士
　　　　『快適さのおはなし』（日本規格協会，2002）
　　　　『森林浴はなぜ体にいいか』（文春新書，2003）ほか

平野秀樹(ひらのひでき)
1954年　兵庫県に生まれる
1977年　九州大学林学科卒業
現　在　環境省総合環境政策局環境影響評価課長
　　　　林学博士
　　　　『森林理想郷を求めて—美しく小さなまちへ』（中公新書，1996）
　　　　『森の巨人たち・巨木100選』（講談社，2001）ほか

森　林　医　学

2006年5月30日　初版第1刷
2014年5月25日　　　第5刷

定価はカバーに表示

編集者　森　本　兼　曩
　　　　宮　崎　良　文
　　　　平　野　秀　樹
発行者　朝　倉　邦　造
発行所　株式会社　朝　倉　書　店
　　　　東京都新宿区新小川町6-29
　　　　郵便番号　162-8707
　　　　電話　03(3260)0141
　　　　FAX　03(3260)0180
　　　　http://www.asakura.co.jp

©2006〈無断複写・転載を禁ず〉

中央印刷・渡辺製本

ISBN 978-4-254-47040-6　C 3061　Printed in Japan

JCOPY　〈(社)出版者著作権管理機構　委託出版物〉

本書の無断複写は著作権法上での例外を除き禁じられています．複写される場合は，そのつど事前に，(社)出版者著作権管理機構（電話 03-3513-6969，FAX 03-3513-6979, e-mail: info@jcopy.or.jp）の許諾を得てください．

好評の事典・辞典・ハンドブック

火山の事典（第2版）	下鶴大輔ほか 編	B5判 592頁
津波の事典	首藤伸夫ほか 編	A5判 368頁
気象ハンドブック（第3版）	新田 尚ほか 編	B5判 1032頁
恐竜イラスト百科事典	小畠郁生 監訳	A4判 260頁
古生物学事典（第2版）	日本古生物学会 編	B5判 584頁
地理情報技術ハンドブック	高阪宏行 著	A5判 512頁
地理情報科学事典	地理情報システム学会 編	A5判 548頁
微生物の事典	渡邉 信ほか 編	B5判 752頁
植物の百科事典	石井龍一ほか 編	B5判 560頁
生物の事典	石原勝敏ほか 編	B5判 560頁
環境緑化の事典	日本緑化工学会 編	B5判 496頁
環境化学の事典	指宿堯嗣ほか 編	A5判 468頁
野生動物保護の事典	野生生物保護学会 編	B5判 792頁
昆虫学大事典	三橋 淳 編	B5判 1220頁
植物栄養・肥料の事典	植物栄養・肥料の事典編集委員会 編	A5判 720頁
農芸化学の事典	鈴木昭憲ほか 編	B5判 904頁
木の大百科［解説編］・［写真編］	平井信二 著	B5判 1208頁
果実の事典	杉浦 明ほか 編	A5判 636頁
きのこハンドブック	衣川堅二郎ほか 編	A5判 472頁
森林の百科	鈴木和夫ほか 編	A5判 756頁
水産大百科事典	水産総合研究センター 編	B5判 808頁

価格・概要等は小社ホームページをご覧ください．